董　禹　执业医师，"慎余书阁"微信公众号作者。毕业于北京中医药大学，著《神农本草经汇笺》《灵枢经筋新论》。慎余书阁《本经》《叶案》《针灸大成》《景岳全书》等系列课程的开发者、执教者。多年带教经验中探索出一条有别于传统师带徒，更适合当下社情的中医成才道路。临床上重视中医生理在诊治中的重要作用，重视古今医学思想、理论、技术的融会贯通。擅长针、药、导引、按跷、食疗等结合治疗痴呆、肿瘤、运动神经元病等疑难重症的治疗。

刘晋君　执业医师，北京中医药大学博士在读，导师北京中医药大学贾春华教授。师从董禹先生逾四年，诵读《伤寒论》百遍，抄写经典逾50万字。跟诊学习中药、组方、针灸、小手法推拿，略有心得。擅长针药结合治疗妇科疾病和腰肩背痛等关节炎性损伤。

王一凡　执业医师，北京中医药大学硕士，导师北京中医医院张广中教授。师从慎余书阁董禹先生、南城八卦掌昌根福先生，侍诊多位京城名医，深入学习《神农本草经》《灵枢》《素问》《诸病源候论》《伤寒杂病论》等中医经典。

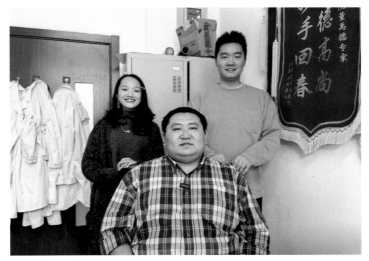

前：董　禹
后（从左至右）：刘晋君、王一凡

本经讲记精选

董　禹　刘晋君　王一凡　编著

天津出版传媒集团

天津科学技术出版社

图书在版编目(CIP)数据

本经讲记精选 / 董禹, 刘晋君, 王一凡编著.

天津 : 天津科学技术出版社, 2024.6. --ISBN 978-7

-5742-2546-6

Ⅰ. R281.2

中国国家版本馆 CIP 数据核字第 202426Q42V 号

本经讲记精选

BENJING JIANGJI JINGXUAN

责任编辑：张　卓

责任印制：赵宇伦

出　　　版：天津出版传媒集团
　　　　　　天津科学技术出版社

地　　　址：天津市西康路 35 号

邮　　　编：300051

电　　　话：(022) 23332377

网　　　址：www.tjkjcbs.com.cn

发　　　行：新华书店经销

印　　　刷：天津午阳印刷股份有限公司

开本 710×1000　1/16　插页 1　印张 23.25　字数　280 000

2024 年 6 月第 1 版第 1 次印刷

定价：368.00 元

编委会成员

吴　凡　周相林　韩　征

张昕玥　冯天宝　王韵迪

序　言

在家乡出诊的时候，一次和董老师通电话，董老师说："去看电影《英雄》吧，里面有你现在需要的。"在《英雄》里，有着恢弘的叙事、武侠的浪漫，可真正抓住我的，是让无名成为高手中的高手的绝招——十步一杀。这招就是一剑，真拆解出来其实并没有特殊的技巧，赋予这一剑最大威力的，是无名"人若无名，便可专心练剑"十年磨一剑的功夫。随后在观看电影《倭寇的踪迹》时，年轻的梁痕录最后和一代宗师裘冬月比武输了以后，被老宗师叫住，说出了一句极为震撼的话："你是输在功夫上，而不是输在刀法上。"顿时茅塞顿开，中医大夫的成长需要的正是功夫。

壹·读万卷书的功夫

《本经讲记精选》是董老师《神农本草经》课程整理出的课堂实录，其中内容非常丰富，包括了文学、医学、历史、哲学等等方面。而董老师在上课前和下课后总是让学生们提问，学生们提的问题也是围绕着中医，发散至天南海北。董老师回答时从容不迫，旁征博引，博古论今，而这背后蕴含的就是万卷书的功夫。

中医学公认的基础是四大经典：《黄帝内经》《伤寒杂病论》《难经》《神农本草经》。而中医学公认的难读也是这四本书，这四本书概括起来，正如《黄帝内经素问》序中所言："其文简，其意博，其理奥，其趣深"，每一本书都需要大量的时间和心血去钻研，方能打下坚实的基础。在其后，中医学无数先贤大医写下了浩如烟海的著作，其背后都是无数的临床实践总结出的智慧结晶。学者阅读学习这些书籍，才能有广博的眼界和丰富的方法。

然而，正是因浩如烟海，所以才望洋兴叹。有太多的医者迷失在这片汪洋中，最终浑浑噩噩，入宝山而空手归。在慎余书阁中，有一种独特的学习方式——抄书。而所抄之书无一不是经典，且顺序有严格的要求——《神农本草经》《伤寒论》《金匮要略》《灵枢经》《黄帝内经素问》《临证指南医案》。从经典出发，逐渐延伸至各家。或有人疑问，抄书是否过慢？抄一页书的时间可以读十页书，不是更有效率吗？读的书更多不是更全面吗？可是审谛覃思后，不禁疑惑：所谓"少则得，多则惑"，古人很多人一辈子条件所限就看过几本书，可是仍然成为很高明的学者、医者。读书读的很多，可是真琢磨起来入脑子的寥寥无几。而抄书时，会因为笔速，放慢阅读速度，让脑子有更多的时间反应、琢磨，发现问题，产生思考。可能每次只学了几百字，但是吃透文字、琢磨深意后的日积月累，时间赋予的力量缓慢且磅礴，最后沉淀下来的，才是真正的"得"。当对四大经典有坚实的基础后，后世医家很多的论述便心有定见，很多精妙技术也能找到对应的原理，达到知其然更知其所以然的状态，如此反复学习，对经典的理解越来越深，对很多技术的认识也随之深入，而与此同时增长的，便是读万卷书的功夫。

贰·行万里路的功夫

中医的成长，必须经过临床的打磨。在经年累月的学习积累后，很多医生逐渐形成自己的一套知识体系，可是真正面对病人时却慌了神——怎么学的时候是一个样，上临床遇到的又是另一个样？而这两个"样"之间所差的，就是行万里路的功夫。

中医的临床恰如淬钢炼剑，每把上等的宝剑都是一块好钢，经过千锤百炼后方才有令敌人胆寒的气质。在锤炼的过程中，对火候的把握尤其重要。何谓中医临床之"火候"？以笔者当前浅薄境界观，就是将自己的认知最大程度符合现实的能力，落到临床上就是在合适的时空环境下对合适的患者做合适处理的能力。一个中医师在接诊一个病人，到这个病人痊愈之间，有着太多细节：对病人体质、性格、情绪等基础情况的把握；对病人病情发生发展过程的把握；对操作作用于患者身体的把握；对患者历次复诊情况变化的把握等等。上乘功夫的中医师，往往控场于无形，在不经意间把握患者整体的情况，疾病发生发展和转归。而达到这样的功夫，需要大量的临床实践，以及临床后对各种细节的梳理和反刍。为什么患者会发生这个问题？在患者疾病发生时到就诊当下时空的患者情况，是如何一步一步发展的？患者的症状、体征、舌诊脉诊面诊手诊等等诊断之间的重叠和矛盾之间的原理在何处？操作是如何和患者情况相匹配的？操作后患者会出现什么情况？下一步患者应该如何调整？为什么复诊时患者有些情况和预期不一样？有没有什么是诊断用药时不准确的？历代先贤们是如何处理这样的情况的？……正是这样的反刍，让一个中医师在临床的过程中不断锤炼自己的本领。这个过程中会有太多的挫败、彷徨，有加倍的付出和努力，当然也不乏乐趣和期待。而这般"动心忍性"的过程，锤炼的正是医者心性——胜不骄、败不馁，成功的情况值得学习，失败的情况更加宝贵，最终修炼出"泰山崩于前而面不改"的淡定与从容。

在《本经讲记精选》中有大量的原理和操作，相信读者在学习过程中会受益良多，然而一样水养百样人，同样的学习最终会成长出不同的医生，其中的区别便是各人的根气与才情不同，修行中有八万四千法门，每个人都有属于自己艰苦且浪漫的"万里长征"。

叁·认真生活的功夫

中医学有"衣带渐宽终不悔，为伊消得人憔悴"的独特魅力，让一代又一代的中医人心甘情愿的全身心投入。有很长一段时间，笔者深感学问浅陋，功夫日退，每日睁眼便开始学习中医，刷牙吃饭时看各种技术类文章，工作间隙抄写经典，把所有的课余时间安排诊务和跟师学习，夜诊归家即使很晚也要复盘学习，可是如此学习终究也没能达到进一步的突破。一次和董老师吃饭，跟董老师说起困惑，董老师言："你现在需要的不是学习，是生活。"当时笔者十分困惑，中医的知识、技术也没写到生活里，离开学习我怎么增长本事呢？于是继续加大投入学习，可是越如此越难受，每天学的也不少，但是总觉得临床水平上不去。直到一次和董老师一同拜访高人，高人一句话点醒了我："你那个状态是有问题的，大隐隐于哪？""朝！"顿时豁然开朗。自那以后，认真生活便是我的一项重要课题。

年少时很喜欢看晚霞，觉得看霞光时心中温暖光明，顿时生出很多力量。后来因为学习工作忙碌，很少再看。决心认真生活后，在一个秋天的傍晚再次看到霞光，顿然明白：当大夫也应如是。当患者看到医生后可以温暖光明，病邪便已退了三分，治疗的信心也更加强大。

《红楼梦》中有一幅对联："世事洞明皆学问，人情练达即文章。"初看不解其意，待明了时便已是局中人了。人有七情六欲，又生活在凡尘俗世，人事的影响又怎能忽略？有多少人心中郁闷难以纾解？又有多少人生活富足却焦虑难眠？佛曰：人生八苦，即是：生苦、老苦、病苦、死苦、爱别离苦、怨憎会苦、求不得苦、五阴炽盛苦。如此八苦蒙蔽人心不得解脱，岂是临床可以忽略？当洞明此中三昧，临证之时，用寥寥数语点中病家心结，其后病家内心由此生根发芽后的放下和释怀，也是一番别样的风景。而达到这样的功夫，就必须在生活中浮沉，心力也在其中不断强大，亦是一位合格中医师成长的必经之路。

一次在天津的海河边，乘坐天津之眼的过程中，看着天空越来越近，远处的风景也愈加清晰，顿时发现，在地上看着偌大的天津卫，高处看来也是可以尽收眼底的。在城市里每一座桥梁、每一个道路，每一个建筑几乎都可以看到，我看到警车在赶往现场、看到快递车辆在紧张而有序的运行，看到广场里、工地上人们在各自忙着自己的事情，突然明了，人体亦如是——"治大国如烹小鲜"，治理人体和治理国家的道理又有什么区别呢？对每个地方结构功能的清晰明了，对运输线路的精准把控，对资源的认知和调配，对危机的发现与解决……眼下的天津安宁祥和，而治理一个一千三百万人的天津卫尚且如此举重若轻，治理人体又何尝不是如此呢？范仲淹"不为良相愿为良医"的千古慨叹，又何尝不是洞悉奥妙后的智慧呢？

在认真生活时，内心便生出了几分从容，生活的细节也在不断的体味中生出来。吃一道菜会能尝出更加分明的层次，听一句话能闻出对方的声与音，看一件事能观出其中的愿望、碰撞和无奈。以往和董老师一起喝茶的时候不知品茶，只知聊天，忽略了茶的很多滋味。而认真体味茶时，其中真味便慢慢浮现，一次和董老师喝茶时我说："这个茶通阳明，那个茶顺太阳经下通小腿。"董老师点头："所以每个人喝茶喜好不同，和身体的偏颇也有关系。"在生活中不断体味，生活的功夫便来了。最后的境界，便是诸葛丞相与鲁肃论兵时所言："兵者有可见之兵，有不可见之兵。可见之兵者，荷戟执戈，肉身之士；不可见之兵，日月星辰，风云水火，山川之灵气，如此万物万象，均可为兵。"

《本经讲记精选》是董老师多年功夫总结下来的巨著，其中有读万卷书，有行万里路，更有在生活浮沉中的功夫，值得每一个中医学者阅读思考。希望此书出版能够进一步丰富中医学的羽翼，让更多的患者因此解决病痛，此中功德无量，随喜赞叹！

王一凡

2024 年 3 月 3 日

于北京宽街

目　　录

导　论

幼时喜欢看电视，对武侠更是爱不释手。男主不是天赋异禀，就是常常得遇机缘，自在潇洒，快意恩仇，来去自由。只是每每受到敌手重创时，便会出现一位隐世的高人，将其医治，其需要忍受很多艰难考验，终究身体复原，重出武林。

于是那时候便觉得，好像那个隐世高人更加厉害。与其叱咤天下，不如为天下医。

笔者因为这么一个朴素的想法，就稀里糊涂地报考了中医院校。此后两三年，便自然而然地迷失在茫茫学海之中了。

教材太过提纲挈领，各家学说众说纷纭。其中的弯路，大体不出二种：思维不明，文义不通。

这其中，又以思维最为关键。文字是思维的载体，必先掌握思维，再付诸于文字。医之记载自春秋始，乃至于今，洋洋两千年，随着历史时期不同，文字习惯亦有大小差异，若轻文意而著于文字，古韵悠扬自是一种学问，却已不是中医主旨所在。但是究竟如何理明中医之思维，中医之理趣？

是记住何症用何方，何药为特效，用量尊药典，取效有差别否？是弃脉从色，弃色从脉，起伏周折，药去反复否？是维持原状，稍作改善，无副作用，不如手术否……

暗暗觉得，或许不是这样的。但归根结底，还是自己最初不知道医是什么意思，才得以徘徊踟蹰，深思恍惚。

此时幸遇恩师，得入师门。方才知医之浩瀚与灿烂，广博与深远。笔者试述董师的教导，及跟师学习的过程，与大众分享。

中医的基本原理

医的对象首先是自己。先要明白自己长什么样——了解人体的生理结构。

由哪些基础物质构成，究竟层次几何，如何联络，不同层次物质循行的路径有何分别，周期如何……这些生理部分的内容，至广博至精微的描述，在中医经典之中都有体现，尤以《灵枢》《素问》为最。其中记载的是普遍人体的结构规律，具体情况，例如某一骨骼的形状或络脉的走向与数量，或许因人因地因时而有少量差异，大体结构不出其类。至于其中记载的生理结构与现代医学的命名如何较为精确的对应，在本书中有相当部分提及，读者可根据实际情况选择参考。

病理即生理的异常表现，知晓人体正常生理如何，其异常之处就可明白地彰显。需要知道偏差在何层次，程度多少，尔后用相应层次和相应大小的力量将其辅助归正。

疾病常常是许多异常之处累积而成的，需要尽可能多地揆度奇衡，将这些异常之处收集起来，进一步，则需要整合不同异常之处间的联系和逻辑。时间先后，何为卒病，何为痼疾；是由外而内，还是由内之外；乃至下一步变化，会向什么方向进行，时间几何……古有上医医国，中医医人，下医医病。中医的精髓不是辨证论治，而是辨因论治。我们要落实到病机上来，从病因病机出发，去看待问题。

应该如何着手去学习中医的生理病理以及病因病机？

读书能否成就？

天地之苍茫，唯医者能之。

仰观象于天，俯观法于地。

可是，地势极而南冥深，天柱高而北辰远。

大多数学者起初对经典应该都十分期待，但或不知读医书之方法，或在汗牛充栋的浩瀚古籍前止步，或对读书能否成就并不确定……因而逐渐对经典丧失了信心，认为其中记载不过笼统概念，从此转向现代医学的概念与思维，开始做实验与临床试验，希望与经典中的概念名象建立呼应与联系。

老师告诉我们，读书是完全可以读出来的。施今墨就可以说是自学成才，笔者的老师也是通过读经典而成就。且这与个人天赋关系不大，更直接相关的是用功与谦逊，而谦逊只以为不停止用功的基础。如同中庸所载："人一能之，己百之。人十能之，己千之。果能此道矣，虽愚必明，虽柔必强。"人体的生理，病理，病因，病机……这些东西在经典上都有记载。老师想通过课程带大家读经典，告诉大家经典怎么读，不是拿着《灵枢》《素问》，就读出来五行配属、阴阳、六气。

经典有经典的读法，前提是要细致，要仔细。一个字一个字去探索，这样才能读出来。

哪些典籍是经典？

经古作"巠"，原义指织机上纵向排列的丝线。"凡织，经静而纬动"，经静止不动，后引申为常行之义理。商朝将竹简横向排列，即为册，典为册之大也。经典二字的形态与初始意义中，表示这是值得推敲，可被奉为圭臬的书卷。

哪些典籍是经典？当数那些历经时间的考验留存下来而记载详实可靠的，可作为理论基石的著作。它们不一定记载全面，但一定很少出错。为我们还原人的生理、追溯疾病的病理和临床时的针灸方药提供了一个基础。这类的书籍大多出现在汉及以前，流传至今的只有几本，如《灵枢》《素问》《神农本草经》，张仲景的《伤寒论》和《金匮要略》《难经》也是正确率极高。再有就是《诸病源候论》，离现在比较近的有叶天士、王孟英，他们的书也可以详读。

经典的读法

那么，应该怎么从经典中读出中医的生理病理、病因病机等内容？如何细致、仔细地读书呢？有两种方法：读诵与抄写。读，诵书也。默读与出声诵读的区别很大，后者的记忆更加深刻，而且不会选择性地关注熟悉内容而漏掉其他字句。师门读书的要求是每本书至少一百遍。《康熙起居注》中，康熙帝曾言："朕幼年读书必以一百二十遍为率，盖不如此，则义理不能淹通。"朱熹的学生总结老师读书方法中也记载道，"荀子说诵数以贯之。见得古人诵书，亦记遍数。乃知横渠教人读书必须成诵，真道学第一义。遍数已足，而未成诵，必欲成诵；遍数未足，虽已成诵，必满遍数。但百遍时，自是强五十遍。二百遍时，自是强一百遍。"董师在大学时朝暮诵书，半小时一遍，早读《伤寒论》，晚读《金匮要略》，《伤寒》约读了1000遍，而《金匮》大致800遍。笔者最开始读一遍需一个半小时，现逐渐减少到五十分钟，每读一遍，便惊觉短短数字竟有无穷无尽的信息，日日详尽。仰之弥高，钻之弥坚。其中振奋之处，不读，真正难知，不足为道哉。

抄书这种方法多不为人所推崇，在大众印象中，似乎只有犯事才要去做，总会与折磨和苦难联系起来，但其实不然。古今文章一大抄，写字，就是一种抄写。抄书自带一种模仿，自然能融入到作者的思维，作者的语境中。内心的浮躁变为了恭敬，恭敬变为常态。原来坚持的思维逻辑之束缚，在无形中被打破，能够体会到其中精微的所指，视角更为广博。乃至重峦耸翠，上出重霄，飞阁流丹，下临无地。董师说："抄写经典往往具有不可思议的效果，比如会结缘善知识。"所以大家不必困惑于学医路上难遇明师，法不外求，多抄经典，经典会带你和明师相遇。

读书的标准

读书有何要求，怎么观察自己读到什么程度？

《史记·孔子世家》记载道："孔子学鼓琴师襄子，十日不进。师襄子曰：可以益矣。孔子曰：丘已习其曲矣，未得其数也。有间，曰：已习其数，可以益矣。孔子曰：丘未得其志也。有间，曰：已习其志，可以益矣。孔子曰：丘未得其为人也。有间，有所穆然深思焉，有所怡然高望而远志焉。曰：丘得其为人，黯然而黑，几然而长，眼如望羊，如王四国，非文王其谁能为此也！师襄子辟席再拜，曰：师盖云《文王操》也。"

孔子学琴，先学习曲子的流程，然后熟练弹奏的技巧，更进一步了解曲子所传达的旨趣和意义，最后，要能领会到作曲者的身份，长相，才算将此曲彻底掌握。读书如同弹琴一般，第一层次是通读一遍，了解这本书的字句；第二层次可以熟练地记忆；第三能够了解这本书字句之外的内容；第四层，可以知道作者的长相，性格，经历，写书时的心境等。

读书之顺序

这几本经典应该按照什么顺序读？先读药书打基础，再用临床相关经典打磨，最后回归《素问》《灵枢》。

我们师门的习惯是从《本草分经》开始抄写，方便掌握古人的行文叙事的习惯，熟悉中医的语境，为阅读其他经典打下基础。再抄写一遍《脉理会参》，有了脉和药，就有了进一步探索的基础了。

此后，抄《神农本草经》。森立之所作重辑《神农本草经》序中提到："余尝窃欲复古本草之旧，仍取《证类本草》读之，而始知《纲目》之杜撰妄改不足据矣。再校以《新修本草》，而又知《证类》之已经宋人修改不足信也。更以真本《千金方》，及皇国《医心方》《太平御览》所引校之，而知苏敬时校改亦复不少也。于是反复校雠，而后白黑二文始得复陶氏之旧。白黑二文始得复陶氏之旧，而后神农之经，可因以窥其全貌焉。"森立之依次考校，最终认为《本经》记载最为真实可靠。与众药书相比，它可能较为艰深晦涩，初读可能有些难以入门。但其用词极为精准，可经推敲，且记载形式为性味、产地、主治，且主治多以症状为主，所以对于临床应用非常方便。值得下大功夫。师门建议抄写三遍，第一遍按照上中下经的顺序，第二遍按照四气分类抄写，第三遍按照五味抄写。《本经》中药物种类较为局限，若是需要查询未收录的药，便可参考《本草分经》《本草经解》。但不必过多关注药物归经，老师比较重视药物的方向性，认为药物在经络上的作用范围多较为模糊，在后续讲稿中会有详细说明。

之后，可以接触与临床对接紧密的书籍。尽量将思维追根溯源，先抄写《伤寒论》

《金匮要略》，了解临床的正方正法和操作。也可参考《临证指南医案》。这本医案集语言简练，一例医案一般不超过一行，只有患者的症状与精要分析加上处方，上手门槛可能有些高。但也正因其简练，可以最大程度还原医者临证时的所见所感，细品其中语言，或有"金针暗度"之妙。以上这些书，都能快速与实际应用联系起来，再加之前于药书所下的功夫，可以毫不夸张地说，在临床上就可以转起来了。接下来需要做的，就是从实践中积累经验，来反复修正、完善自己认知体系的偏差。

此时再去读《灵枢》，《素问》，体会能更加精微。虽然我们学习的顺序是人体的生理，病理，病机，但是如果一上来就以内经作为入门读物，没有基础，进不去。很有可能陷在阴阳五行，对应的逻辑里。知识可以复制，而经验无法复制。经验只能自己磨，每个人角度不同，生理和病理的认知得在临床上吃了亏，才会更具体，更深刻。师门和学派如何长久的存在，一定要每一代人都推陈出新，有不同的体悟。如果先读《灵枢》《素问》，临床没有基础，就只能得到人云亦云的东西了。生理病理病因病机的内容，要落实到精细处、具体处，还需要在临床上去试，去打磨。在这个过程中，可以给自己更多启发，将那些认知更全面、更有创造性地发挥出来。然后再回到经典，找寻其中微细旨意，丰富自己的认知。如此循环往复，不断进步。

关于文义

思维与文义是我学习中医的两大掣肘，学习中医的思维现已尽述，现讨论如何解决文义的障碍。

有两类文义不通的可能：第一，对某一医学名词不通达；第二，对某一具体汉字疑惑不明。第一种，可以参考病因病机类书目《诸病源候论》，以了解其中的主治、症状、病名具体所指，比如"目欲脱""风痹""伤寒烦候""内衄""六腑积聚"，便可更加精确地读经典，了解其真实所说含义，进一步获得症状背后的众多关联。看似轻描淡写的一笔，背后的磅礴深意与笔力，难以想象。绝无模棱两可，笼统贯之，清五脏与清六腑的药作用部位与走向完全不同，烦与烦闷又异，咳与咳逆根本二理……这些病名可以在《病源》中一一找到，可以轻松地把两个相似或易混淆的病理与治疗方法放在一块儿分析。

第二类，对于特定字义的理解，则需要一定的训诂学功底。老师跟钱超尘先生接触的时间不长，先生曾传给老师一个学习的门径。之后便让老师在无数古籍的阅读中，不断去模仿、去实践，去应用，有不懂的地方再来问，这是提高最快的。这一点以后容董师详细讲，略写个大概。训诂学起步可以深耕段玉裁《说文解字注》，基础和核心在四书五经，《四书章句集注》勤诵之，《十三经清人注疏》勤勤翻阅。音韵学打基础则需要背一背段玉裁《六书音韵表》和《诗经》，常翻翻《毛诗正义》。

材料广博全，铸就思想的高度。正如傅斯年老先生所说，"直接研究材料，便进步；凡间接的研究前人所研究或前人所创造之系统，而不繁丰细密的参照所包含的事实，便退步。凡一种学问能扩张他研究的材料，便进步，不能的便退步。"

训诂学内的世界无比广博，大有乾坤，一个字或许就可以研究一生。作为中医大夫，我们需要注意的是，它是我们的工具，不是全部。我们目的主要放在读懂古人的话，服务临床。不要陷在文字写法里，终日揣摩考据。但识其意，画其像便好了。

本书的形制

在学习和临床实践的过程中，对临床经典最难把握的是对药的理解。这便是师门举办本经课程的初衷。"夫医之有《本草》，犹学者之有《说文》也，药性之有良毒，犹篆文之有六书也。"

本书是以讲稿的形式整理的。教学过程中，老师日夜备课，详察考据，发现鲜有教材可以参考。于是师门数人发心把目前举办的六期本经课程编撰成册，引文加以简单注释，以供大家参考学习。

按照本经中所载典型主治分为咳喘病、脾胃病、妇人病、虚劳病、眼病、风病六个专题，每一专题下，根据不同的分型分为少许章节。每一章节，载2～5味药，详细讲解每一条主治，包括其中字词训诂学或病机含义，临床使用经验与用量，再综合梳理该药作用的主要位置与方向性，以保证大众临床运用之方便。每章节前后根据课堂情况会罗列学生临堂提出的问题，或单独整理一堂答疑课程，以补充解释讲稿中重点或未详细展开的问题，方便大家理解。

处世与生活

最后谈一谈对中医学生的要求和期待。

第一，是大家要快乐。这是我们师门最根本的教法。快乐并不是低级欲望的满足，而是以自在、自律为基础的自利利他。

曾问董师："何为自在？"

董师说："常摄身心，不为境转，便是自在。"

又问："何为自律？"

董师答："严于律己，宽以待人，不忘初心，方得始终，便是自律。"

再问："何为自利？"

董师："坚持不懈的自在、自律便是自利。"

又问："何为利他？"

董师答："本无利他，是名利他"，又言："劳动最光荣，利他最快乐。"

第二，多问为什么，有两层意思。第一层，是在生命的旅程中，遇到不懂的、没见过的新事物是太平常的一件事了。常怀敬畏心，多向有经验的人请教并不是一件丢人的事情。但又不可执着于前人的经验中，而应该当作为参考和探索的资料，在自己后来的实践中消化、归纳、总结、创新。这便是第二层多问为什么，即对已有的资料、现象、经验等等，不断剖析、钻研，尽可能地发现其中的本质和原理。我们需要一些刨根问底的精神。就像"伤寒烦"与"伤寒烦闷"完全是两个病候一样，有些事情不要想当然。这些结论是怎么提出的，思维的过程是怎样，如果是你，你要怎么办……如果经过思维后，你的答案就是当下的工作，那便再无疑虑，让迷茫消散在专注里，一心一意地做下去，日久自然明白。如果不是，那么，何不尝试一些新的可能性？生活充满问题，充满答案，不正是它最精彩的地方所在么。

第三，知道自己想要什么。想要稳定的工作，想要自在的生活，想要知名度，想要学术成果，想要济世利人，想要踏踏实实地做学问……这些没有任何对错可言。但是想要什么，就要付出相应的努力与代价。比如想要稳定的工作，就要放弃自在的生活，想要自在的生活同样，需要放弃稳定的工作；想要迅速获得知名度，便要花费相当多的精力宣传与关系维护，并要出席各种场合；想要学术成果，便要整日在医院或实验室做科研；想要济世利人或者做学问，便要忍受十年寒窗无人问的寂寞。但是一旦明白这是自己想要的，这些恐怕都不是需要格外花费心力完成的了，可能自然成为了快乐的一部分。

第四，专注做好自己的分内事。"千人之诺诺，不如一士之谔谔"，所有人的选择都不同，没有人的人生可以完全拿来借鉴。大部分的时光，可能都是需要自己独自前行的。就算是同班同学，考研考博可能方向也不同，毕业后的选择也各异。所以，我们一定要有孤独的准备。但是谨记，"君子不忮不求"，我们不恐惧于自己的不足，不想迅速地进步，但一定要一步一步地前进。对于自己的目标，一笠荒邨，萧然自寄。不用去想别人理不理解我们，没有人能完全理解我们，而我们所做的事情终究也与他人无关。只要不断地更进一步，便能发自内心地越来越自信而淡然。逐渐自然而然，其他人也会熟悉进而接受我们不断更新的状态。

第五，不可自满，常看己过，生命严肃。宋绶在《诸病源候论》的编撰序言中写道，"且念幅员之辽邈，闾巷之穷阨。肆业之士，罕尽精良；传方之家，颇承疑舛。四种之书或阙，七年之习未周，以彼粗工，肆其亿度，夭害生理，可不哀哉！是形懵怛，或怀重慎，以为昔之上手，效应参神，前五日而逆知，经三折而取信，得非究源之微妙，用意之详密乎？"详言北宋时期医生行业的现状。不可不引以为鉴。作为医者，我们未必已经尽善尽美。患者将他们的生命健康交到我们手上，我们是专业的，但他们不是。很多时候，我们未必能意识到这一点。切不可治好一个病，便沾沾自喜，自谓高明。如果我们曲折地治好这个病，而这个病可能也可以顺利地治疗呢？如果我们需要重金购买稀缺药材，而寻常药材便可治愈呢？如果迅速取效，但同时让患者付出了巨大的代价，但其实可以柔和地治疗呢……日益一寸，精益求精。身体可以好到什么程度，治愈当下的疾病么，如贤人一般益寿延年么，像圣人一样年逾百岁而行动自如么，追求真人和至人的境界么，或是生死来去自在么……医学可以不断接近道，但一有答案，便可以被超越。这也是其具备的独立于其他学科，无穷的魅力之所在。

第六，尽可能多地广闻博学。前面也说了，材料广博全，铸就思想的高度。

"凡欲为大医，必须谙《素问》《甲乙》《黄帝针经》、明堂流注、十二经脉、三部九候、五脏六腑、表里孔穴、本草药对，张仲景、王叔和、阮河南、范东阳、张苗、靳邵等诸部经方，又须妙解阴阳禄命，诸家相法，及灼龟五兆、《周易》六壬，并须精熟，如此乃得为大医。若不尔者，如无目夜游，动致颠殒。次须熟读此方，寻思妙理，留意钻研，始可与言于医道者矣。又须涉猎群书，何者？若不读五经，不知有仁义之道。不读三史，不知有古今之事。不读诸子，睹事则不能默而识之。不读《内经》，则不知有慈悲喜舍之德。不读《庄》《老》，不能任真体运，则吉凶拘忌，触涂而生。至于五行休王，七耀天文，并须探赜。若能具而学之，则于医道无所滞碍，尽善尽美矣。"相信大家都熟悉药王对我们提出的要求。现在医院多参考西医的体制进行细致分科，大方向可分为内外妇儿，其间又详细分为各系统、各脏器的科室。可是从中医的角度看，人是一个整体，我们不能分离地看待。曾经听闻方剂学的谢鸣老师讲过，中医在医院分科做到全科，可能勉强可以算作一个基础。中医定义下的全科应该是不同医疗手段的全面掌握，即中药、针灸、推拿正骨、导引、踩跷，这些方法都要熟悉，以便在必要的时候选取恰当的治疗手段。而药王对我们的要求更为广泛，作为医生，我们不仅要了解这些不同的治疗方法，还要了解其他领域的内容，以互相参校，获得灵感。比如相法、周易、奇门遁甲、五行休王、物候历法、七耀天文、儒家经典、史家记述、道家思想、诸子学说、佛法智慧，方能于医道无所滞碍，尽善尽美。

著名医师白求恩也曾讲到，"一个战地的外科医生，同时应该是一个好的木匠、铁匠、缝纫和理发匠。"

须知少年凌云志，曾许人间第一流。

作为研究生命最高学问的医者，无疑是这世间最值得尊敬，同时也是最深奥的学问。既然选择了这个行业，我们或许可以升起这样的信心与力量，不断地学习，以达到追求生命的真理这一宏伟的目标。永远孜孜不倦，乐在其中。

本书内容包含学中医的方法论，行为处世，生活、世界观的问题，并不枯燥无聊，行文可能还算有趣。希望大家各取所需，都可以从中获得一些收获。

联系我们

如果有学术上的疑问，可以通过微信（微信号：shenyushuyuan1）联系我们，随时进行学术交流。

后续师门有意举办圆桌会议，将邀请学验俱丰的学者们与大家就医学热点、难点、经典问题展开讨论，欢迎大家加入。"如切如磋，如琢如磨"，期待各种学术观点交流碰撞，促进中医认知和操作的进一步细化和完善。

刘晋君

王韵迪

各　论

白石英

味甘，微温。生山谷，治消渴，阴痿不足，咳逆，胸膈间久寒，益气，除风湿痹。久服轻身，长年。

概说：作用于胸膈间；经络层面，续接经络。

1.消渴

夫消渴者，渴不止，小便多是也。由少服五石诸丸散，积经年岁，石势结于肾中，使人下焦虚热。及至年衰，血气减少，不复能制于石。石势独盛，则肾为之燥，故引水而不小便也。其病变多发痈疽，此坐热气，留于经络不引，血气壅涩，故成痈脓。[1]30

（《病源·消渴候》）

这段文字讲，消渴的症状是渴不止、小便多。消渴的病机中，由于有"少服五石"的因素，其渴的病机可以参考《病源·解散渴候》："夫服石之人，石势归于肾，而势冲腑脏，腑脏既热，津液渴燥，肾恶燥，故渴而引饮也。"[1]38 对比《消渴候》与《解散渴候》，病机上"石势结于肾中""石势归于肾"是统一的，而石热入肾之后的过程有所不同。《消渴候》作"下焦虚热"，《解散渴候》作"而势冲腑脏，腑脏既热，津液竭燥"，可知肾中石热不仅影响三焦（下焦）还影响各脏腑，并伴有津液的亏虚，故渴。

后迨年老，血气虚弱，不能制约药石头之性，药性显露，形成肾燥，症状表现为引水而不小便。病情进展，从消渴始作之"小便多"至此时之无尿，肾中津液乏竭（肾燥）是其故所在。而始初肾上之热有之，津液虽不至乏竭而阴虚亦有之，为何可以表现为小便多呢？董老师认为此时石热为因，肾热有之，在先；肾上津液虚为果，在后；

二者之间存在一个间隙。在这个间隙中，石热相对正常之肾脏为外邪，肾调动精气抗邪，则肾司膀胱气化的能力会减弱，所以会小便多，换言之，在此阶段小便多是因为石热牵制造成的肾虚。当然肾虚也可能素已有之，服石之后表现更为明显。随着服石日久，石热堆叠，肾中精气抗邪气无力，就会向肾周围组织借调精气，比如肾经、肾筋、膀胱经、三焦等。所以《消渴候》云"下焦虚热"，其实不仅下焦，与肾联系紧密并能为肾提供精气的结构、组织均会出现虚热的情况。"此坐热气，留于经络不引"亦可资佐证。随着津液的逐渐乏竭，小便多会"改善"并向无尿转变。

《消渴候》也讲到消渴病多会伴有痈疽产生，这是因为"此坐热气，留于经络不引。""坐"是因为之意。也就是说此时热气并不仅仅局限于下焦，还会在经络上显现。"不引，血气壅涩"是不连贯之意，此时经脉不通畅，血气壅塞，郁结成痈脓。

白石英是如何治疗消渴的？它本身是一味甘、微温的药，是因为它能解决石势，还是能解决下焦虚热，抑或是解决血气衰少、肾为之燥？凭大家对于白石英的了解，会发现它并不是做这些事情的药。

其实白石英并不是治疗消渴，而是缓解消渴的症状，特别是缓解消渴病机发展过程中由于热气导致经络不引进而导致血气壅塞的情况。也就是说白石英这味甘、微温的药是作用在经络层面上续接经络用的，这是白石英比较重要的一个点。

2.阴痿

白石英治阴痿不足。何为阴痿？阴痿即阳痿。表现在男性上是阳痿，表现在女性身上是性冷淡。面对这个情况，好多医家归结成心气不得下通，其实这个观点是有道理的，但是不究竟。那心气不得下通如何才能下通？下通至何处？这些都是我们要解决的问题。对于这点，其实是通路的问题，是冲脉，最后我会帮助大家对冲脉进行梳理。

回到阳痿的问题上，阳痿其实是两方面的问题，一个是硬度的问题，另一个是时间的问题，这两个所提示的东西是有区别的。硬度问题多是由于气虚，特别是肾气虚或者是肾精亏虚。一般来讲，肾精亏虚是底层因素，肾气虚是表层因素。所以此时治疗应该补肾气、填肾精，重点是填肾精的同时要化生出肾气来。所以只要能化生肾气，硬度问题都是能够解决的。比如稍微用一些阳药[①]，附子是可以的。再或者用一些补肾气的药，比如蛤蚧、淫羊藿、巴戟天，这些都行。只要能够化生出肾气，增强肾气就

① 《素问·阴阳应象大论第五》："辛甘发散内阳，酸苦涌泄内阴"。

都能够解决硬度的问题。但是，在临床用药选药时大家一定要注意，不是说化生肾气的药都可以用，此时是有区别的，区别就在时间的问题上。

时间短、龟头敏感是因为有热。这个热的位置不好说，可能是在龟头局部，也可能在下焦、肝胆，甚至有可能是在阳明，总之是有热的。所以解决时间问题就要解决热，将热去掉。因其所在的层次、分野、部位不一，热产生的原因也不同，所以去热的方式有很多。但去热时也要注意不能偏废，用药既不能太凉，也不能太热。比如我一位老师常用的办法是韭菜和蜈蚣。蜈蚣是活血的，药性是凉的，而韭菜是热的。我们治的时候也可以从填精立法，用六味地黄丸或桂附地黄丸减桂附的量，填精养血兼活血，效果亦不错。

但是刚才咱们提到硬度的时候说，最后是要化生出肾气来的。这点大家在临床上运用的时候就会发现，许多人是硬度也不行时间也不行，这是因为肾虚，肾气不足同时又兼有热在。所以此时选药一定要注意，对于这种痿证千万不要用热药，很多人治疗这种阳痿偏向于用紫石英、鹿茸等，越用时间越短，越用越痿。所以有一些药对于痿证是很关键的，就是那些能够化生出肾气而本身又不是特别热的药，比如水芹菜、人工虫草、沙苑子，沙苑子是一个性温的药，热量不明显，所以也可以。这些大家可以试着总结一下。

阴痿其实涉及到冲脉，我先把冲脉的大要说一下吧。冲脉的范围上到头下到脚，涵盖了很大的一个区域。它虽然叫脉，但其实只能提示一个区域。它并不独立有一条走行的脉，或者说它与其他的脉、中医的解剖结构是相混杂的。像比如在膈上，冲脉可以和上焦与宗脉的功能相混。在腹部依附的是主动脉与髂总动脉，下至两腿走入少阴，再从少阴到脚。所以，冲脉与其他经脉有很强的依附性。

之前"心气不得下通"所说的是心气沿着冲脉而下。《素问·痿论篇》中记载："阳明者，五脏六腑之海，主润宗筋，宗筋主束骨而利机关也。冲脉者，经脉之海也，主渗灌谿谷，与阳明合于宗筋，阴阳揔宗筋之会，会于气街，而阳明为之长，皆属于带脉，而络于督脉。故阳明虚则宗筋纵，带脉不引，故足痿不用也。"[2]93

可以看出，冲脉是与阳明一起发挥润养宗筋的作用，而这里面是以阳明为主。所以，冲脉是借道阳明发挥润宗筋的作用。

所以白石英治消渴中讲过"留于经络不引，血气壅塞"，其意有续接经脉的作用，也与冲脉的层次吻合。

3.咳逆、胸膈间久寒

咳与咳逆其实是不一样的，五脏感微寒就可以导致咳。但是咳逆按照《诸病源候论》的说法，肺胃合邪，之后形成肺胀，才是咳逆（详见白芝）。所以治疗咳逆就有这么几个靶点与路径：一个是解决肺寒的问题，再一个是解决胃寒的问题，抑或是解决肺胃通路的问题，再或解决肺胀的问题。我们来看白石英下面一句，它还可以治疗"胸膈间久寒"，也就是说白石英的作用靶点正好在胸膈间。胸膈间就是位于胸上、膈肌附近。所以白石英针对肺寒是可以使用的，也能有一定的作用，因为其靶点在胸上。中药的作用靶点其实是不精确的，只能指示一个方向、一个药物作用的区域。此处也一样，作用靶点在胸膈上，所以对肺寒是有作用的。另外一点，在胸膈间的话，对于胃与肺之间的通路也是有作用的。所以白石英能够治疗咳逆。

4.益气

益气与上焦的功能有关，《灵枢·痈疽第八十一》载"上焦出气，以温分肉，而养骨节，通腠理"[2]296。当胸膈间的寒撤掉或是用一个温性的药作用在胸膈上的时候，那么气的生成水平自然是可以提升的。我的一位师父在熏蒸方面有很深的研究，师父特别注重熏蒸的次序。比如熏蒸在刚开始的时候，要先熏胸口，目的就是为了促进气、血的生成。这样可以在一定程度上防止之后的熏蒸出现气不足，出现昏厥虚脱的情况。"出气"能否持久在于上焦的津液能否支持。如果不能支持的话，用久了就有可能会变为胸痹、肺痿。

5.除风湿痹

除风湿痹这个概念是比较宽泛的。痹病是由来是"风寒湿三气杂至，合而为痹也。"[2]90 也就是说风寒湿三气放在一起才会成痹，单独一个或仅是风湿合至都不叫做痹，必须三者俱见。如《内经》中有："其风气胜者为行痹，寒气胜者为痛痹，湿气胜者为著痹也。"[2]90 这三者的邪气均为风寒湿合邪，只是其一偏盛的情况。所以风湿痹是风寒湿俱至形成的痹，但是以风湿二者的成分更多。所以这里以体现白石英祛风、祛湿的效果为主，祛寒次之。痹病的症状与筋病的症状是一致的，"逢寒则虫，逢热则纵"[2]92。所以痹病是依附于筋的，但是它是不是筋病还是要另说。因为在身体是经络是依附于经筋的，这个认识是很重要的。此处痹病有筋的成分，也有经络病的成分，这也印证了白石英的作用区域。

白石英汤（出杨子建护命方）

治心气虚，精神不足，健忘，阴痿不起，懒语多惊。稍思虑，即小便白浊，忽多忽少，轻使心，则小便白浊。

白石英 人参 藿香叶 白术 芎穷 紫石英各一分 甘草一钱半 细辛（去苗叶）一钱 石斛（去根） 菖蒲 续断各一钱

右为粗散，每服二钱，水一盏，煎至七分，去滓，空心温服。[13]第一册426

（《普济方》）

我觉得《普济方》所载的白石英汤是最能说明白石英作用的一张方子。白石英汤的主治，有治心气虚，精神不足，健忘，阴痿不起，在这里面也提到阳痿的问题了。方子的组成有白石英、人参、藿香叶、白术、川芎、紫石英、甘草、细辛、石斛、菖蒲和续断。这个组方很有意思，见效应该是非常快的。我们来分析一下。

从主治中可以看到，排在第一个的就是心气虚，故其主要靶点在心气上。你说把心气补充上来也好，振奋上来也好，总之是要对心气有操作的。白石英治胸膈间久寒，对于胸膈间的寒甚至有些湿，或者是心上有寒气堵着，此时是可以用白石英的。"人参主补五脏，安精神，定魂魄，止惊悸，除邪气，明目，开心益智。"人参本就可以补五脏、开心，同时它也是一味很好的补气、敛气的药。

白术更明显了，生白术有滋阴益气、养脾阴的效果，炒白术就是补养中焦之气的药了。大家平时用白术健脾时就要看具体的作用目的。想多吃两碗饭就可以用焦白术或是炒白术，白术炒过之后才能"消食，做煎饵"。如果用生白术则滋阴效果明显，但同时也是碍胃的，会增加胃口的负担，但是它补中焦的作用是毋庸置疑的。

芎穷，即川芎，其作用是在胞脉上的，所以治疗月经病川芎是很重要的一个药，具有畅通胞脉的作用。中脉是从天灵盖到会阴的一条线。个人认为中脉是胞脉的延伸、拓展。就心与子宫的系统而言为胞脉，就全身的气血之轴心而言为中脉。冲脉虽然以脉命名，但其实描述的是区域。冲脉南怀瑾先生认为是位于中脉两边。男性是到附睾上，女性则是到双侧卵巢上。这是冲脉的路径，区域上大致一样，所以用川芎也是可以将其拓宽的。

有的医家认为紫石英补命门，我个人觉得紫石英是一味很优秀的温下焦的药，它能将下焦的热量补足。

甘草能"坚筋骨，长肌肉，倍力"也是一味充养之药。

细辛是一味开肾经的药。其作用在肾经上，开肾经并且向上提，提到何处就要看细辛的药量了。如果是15g细辛，则作用在腰上。腰上是一个很关键的点，过了腰就会从骶到脊上，再向上走则到膀胱经上了。所以15g大概在少阴的位置，开的是少阴而未动膀胱经，而过了15g，20g、30g则会上到膀胱经上去了。

石斛是一味广泛的养阴药，所以石斛吃多了会导致水肿，也可以说明石斛所补的是类似于津液层次的东西。

菖蒲是开宗脉的。上焦的津气通过宗脉上到面上，起到濡养面上孔窍的作用。

续断是主收的，把能量收到肾经上。

基于以上对组方药物的认知，我们再看这张方子的时候，就会惊喜地发现，它主要的靶点在三个方面。一个像比如白石英、藿香叶作用在胸上与胸膈间，在胸上给一个能量。藿香叶也有解郁的作用，具体内容之后再讲。人参也可以作用在心胸上，它是一个比较广谱的补气药。第二个靶点在中焦，像白术、甘草在中焦把中焦的气与津液养足。菖蒲则从中焦将津液提到上焦，再从上焦提到头面上的孔窍中去。第三方面则在下焦，特别是在肾经上的作用。像比如紫石英是温下焦的药，细辛与续断是开肾经、提肾经，将能量收到肾经上去的药。

所以大家就明白这张方子的思路，是通过紫石英温下焦，将下焦之精化为气，化气之后通过肾经向上输布。输布到膀胱经，大家都知道，膀胱经上有五脏六腑之俞，即是五脏六腑与膀胱经之间的联络，联络的通路是五脏六腑络脉层次的路径。通过络脉补养五脏六腑，往上走也是能到心的，同时胸上再给一个热量，中焦气与津液补足之后再用菖蒲提上去。这就是白石英汤治疗心气虚的思路。治疗精神不足是怎么治的呢？要知道膀胱经是能入脑的。我个人倾向于中脉也可以入脑，但是证据不足我就不在这里提了。精顺着少阴、膀胱经入脑之后，健忘是能够有所改善的。同时还可以改善一个我们在本经五期要讲的病——脑转。脑转也是因为髓海不足所导致的，治则也是经由膀胱经这个路径上去填补髓海。

重点来了，白石英汤是如何治疗阴痿不起的呢？这个路径我们也说过了，就是冲脉随着阳明下到前阴。白术、甘草、人参把阳明气补足，补足之后对于阴痿也是有改善的。同样的，气补足之后懒言的情况就会改善。而惊可能因为猝然惊吓、多食、中风等原因引起，多发生在小孩子身上。这是因为小孩子气脉不定，所以容易受惊。

我们再看这张方子，有多少个是作用在气脉上的药，所以它能够帮助气脉，使其运行得更加通畅。这个是白石英汤能治疗多惊的一个原因。思虑有一部分是因为寒，但是更多是因为虚。好多抑郁症的人并不是寒，既然不是寒那为什么要用附子呢？用了很多的附子与紫石英也并没有很大用处。更多的抑郁症人群是虚而不是寒，是由虚而导致的郁和气提不起来。所以把气补足之后多吃两碗干饭、多吃两个馒头，自然就不忧虑了。李东垣也说过，凡服补气药，必小役形体，就是说吃完补气药之后要劳动。所以你看，劳动人民最快乐，劳动人民最光荣，就是这个道理。所以大家一定要重视劳动，不要有事没事往屋里一呆，手机一拿，或者拿本圣贤书一看。读圣贤书没有错，但一定是圣贤书与自身劳动相结合。

扯得有些远了，以上是白石英汤这张方子，它的作用靶点是在胸上。

回过来我们再说藿香叶。之前讲过关于生姜平衡三焦压力的问题，其实这点与藿香叶是一样的。这张方中用热药诸如紫石英、细辛、白石英，那么能量最终都汇聚在上焦之中。那上焦是不是有可能温过了而导致郁闭或烦闷呢？也是有可能的。那多余的能量就要将其散出来，此处则用的是藿香叶，用生姜也是可以的，只要将其散出来就好了。但是我之前讲生姜是平衡三焦压力，而非上焦，是因为生姜用量大了之后会有利尿的效果，也就是说生姜平衡三焦压力是因地制宜。在上焦则发汗，在下焦则助阳化气从小便将压力卸掉，这也是生姜的一个好处。用生姜则要根据患者用后是否出汗作为标准，如果出汗则不为平衡三焦压力，而是发汗解表，或是促进腠理的开放。所以大家平时用生姜和诸药时用量不用太大，三片15g就足够了，30g生姜有的人就会出汗了。所以此处大家就以不出汗、身上微微发痒为度，就可以了。

下面我们顺便来看看冲脉是怎么回事。

◆ **材料一**

黄帝曰：脉行之逆顺奈何？岐伯曰：手之三阴，从藏走手；手之三阳，从手走头。足之三阳，从头走足；足之三阴，从足走腹。黄帝曰：少阴之脉独下行，何也？岐伯曰：不然。夫冲脉者，五藏六府之海也，五藏六府皆禀焉。其上者，出于颃颡，渗诸阳，灌诸精；其下者，注少阴之大络，出于气街，循阴股内廉，入腘中，伏行骭骨内，下至内踝之后属而别；其下者，并于少阴之经，渗三阴；其前者，伏行出跗属，下循跗，入大指间，渗诸络而温肌肉。故别络结则跗上不动，不动则厥，厥则寒矣。黄帝曰：何以明之？岐伯曰：五官导之，切而验之，其非必动，然后乃可明逆顺之行也。黄帝曰：窘乎哉！圣人之为道也，明于日月，微于毫厘，其非夫子，孰能道之也！[2]254

（《灵枢·逆顺肥瘦第三十八》）

来看这段话，黄帝第一个问的问题是脉行的逆顺是怎么样的，于是岐伯就告诉了黄帝脉的走行方向。黄帝又问，少阴之脉为何下行？岐伯直接回答说了：不然！这也就是说少阴之脉不仅下行，也是可以上行的。再看后面岐伯说，冲脉是五脏六腑的海，为五脏六腑提供营养。

颃颡是嗓子眼附近，冲脉向上出咽喉后，"渗诸阳，灌诸精"，即冲脉向上参与濡养头面孔窍。

"其下者，注少阴之大络，"冲脉向下注少阴之大络，说明冲脉的物质能量，在肾下位置可进入足少阴的经络系统。

"出于气街"，气街的意义有二。

气街可为穴位名（又名气冲），亦指穴位所在之局部。该穴的定位素来以腹股沟区之动脉可及处为准。《素问·气腑论》王冰注皆作"在归来下，鼠鼷上同身寸之一寸，脉动应手"[2]114；《针灸甲乙经》载气冲："在归来下，鼠鼷上一寸。动脉应手，足阳明脉气所发。"[10]82《备急千金要方》载气冲："在归来下一寸，鼠鼷上一寸。"[11]499《千金要方·卷三十》作"在归来下一寸，动脉应手"[11]500；《素问·禁刺论》王冰注作"气街在腹下侠脐两傍相去四寸，鼠仆上一寸，动脉应手也"[2]103。《古今医统》作"腹下夹脐相去四寸，鼠鼷上一寸，动脉应手宛宛中"[40]387。鼠仆、鼠鼷皆指腹股沟。《针灸大成》作：归来下一寸，去中行各二寸，动脉应手宛宛中，冲脉所起。[9]239据先贤所述，气街穴位所在有几个重要的标志，一是在腹股沟上一寸，距前正中线四寸；二是有动脉应手。结合《解剖学》可知此动脉为髂外动脉。十四五版《经络腧穴学》教材亦作：腹外斜肌腱膜，耻骨联合上缘，前正中线旁开2寸，动脉搏动处。[38]82。所以气街取穴还当以王冰注和《针灸大成》为是。

气街还可指六腑之气发挥功能的场所。此义之气街出于《灵枢·卫气篇》，该篇载："知六府之气街者，能知解结契绍于门户"[2]266。六腑可以"受谷而行之"[2]232，"受水谷而化行物"[2]266，这一点大家都很熟悉。大家可能不知道的是，六腑"受谷而行之"之后，还有"受气而扬之"[2]232的作用。即六腑在受水谷，发挥受纳、传导作用的同时，也把气向外疏布。气布散的通路即是气街。契，大约也[5]493；绍，继也[5]646（俱见《说文》）。

《大广益会玉篇》："门，在堂房曰户，在区域曰门。"[56]55可知门户为登堂入室之必经，有外内、宽窄的差别。连起来，"知解结契绍于门户"表达的是，知道解结的大原则，能够保障解结操作步骤的连贯。且是"于门户"，不是破墙毁院，说明解结的路径、步骤是明确清晰的，操作是精细的。如果不知六腑之气街呢？不是不能解结，只是对结的认知存在模糊，操作存在不精确，会对身体正常的部分造成伤害。以此看，"知六腑之气街"，亦不仅仅是一个粗略的认知，而是很细化的体会，只是言语无法描述罢了。但我们至少应该知道气街物质能量的来源、属性、运行的渠道、路径等，这些在《卫气篇》没有展开，在这里我们不再展开，留待日后再讲，希望大家用心体会、不断思考、积极完善。若在此气街意义的背景下，则冲脉有可能为气街提供了物质和动力。

阴股是大腿内侧，内廉是内侧的内边。大家自行体会一下这个位置，此处正好是股动脉的循行所过。

"入腘中"，即行于腘窝正中。

"伏行骭骨内"说的是冲脉伏行于胫骨的深面。临床上我们用针刺调节高血压，三阴交是很常用的一个穴位。在进针时，要注意使针尖贴于胫骨，行于胫骨深面，效果会更好。其原理就在于是对冲脉的调节。且操作的点在小腿，对气血有下引的作用，所以在上肢测量血压数值会降低。如果想加强降压的效果可以搭配太溪、太冲。针刺时还需评估患者气虚的程度，避免针刺时出现心胸阳气不足的情况。若气虚需斟酌配伍足三里、太渊、内关。

"下至内踝之后属而别"，字面意思讲的是冲脉行至内踝后，分两支。

"其下者，并于少阴之经，渗三阴"此支（"下至内踝之后属而别"中的一支）与足少阴经相并，行于足底，营渗三阴。这里要注意，冲脉于少阴之经发生了移行，发挥渗养三阴的作用。《素问·厥论篇第四十五》讲"阴气起于五指之里"[2]93，这里面就有冲脉此支参与的成分。

"其前者，伏行出跗属，下循跗，入大指间，渗诸络而温肌肉"，注意，提问：此支从哪里分出？大家先思考着，一会儿谜底揭秘。此支走的是脚面，入大指间，具有渗诸络、温肌肉的作用。

再往下直接看岐伯的回答，"五官导之"是什么意思不好说。"切而验之"就非常重要了，也就是说冲脉的问题是可以通过切诊来检验的。检验的方法就是，因为冲脉有一支走足背，所以先摸摸足背趺阳脉的搏动，感受并记住趺阳脉的强弱。然后沿着腹直肌压下去，压到腹主动脉再压下去，之后瞬间抬起来。在抬起来的瞬间，再摸足背的搏动，看其是变强还是变弱。如果变强则是冲脉下冲，也就是说冲脉能量向下运行，如果变弱的话，也就是说冲脉上冲。冲脉上冲或下冲都不足以为病，但是二者一但超过正常限度都可以为病。至于是上冲还是下冲，我个人的经验认为是与节气日月节律有关，这点大家可以在临床上自己体会一下。以上是《灵枢·逆顺肥瘦》中所讲的关于冲脉的内容。

◆　**材料二**

气在腹者，止之背腧与冲脉于脐左右之动脉者。[2]267

（《灵枢·卫气第五十二》）

大家去看《卫气篇》可以发现，讲的主要是关于气街的内容。这里说的是气在腹，"止之背腧与冲脉于脐左右之动脉"[2]267。其中所说的"止之"的对应关系，现在还不得而知，因为通篇都没有给出一个说明来。但其实也应该是有的，我更侧重于治疗上的对应关系。该篇在前说："知六腑之气街者，能知解结契绍于门户。"[2]266 也就是说与操作是相关的。"于脐左右之动脉"大家可以翻开解剖书看一看是什么，其实就是髂总动脉。腹主动脉向下分支，分支称为一左一右两条髂总动脉。所以我之前才会说冲脉的解剖依据与腹主动脉密切相关，这也是一个原因。

◆　**材料三**

黄帝曰：足少阴何因而动？岐伯曰：冲脉者，十二经之海也，与少阴之大络，起于肾下，出于气街，循阴股内廉，邪入腘中，循胫骨内廉，并少阴之经，下入内踝之后，入足下；其别者，邪入踝，出属跗上，入大指之间，注诸络，以温足胫。此脉之常动者也。"[2]273

（《灵枢·动腧第六十二》）

冲脉为十二经之海的说法亦见于《灵枢·海论第三十三》。《海论》篇讲："夫十二经脉者，内属于府藏，外络于肢节"[2]250，又讲"人亦有四海、十二经水。经水者，皆注于海，海有东西南北，命曰四海"[2]250。经脉与经水相应互言，在《经水》篇已有明证。自然之四海与身之四海在《海论》篇亦相应，分别为髓海、血海、气海、水谷之海。而同是在该篇，在讲四海"定之奈何"时，四海变为了胃（水谷之海）、冲脉（十二经之海）、膻中（气之海）、脑（髓之海）。包括该篇后文讲四海之逆顺奈何，亦是此四海。则冲脉为血海否？

历代医家多有冲为血海之说，请恕朴愚钝，于《内》《难》中并没有找到其更为直接的依据，故不敢妄言。而考察章句，亦可知冲脉不当为血海。《经水》篇载："十二经之多血少气，与其少血多气，与其皆多血气，与其皆少血气，皆有大数。"[2]233

可知经脉既行血又行气，则何以为十二经之海的冲脉止为血海呢？

考《难经·二十七难》："曰：脉有奇经八脉者，不拘于十二经。何谓也？……然，圣人图设沟渠，通利水道，以备不然。天雨降下，沟渠溢满，当此之时，霶霈妄行，圣人不能复图也。此络脉满溢，诸经不能复拘也。"[7]49《难经·二十八难》："比于圣人图设沟渠，沟渠满溢，流于深湖，故圣人不能拘通也。而人脉隆盛，入于八脉，而不还周，故十二经亦有不能拘之。"[7]51 可知正经气血充足，多出的气血才进入奇经八脉，所以圣人比之为深湖。海亦为湖之意，比如什刹海，实为什刹湖。所以冲脉为十二经之海，实际的意思是冲脉的气血由十二经气血汇聚而成。既然冲脉不为血海，则血海当另有所指，只是目前尚不可知。

《海论》篇明确说"人亦有四海、十二经水。经水者，皆注于海，海有东西南北，命曰四海"[2]250，可知十二经气血是要注于四海（气海、血海、髓海、水谷之海），则冲脉作为十二经之海的意义何在？我个人的看法是冲脉对十二经的气血有汇总均衡的作用，是四海能量物质的来源。

"与少阴之大络，起于肾下，"很多人对这句话有误解，认为冲脉也是起于肾下。其实不然，足少阴之大络起于肾下，冲脉是无所谓起于何处的。只是这句话是与少阴一起说的，所以冲脉与其一起做了论述，要理解到这层意思。冲脉是一个从头到脚很大面积很广泛的一条通路，无所谓起于哪里。所以《逆顺肥瘦第三十八》讲冲脉有"其上者……其下者……"，本段材料所述只是《逆顺肥瘦》中冲脉"其下者"的部分。

结合材料一、二、三，我们不难发现冲脉的循行、功能和动脉有很大的相似性。比如材料二，"冲脉于脐左右之动脉者"的解剖实质为左右髂总动脉；再如材料一、三共同指出的冲脉出于气街，气街之所在为髂外动脉；再如"循阴股内廉"者为股动脉；"邪入腘中"者为腘动脉。在材料一表述为"入腘中，伏行骭骨内"，材料三为"循胫骨内廉，并少阴之经，下入内踝之后"，的解剖实质为胫后动脉。自胫后动脉向下分为两支，即材料一"下至内踝之后属而别"，其中一支短小为胫后动脉跟内侧支，另一支继胫后动脉向下，形成足底内外侧动脉。这部分，包括出属跗上一支在材料中叙述较为混乱。材料三"其别者，邪入踝"，实为胫后动脉跟内侧支。"出属跗上，入大指之间"一句，在材料一的记载为"其前者，伏行出跗属，下循跗，入大指间"，此支从解剖的角度看，其实和"循胫骨内廉"一支没有直接的联系。前面讲材料一时留了这个问题。此支的解剖实质当为从腘动脉发出的胫前动脉，"其前者"是与胫后动脉相对而言的。之后再通过足背诸动脉，如足背动脉及弓状动脉、跗外侧动脉，跗背动脉等，"伏行出跗属，下循跗，入大指间"。功能上，如材料所言，冲脉具有灌渗温煦的作用。

可见冲脉与身之动脉及其相似，但我们不能把冲脉简单地理解为动脉。材料三已经含蓄地道明了原因。材料三里，黄帝问岐伯，足少阴因何而动。如果你是岐伯，你怎么答？定然是回答足少阴脉动的原因。再看岐伯如何作答，岐伯答的是冲脉。所以冲脉是经脉搏动的原因。材料三岐伯回答的最后一句"此脉之常动者也"，岐伯多狡猾，他可没说冲脉仅仅是少阴脉动的原因，而是脉常动的原因。而经文所载冲脉又和动脉的循行有极大的相似性，结合临床、内证的试验，个人看法，冲脉当为动脉的搏动，是经脉规律性振动的原因。

◆ **材料四**

冲脉、任脉皆起于胞中，上循背里，为经络之海。其浮而外者，循腹右上行，会于咽喉，别而络唇口。血气盛则充肤热肉，血独盛则澹渗皮肤，生毫毛。[2]277

（《灵枢·五音五味第六十五》）

此处说冲脉与任脉皆起于胞中，一定要认识到冲脉并非起于胞中，而是无所谓起止。

这里我要分享我个人的一个观点，个人认为任脉也并非起于胞中，这点是我在打坐之时观察到的。在男性前列腺尖部的位置，任脉起自于那里。任脉是从前列腺尖部前面出发，沿着腹中线往上走，督脉也是在那一圈，只不过是从后面沿脊柱往上走，还有一支是从前列腺的正上方（底）出来。也就是说并不是如之前所说的一源三岐，任脉与督脉在前列腺尖部出来，而从底部直接向上的一支我个人认为应该是中脉。中脉起自于前列腺底向上，是这样的三支轨迹，这些是我自己看见的。后面所说的"循腹右上行"我觉得并非单单是右侧，左侧应该也有。

下接"会于咽喉，别而络唇口。"这个路径其实是借道阳明的，也就是说是与阳明一起发挥的功能。所以也正印证了冲脉是一个广泛的路径，它包含了很多层次、借道了很多层次在其中。"血气盛则充肤热肉，血独盛则澹渗皮肤，生毫毛。"这一句也就是说，按照内经的说法，像比如口唇、腹部与阴部毛发的长短是与阳明气相关的。这段是讲冲脉与阳明并行借道的问题。

◆ **材料五**

冲脉者，起于气街，并少阴之经，侠脐①上行，至胸中而散。任脉为病，男子内结七疝，女子带下瘕聚。冲脉为病，逆气里急。[2]117

（《素问·骨空论》）

冲脉"起于气街，并少阴之经"的问题前面讲过了，再强调一遍，冲脉无所谓起止，冲脉参与一部分气街的功能。"侠脐②上行，至胸中而散。"这一点刚才通过白石英我们也说过了。

◆ **材料六**

阳明者，五脏六腑③之海，主润④宗筋，宗筋主束骨而利机关也。冲脉者，经脉之海也，主渗灌谿谷，与阳明合于宗筋，

阴阳揔宗筋之会，会于气街，而阳明为之长，皆属于带脉，而络于督脉。故阳明虚则宗筋纵，带脉不引，故足痿不用也。[2]93

（《素问·痿论篇第四十四》）

这一段更明显，也是借道阳明与阳明并行向下至宗筋。

所以大家通过以上在《灵枢》《素问》中关于冲脉的记载能发现，冲脉是一个非常广阔的区域。它有经脉的属性，同时又借道了身体中许多的部位，它也是气街与经脉动力的来源。这是关于冲脉的阐述。

白 芝

一名玉芝。味辛，平。生山谷。治咳逆上气，益肺气，通利口鼻，强志意，勇悍，安魄。久食轻身，不老，延年，神仙。

概说：促进肾精、脾与营的输布；促进水谷之气向心肺、上焦输布；加强上焦之气；开结。

---

① 原本作"齐"，径改为"脐"。
② 原本作"齐"，径改为"脐"。
③ 原本作"府"，径改为"腑"。
④ 原本为"闰"，径改为"润"。

1.咳逆上气

我们需要鉴别好咳、咳逆、咳逆上气的区别。了解咳，大家可以好好读《素问·咳论篇》，该篇指出："五脏六腑皆可令人咳""五脏感微寒为咳""其寒饮食入胃，从肺脉上至于肺则肺寒，肺寒则外内合邪因而客之，则为肺咳"，还讲了邪气的相移问题，比如由五脏咳，到六腑咳，再到三焦咳，林林总总，大家细细读之，在临床上仔细分析。

咳逆者，是咳嗽而气逆上也。气为阳，流行腑脏，宣发腠理，而气肺之所主也。咳病由肺虚感微寒所成，寒搏于气，气不得宣，胃逆聚还肺，肺则胀满，气逆不下，故为咳逆。[1]82

（《病源·咳逆候》）

咳逆与咳的区别在于咳逆存在肺胀的过程，气逆上不下发生在肺，形成肺胀。

肺虚感微寒而成咳。咳而气还聚于肺，肺则胀，是为咳逆也。邪气与正气相搏，正气不得宣通，但逆上喉咽之间。邪伏则气静，邪动则气奔上，烦闷欲绝，故谓之咳逆上气也。[1]82

（《病源·咳逆上气候》）

咳逆上气是在咳逆的基础上，逆气上攻，出现了咽喉部症状。

我们明白了咳逆上气的病机，则能归纳出针对咳逆上气的治法。按先治卒病再治痼疾的顺序，治法应当是先宣通正气以利咽喉，降胃温肺以解肺胀。白芝可以治咳逆上气，则至少可以在其中之一发挥作用，其如何发挥作用我们稍后讨论。

2.益肺气

白芝可以补益肺气，这点就说的很直白了，就是说白芝能够作用在肺上。但是大家想一想补肺气的药，大家能想到哪些呢？大多是人参、沙参这一类。那就会发现这些药并不是直接补的肺气。五脏六腑之气，或是经常谈到的气血津液精，这些身体非常基础的营养物质一定是要有来源的。这个来源我们抛开先天因素不说，后天无外乎就是吃饭睡觉了。所以此时白芝补肺气不是说在肺上直接把气补上去，它也是要有来源的。这个来源我们要接着往后看才能找到。

3.通利口鼻

白芷能够通利口鼻，则可以表明白芷作用部位不仅涉及到肺，还能向上穿过颈部喉咙而到达口鼻部位，进而通利口鼻。

胃者，水谷之海，六腑之大源也。五味入口，藏于胃，以养五脏阴也，是以五脏六腑之气味，皆出于胃，变见于气口。故五气入鼻，藏于心肺，心肺有病，而鼻为之不利也。[2]32

（《素问·五脏别论篇第十一》）

胃为五脏六腑之海，是水谷之源。也就是说饮食之精气要藏于胃，目的是"以养五脏气。"这里要注意，从胃到气之间看起来好像是直接过去的，这个说法应该是成立的。大家想一想《素问》上还有："食气入胃，散精于肝，淫气于筋。食气入胃，浊气归心，淫精于脉。"[2]53 这些都是从胃直接作用到五脏，所以这个路径应该是比较直接的，但是这个过程只发生在气的层次。后一句说"气口亦太阴也，五脏六腑之气味皆出于胃，变见于气口。"是说精气要养五脏气，气口是太阴，所以五脏六腑之气都到太阴脉上去了，是描述了这样一个过程。最后一句，"五气入鼻"中的"五气"就不是前面五味入口养五脏气所生的五气了。此时"五气"是通过呼吸的途径进入鼻而藏于心肺间的气。刚才我们也说了，五脏六腑从吃的食物中游溢的精气会汇至太阴，此时五气入鼻也会汇到太阴去。因此当在心、肺上吸入的五气与饮食消化的五味水谷之气结合出现问题之时，就会出现鼻为之不利，提示的就是心肺有病。这是《五藏别论篇》所讲的内容。大家看那白芷通利口鼻，它应该是处理在五气到心肺、饮食通过胃到太阴这两条路径上所出的问题。所以它才能起到通利口鼻的作用。

4.强志意

故生之来谓之精，两精相搏谓之神，随神往来者谓之魂，并精而出入者谓之魄，所以任物者谓之心，心有所忆谓之意，意之所存谓之志，因志而存变谓之思，因思而远慕谓之虑，因虑而处物谓之智。[2]222

（《灵枢·本神第八》）

《说文解字》："志，意也。从心士，士亦声。"[5]502 心有所忆谓之意，意是心有所停留。意之所存谓之志，"存"里面的"子"，表示草木初生的样子。意的延伸是志，所以志不是从肾上来的，是从心上来。

精气并于心则喜，并于肺则悲，并于肝则忧，并于脾则畏，并于肾则恐。[2]57

（《素问·宣明五气篇第二十三》）

《说文》：情，人之阴①气有欲者。[5]502

而情绪是怎么产生的呢？其本质是因为一个较为强烈的念头调动精气并于脏，便出现了一过性的喜怒哀乐等情绪。调动的精气一般是偏于阳的比较离散浮游的精气，强烈的情绪或许可以调动营气。情绪有积极的也有消极的，所以这里面就与精气并脏后脏的功能有关系了，此处不再展开。

可以看出，情绪长期稳定的状态被称为志。强志即加强心的功能，或者说加强五脏储蓄精气的能力。

并脏的精气来自于哪里呢？五脏本身就是藏精的，肾脏具有封藏的性质，可以作为精气并脏主要的来源之一。所以白芝强志是加强了肾藏精和肾精布散的能力。"脾藏营，营舍意"[2]223，意其实是脾与营的功能。那么强志意综合起来看，一方面能够加强肾藏精的功能，和肾精向其余诸藏输布的过程，另一方面加强的是脾与营的功能。

到此，我们基本可以将白芝的作用过程勾勒出来了。一方面促进肾精向其余四脏的输布，这种输布走的是脏与脏之间的联系，比较微小，所以经典上记载得不多，但是这个联系一定是存在的，最简单的例子就是从肾，经肾经、膀胱经，再从膀胱经入脏。但是对于我自己用白芝的体会而言，感觉占比比较少。另一方面是白芝能够加强脾的功能，从而促进营养物质的输布。

然后是其通利口鼻的过程，"五气入鼻，藏于心肺，"[2]32 胃中水谷之气要到肺，到肺之后二气要和合。白芝能够让上述的这个过程更为顺滑。而那个过程其实就是上焦的功能，"上焦出于胃上口，竝咽以上，贯膈而布胸中，走腋，循太阴之分而行。还至阳明，上至舌，下足阳明。"[2]239 大家可以回去看一看，手阳明经与足阳明经都不到舌，那么为何《灵枢》又说"上至舌"呢？这是因为借用了脾经的功能。换言之，白芝是加强了上焦的功能，表现为一方面加强水谷之气到心到肺、向上焦的输布。另

---

① 原本作"会"，径改为"阴"。

外一方面是促进上焦、加强上焦之气，所以体现出益肺气，也体现出能够通利口鼻，还体现出能治咳逆。咳逆既包含了肺有寒或是肺虚感受微寒，加强了肺的功能，同时轻微的寒邪在上焦那么白芝也是能顾及到的。

5.勇悍

白芝还有能使人勇悍。查《说文》："悍，勇也。从心旱聲。"[5]509《说文》又有："勇，气也。"[5]701那么大家也就知道了，勇悍就是与气相关的。《灵枢》有一篇是《论勇篇》讲的就是壮士勇怯的区别。

> 黄帝曰：愿闻勇怯之所由然。少俞曰：勇士者，目深以固，长衡直扬，三焦理横，其心端直，其肝大以坚，其胆满以傍，怒则气盛而胸张，肝举而胆横，眦裂而目扬，毛起而面苍，此勇士之由然者也。黄帝曰：愿闻怯士之所由然。少俞曰：怯士者，目大而不减，阴阳相失，其焦理纵，（髑）骬短而小，肝系缓，其胆不满而纵，肠胃挺，胁下空，虽方大怒，气不能满其胸，肝肺虽举，气衰复下，故不能久怒，此怯士之所由然者也。[2]266

（《灵枢·论勇第五十》）

骬指的是胸骨的剑突，它其实是心脏的屏障，短小就提示此人心脏屏障薄弱，容易受邪。大家对比一下勇士与怯士的区别就会发现有几个特征。第一个，勇士"其心端直，其肝大以坚，"怯士"（髑）骬短而小，肝系缓。"但这些不是主要的，重点是勇士"其胆满以傍，"怯士"其胆不满而纵。"也就是说勇士怒时气盛，胸廓扩张，甚至能达到"肝举胆横"的状态。但是怯士胸上气是不满的，肝肺虽然举起，但因为胸中仍有空间，充了之后又会衰下来。所以勇怯的区别就在于可用发怒之气的多少，一般气虚之人就会胆小，比较怂，怒不起来。另外一点是胸廓容量的不同，勇士气足，相对而言胸廓能受气的容量就变小了。所以他发怒之时胸廓会满而张，就顶起来而且顶的时间会长一些。但是怯士气少、肝气缓、胆不满，所以他虽然能够顶起来一下，但是没有什么持久度。

这里面还有一个问题要注意的是，勇士"眦裂而目扬"。其中"眦"的解释我翻了很多中医教材，但是发现都写错了。很多教材将眦认为是"眼角"的意思。那天备课的时候，还专门找同学要来了《中医眼科学》的教材，上面一看，果真如此，写错了。其中写"两眦又名目眦、眦、眦头，分内眦及外眦，……内眦又名大眦，外眦又名小眦、锐眦等。内眦与外眦与西医学解剖名称相同。"[43]23 即认为"目内眦"是内眼角，"目外眦"是外眼角，这个是不对的。中医里面有三个"眦"，不仅有目内眦、目外眦，还有目锐眦。大家自己去查一下，《灵枢》《素问》都已经给出答案了。《说文》中有：眦，目匡也。[5]130 就是说眦是目眶的意思。目内眦、目锐眦、目外眦是将目眶分成三份之后的三个方向。大家一定要佩服中国古人的智慧，中医一定是有解剖，而且解剖是非常详实的。同学们可以翻开解剖书，看一看构成眼眶有几块骨头。我告诉大家，就是三块，而且方位与《灵枢》所载基本一致。所以大家可以想见中医之发达，这是在多少年前就已经如此了。

那么白芝可以使人勇悍是因为它能使水谷精气更多向胸中输布。然后在特定情况下，也就是怒的时候，上焦气满就会使人表现出勇悍的特点。

6.安魄

大家把魄就理解成肺的功能就好了，"肺者，气之本，魄之处也。其华在毛，其充在皮，为阳中之太阴，通于秋气。"[2]29 它就是指肺的功能，不要总想那些玄的。魄的功能也是需要肺气来维系，也就是说要想魄的功能健全，需要肺气足。有这一层意思在里面，所以白芝补肺气，就能有安魄的相关效果。

7.应用

我们再说一下白芝的应用。因为这味药能够经过颈部上到口鼻，还能补充肺气与上焦之气，尤其它还是灵芝的一种，也是一味真菌类的药物，所以它是一味很好的开结化痰、推陈致新的药物。经常用在比如肺结节、肺纤维化这类病上，像甲状腺结节、桥本病也都可以应用白芝。但是大家在用白芝时一定要注意，一般药房是没有这味药的。我前一段时间给病人用白芝，五个病人里面四个都把白芝抓错了。有一个是北京患者，家里面送礼有存下来的灵芝，青赤黄白黑五色都有，所以只有这位患者没抓错。很多药房都把白芝看成是大夫写的错别字，当做白芷抓了药。所以大家用白芝时一定要注意，这个药一般药房没有，淘宝网上有卖的，安国、亳州一大堆。所以它不是很贵的药，比较便宜，大概几十块钱一斤。我觉得白芝用起来也是非常有效的。

然后对于白芝的作用靶点，对于肺结节这个病而言，大家一定要观察结节所在的位置。在靠近胸膜与靠近肺外周的结节用白芝是比较好使的，对于没有钙化的、呈现毛玻璃样影的结节也是好使的。但是如果结节已经钙化或是位置比较深，用白芝治起来意义就不大，此时白芝的效力就有限了。因为它主要还是从上焦影响到肺的。

茯^① 苓

一名伏菟。味甘，平。生山谷。治胸胁逆气，忧恚，惊邪，恐悸，心下结痛，寒热烦满，咳逆，止口焦舌干，利小便。久服安魂魄，养神，不饥，延年。

概说：入散剂开膈肌；促进上焦向下焦津液的输布；化痰开结。

1.胸胁逆气

胸胁逆气，表明部位上涉及胸胁，逆气在《病源·逆气候》上有：

夫逆气者，因怒则气逆，甚则呕血，及食而气逆上。人有逆气，不得卧而息有音者；有起居如故，而息有音者；有得卧，行而喘者；有不能卧、不能行而喘者；有不能卧，卧而喘者，皆有所起。其不得卧而息有音者，是阳明之逆。足三阳者下行，今逆而上行，故息有音。阳明者，为胃脉也；胃者，六腑之海，其气亦下行，阳明逆，气不得从，故不得卧。夫胃不和则卧不安，此之谓也。夫起居有如故，而息有音者，此肺之络逆，络脉之气不得随经上下，故留经而不行。此络脉之疾人，起居如故而息有音。不得卧，卧则喘者，是水气之客。夫水者，循津液而流也；肾者水脏，主津液，津液主卧与喘。诊其脉，跌阳脉太过，则令人逆气，背痛温温然。寸口脉伏，背中有逆气。关上脉细，其人逆气，腹痛胀满。[1]77

（《病源·逆气候》）

这一段前面所说的是逆气的病因与症状。病因上是因为怒，症状则是可能导致呕血和"时而气逆上"，总之是一个气机向上的变化。逆气的症状也给大家列举了几个，分别讲了一下。

一个是"不得卧而息有音"，此处"不得卧"可不是躺不下，而是身体不能前倾，换句话说就是身体不能向前弯曲缩成一团。"息有音"指的是呼吸声比较粗。"有起居如故而息有音"这个说的是，正常起居是没有问题的，但是呼吸声是能够听到的。

① 原本作"伏"，经改为"茯"。

还有"得卧，行而喘者"，这个指的是身体向前蜷缩是没有问题的，但是走快了就会喘。"有不能卧、不能行而喘者"，就是既不能身体前屈，又不能快步快行，然后还伴随喘的情况。"有不能卧，卧而喘者"，指的是是不能俯身弯曲，弯曲之后就会出现喘证。以上是列举了这么多种不同的情况，后面也给大家一一讲了。不能向前弯曲身体，同时呼吸比较粗重的情况是阳明气逆。也就是说阳明气逆的辩证要点有两个，一个是不能前屈、不能俯身趴着，另一个就是平时状态下的呼吸声是粗重的。

后面有解释，"足三阳者下行，今逆而上行，故息有音。"三阳本来是向下运行的。人体正常的生理是阳降阴升。此处提到足三阳的原因是因为阳明与足三阳的运行关系是一致的。后面说了，阳明气逆故不得卧。此时就能体现出"卧"的本义了，阳明气逆与否与人能不能躺下其实不相关，和能不能弯腰与蜷缩有关。有的人腹部不能蜷缩是因为胖，脂肪堆积所以不能弯过来，这种其实就是变相的阳明逆。所以大家看到很多胖人在身体前倾时，如弯腰系鞋带，都会喘得厉害，这是一个道理。所以更印证了此处的"不得卧"是身体不能蜷缩，其本质与生理基础是因为阳明筋，也就是腹直肌，蜷缩时堵着了或其本身的状态不对。阳明筋津液少、气不足、松弛、拘挛，都会导致不得卧。"夫胃不和则卧不安，此之谓也。"所以这句话的意思不是胃不舒服导致躺不下，而是不能向前卷腹。

下一种情况，"夫起居有如故，而息有音者，此肺之络逆。"就是说正常起居没有问题，只是呼吸音粗重，这是因为肺络脉逆。此时病位仅仅在肺络上而不涉及肺经、肺脏，说明这个问题比较轻浅，或者说此时是疾病初起于肺络的层次。后面说"络脉之气不得随经上下，故留经而不行。"大家将络脉理解为经脉分支即可，它与经脉充盈空虚的潮汐节律是相关的。当经脉精气满时络脉亦满，经脉精气不满时络脉应该也是不满的。第五期讲过，龙胆作用在由络脉到经这个靶点上，络脉与经脉的关联性被阻断了，在这个阶段出问题，就有可能导致络脉节律与经脉不一致，从而出现"起居如故息有音"的现象。这是络脉导致的病。

再下一种，"不得卧，卧则喘者，是水气之客。"此处的"卧"可以认为是其本义，但是结合现代语境来说，这个"卧"就是指躺着了。特别是上焦有水气的时候，让患者躺着就会喘，而坐起来就会好很多。比如像很多肺心病的病人想睡觉时只能坐着睡，就是这个道理。"夫水者，循津液而流也；肾者水脏，主津液，津液主卧而喘。"这一句就不讲了，有意义的就是"水者循津液而流。"大家想一想津液游行的区域与代谢的路径，就对水病如何治疗有一个大体的思路了。

"诊其脉，趺阳脉太过，则令人逆气，背痛温温然。"趺阳脉本来是胃脉，那胃脉太过为何令人"逆气、背痛温温然"呢?这在于两个方面,首先趺阳脉太过应为虚性的太过,很多胃气很虚之人的趺阳脉也可以是砰然而搏指的。这种表现不止趺阳脉,气管两边的人迎脉也是同样的。大家去摸很多胃口不好之人的人迎脉,它是涵不进去而砰砰搏指的。所以当胃气虚时而外越引发气逆也是可以的。"背痛温温然"也是一个道理,因为胃气不足而收不住,因此会导致背痛。背痛未必全是胃的问题,有时候也是因为胃病及心而出现的症状。

下一句说的是寸口脉,寸口脉本来是肺经的脉口。严格意义上来说,寸口脉所候为肺经上气血的情况。但我们现在都用寸口脉候全身、候五脏六腑,似乎都给绑定了。但是这种绑定是有成立的具体条件的,我们不能想当然地忽略掉。比如寸口脉候五脏六腑,候全身,所候的仅仅是五脏六腑之气和全身之气。也就是说全身之气是可以在寸口脉是有所表现的,但是血的情况在寸口脉上表现得并不充分。所以对寸口脉浮最精确的理解是肺经气血被郁遏的表现,故说"寸口脉伏,背中有逆气。"

后面一句"关上脉细,其人逆气,腹痛胀满。"此处的脉法应该是后世脉法,而非是董老师传承的脉法。我常用脉法的关位于桡骨茎突之前,因为我个人认为真正的高骨是在桡骨茎突前,换句话说后世脉法寸关之间就是我所说的"关"所在之处。真正脉法是:关前一寸取九分为寸,关后一尺取一寸为尺,此处所说"关"是在后世脉法的寸关之间。这句话定的标准是在腹痛上,从原文我们就能看出,关上对应腹,即原文关的定位其实是在膈肌以下。而董老师脉法关所定的位置是在膈肌,这是二者的区别。以上我们读了一些逆气的症状和其对应的病机,那么胸胁逆气就可以认为是逆气影响到了胸胁。此时可能出现呕血、气逆上的一些症状,也可能因为怒而引起。后续那些症状如"不得卧""息有音"这些,与胸胁逆气不矛盾,二者可以兼见。

《逆气候》可能表述得没有《病源·胸胁支满候》明显,前者更侧重于逆气,后者更侧重于胸胁症状。

> 肺之积气,在于右胁;肝之积气,在于左胁。二脏虚实不和,气蓄于内,故胸胁支满。春脉不及,令人胸痛引背,下则两胁胀满。寸口脉滑为阳实,胸中逆满也。[1]78
>
> (《病源·胸胁支满候》)

这段说胸胁支满是由于肝、肺虚实不和所引起的。肺之积气、肝之积气指的是肺积、肝积,是五脏积之二。五脏积的病位主要是在五脏外周,提示的是五脏的外周病。而此段所说为"积气",故不涉及痰饮瘀血,只在气的层次。临床上去摸五脏积,提示的是五脏病的初起阶段。这个体征可能在五脏病之前的很长时间就能出现，所以它是有很大的诊断和治疗意义。"虚实不和，气蓄于内，故胸胁支满。"从这里也能看出《胸胁支满候》更侧重于五脏外周有邪气，属于轻度的脏结。或者按照张仲景的说法，这种情况称之为肺浊与肝浊，都是一个道理。

寒冷在内，与脏腑相搏，积于胁下，冷乘于气，气则逆上，冲于胸胁，故上气而胸胁支满。[1]78

（《病源·上气胸胁支满候》）

此段胸胁支满还合并了上气，表述与《胸胁支满候》基本上是一致的，都是脏腑气分出现病症。不同的是，《上气胸胁支满候》将病因锁定了，是寒冷在内与脏腑相搏，以至于影响了脏腑之气，所以病因有一部分是寒邪在里。

阴气积于内，久而不已，则生寒，寒气与脏气相搏，冲于胸胁，故支满。[1]78

（《病源·久寒胸胁支满候》）

这个与之前表述的是一样的。也就是说寒邪的产生可以是饮食不节、感受外邪，导致寒冷在里面，影响脏腑之气。也可以是"阴气久积于内"，也就是说也可以内生寒邪。此处就是将寒邪来源拓展开，但是总之还有要有寒邪在里，从而影响脏腑气，使气逆上出现胸胁支满的症状。所以总结一下，胸胁逆气中有寒邪的因素，而且寒邪影响到了肝肺，或者说病位在肝脏、肺脏外周。以上就是通过"胸胁逆气"这个证候我们能够看到的一些内容。

2.忧恚，惊邪，恐悸

茯苓还可以治疗忧恚、惊邪、恐悸。这三者都是情绪上的变动，但是我们要将这些情绪细化一下。忧是忧愁、忧思，恚是恨的意思。惊是受惊，恐是害怕，悸则是心动的意思。所以我们需要看一看这些情绪对身体的影响。

九气者，谓怒、喜、悲、恐、寒、热、忧、劳、思。因此九事而伤动于气，一曰怒则气逆，甚则呕血及食而气逆也；二曰喜则其气缓，荣卫通利，故气缓；三曰悲则气消，悲则使心系急，肺布叶举，使上焦不通，热气在内，故气消也；四曰恐则气下，恐则精却，精却则上焦闭，闭则气还，气还则下焦胀，故气不行；五曰寒则气收聚，寒使经络涘涩，使气不宣散故也；六曰热则腠理开，腠理开则荣卫通，汗大泄；七曰忧则气乱，气乱则心无所寄，神无所归，虑无所定，故气乱；八曰劳则气耗，气耗则喘且汗，外内皆越，故气耗也；九曰思则气结，气结则心有所止，故气留而不行。众方说此九气，互有不同，但气上之由有九，故名为九气类也。[1]77

（《病源·九气候》）

这段说的就是九种始动因素，分别是怒、喜、悲、恐、寒、热、忧、劳、思，后面也详细讲了这九种状况对气机的影响。最后总结为"众方说此九气，互有不同，但气上之由有九，故名为九气类也。"意思是说这九种因素都有可能导致上气，所以称之为九气类。大家现在就能明白我们所说的"上气"究竟是什么了吧，即病因很多，但最后都会导致气机上逆的结果，这些就统称为"上气"。

我们再来细看《九气候》中对于相关情志的论述，"四曰恐则气下，恐则精却，精却则上焦闭，闭则气还，气还则下焦胀，故气不行。"恐本来是会导致气下的。"精却"是什么意思呢？精作为身体的基础物质，应该是流动的。而受到恐的影响，精就不参与流动，从而会导致上焦闭。所以恐则气下不是指气向下走，而是气消失了。换言之，就是说能够调动的气变少了，这样就会导致上焦之精不参与全身流动，从而出现上焦闭塞。上焦的正常功能应该是接受了中焦养分向头面与上肢输布，最后再回到中焦胃口去。但如果上焦闭塞了，"闭则气还"。因为之前在恐的一瞬间气是耗散掉的，当恐的感受消失时那么气也会恢复，但是恢复时会发现上焦不参与活动了。换句话说，膈肌以上被堵住了。"气还则下焦胀"，上焦与中焦之间有膈肌相隔，但是中焦与下焦之间没有阻隔，所以当气还之时下焦就会胀。这里面蕴含着一点就是，中焦也会胀。所以有些平时气虚的人害怕之后就会不想吃饭，没有胃口。比如猫，猫受惊之后很容易呕吐，但是这点与猫爬着走有关，这两者其实是一个道理。综上，气还引起下焦胀，此时要注意中焦层次也会处在一个胀的状态，所以会"气不行"。

这段还提到了忧，"七曰忧则气乱，气乱则心无所寄，神无所归，虑无所定，故气乱。"这一句说忧会"神无所寄"，这没有办法翻译，大家自己理解一下意思吧。本来心是藏神的，在忧思时心的功能会受到影响。"神无所归"指的是心对于神营养的能力会有所下降。大家想一下"神驰于外"的状态，就能更好地理解"虑无所定"的意思了。神驰于外就比如同学在学校上学，又想到故乡的女朋友，这个时候神就会跑到故乡去了。这种神是在外面飘着的，此时对于神的营养就会受到影响。此时我们讨论的是忧，忧主要是发生在心上，相应地对神也会有影响。

下一个是恚，恚就是愤恨，这一点在《病源·七气候》中有所涉及：

> 七气者，寒气、热气、怒气、恚气、忧气、喜气、愁气。凡七气积聚，牢大如杯若柈[①]，在心下、腹中，疾痛欲死，饮食不能，时来时去，每发欲死，如有祸状，此皆七气所生。寒气则呕吐、恶心；热气则说物不章，言而迟；怒气则上气不可忍，热上抢心，短气欲死，不得气息也；恚气则积聚在心下，不可饮食；忧气则不可极作，暮卧不安席；喜气即不可疾行，不能久立；愁气则喜忘，不识人语[②]，置物四方，还取不得去处，若闻急，即手足筋挛不举。[1]76

（《病源·七气候》）

其中有一句"恚气则积聚在心下，"所以大家要知道，恨对于气机的影响是使气积聚在心下，就会导致心下存在结气。我给大家举一个我病人的例子，是一位九十岁的老太太，她的心下坚硬如盘。这个"盘"是三十年前她与她丈夫离婚时，有那么一股恨意，于是恚气就在心下聚集而结成一个盘。很多人不清楚，将其当成胃积或是脾盘去治疗，效果都不太理想，只能改善症状而不能从根本上治愈。她的病根在恨，什么时候她能做到提到那事那人不再恨得咬牙切齿，那么她的病自然就快好了。那么以上来看，恚的病位也是在心下的。

惊我们之前也有所涉及，《病源·惊候》中有：

> 小儿惊者，由血气不和，热实在内，心神不定，所以发惊，甚者掣缩变成痫。又小儿变蒸，亦微惊，所以然者，亦由热气所为。但须微发惊，以长血脉，不欲大惊。大惊乃灸惊脉，若五六十日灸者，惊复更甚，生百日后灸惊脉，乃善耳。[1]241

（《病源·惊候》）

从这些我们知道，惊的原因是有实热在里，会导致心神方面的问题。同时惊也会引起掣缩，也就是经络的受损。

所以我们总结一下，忧恚、惊邪、恐悸对于身体的影响有这样几个方面。恐是上焦闭、下焦胀；忧是气乱、心无所归，也就是心上出的问题；恚是积聚在心下；惊则

---

① 原本作"拌"，形近之讹。据《外台》卷八七气方改为柈，通"盘"。《玉篇》："柈，器名。或作盘、鎜"。
② 原本无"语"字，据《外台》补。

是影响心与血脉。

那茯苓能够治疗忧恚、惊邪、恐悸，则说明它的作用靶点就在上述各种病机共同交织的一条路径上。大家发现路径主要集中在上焦、心、心下与中下焦，那么相同靶点就在膈肌上。所以茯苓是一味很好的能够作用在膈肌上的药物，它能够开膈。但是茯苓入煎剂是做不到这一点的，说得严重一点，入煎剂等于没喝，等于浪费，茯苓入散剂则能很漂亮地做到这一点。

3.心下结痛寒热烦满

这里《本经》已经告诉大家了，此时病位就在心下。

烦满者，由体虚受邪，使气血相搏而气逆，上乘于心胸，气痞①不宣，故令烦满。烦满者，心烦、胸间气满急也。[1]210

（《病源·烦满候》）

这段已经说了是体虚受邪，上乘心胸。言外之意，气上乘的起点是在心胸以下的，那么茯苓就应该还是在膈肌上起的作用。

夫阳虚则外寒，阴虚则内热。阳盛则外热，阴盛则内寒。阳者受气于上焦，以温皮肤分肉之间，今寒气在外，则上焦不通，不通则寒独留于外，故寒栗也。阴虚内生热者，有所劳倦，形气衰少，谷气不盛，上焦不行，下脘不通，胃气热，熏胸中，故内热也。阳盛而外热者，上焦不通利，皮肤致②密，腠理闭塞不通，卫气不得泄越，故外热也。阴盛而内寒者，厥气上逆，寒气积于胸中而不泻③，不泻④则温气去，寒独留，则血凝⑤泣，血凝泣则脉不通，其脉不通，脉则盛大以涩。故阴阳之要，阴密阳固，若两者不和，若春无秋，若冬无夏，因而和之，是谓圣度。故阳强不能密⑥，阴气乃绝。因于露风，乃生寒热。凡小骨弱肉者，善病寒热。骨寒热，病无所安，汗注不休。齿本槁，取其少阴于阴股之络；齿爪槁，死不治。诊其脉，沉细数散也。[1]73

（《病源·寒热候》）

① 原本作"否"，径改为"痞"，下同。
② 原本作"緻"，径改为"致"，下同。
③ 原本作"写"，径改为"泻"，下同。
④ 原本作"写"，径改为"泻"，下同。
⑤ 原本作"浃"，当误，据《素问》径改为"凝"，下同。
⑥ 原本"无"，据《素问》补，下同。

我们看了《寒热候》就会发现，阳虚外寒，阴虚内热，阳盛外热，阴盛内寒，对于这四种证候，它们的很多靶点都涉及到了三焦的层次。像比如阳虚则外寒中有"寒气在外，则上焦不通，不通则寒独留于外，故寒栗也。"此时若结合方子则是麻黄汤之类。麻黄汤是可以解表，但其更重要的是它能够开上焦。像比如阴虚内生热的说法则是"形气衰少，谷气不盛，上焦不行，下脘不通。"这很明显也是膈肌的分野，与我们之前所讲"恐则气下，恐则精却，精却则上焦闭，闭则气还，气还则下焦胀。"这二者的道理是一样的。那么转换成方子像不像小柴胡汤呢？"上焦得通，津液得下，胃气因和，身濈然汗出而解。"所以小柴胡汤治疗大便不通的方法是将上焦的津液补足，然后使"上焦得通"，后续才有原文里所说的一系列过程。所以我在用小柴胡汤时特别喜欢配上茯苓，目的是一样的。就是在膈肌上把通路拓宽，加强了胃中水谷津液补充上焦的过程，同时加强上焦向下焦的津液输布。这是茯苓的一个应用。

4.咳逆

茯苓还可以治疗咳逆。咳逆在之前也说了，就是肺胃合邪的问题，再有就是久咳入三焦的问题，而膈肌对于三焦而言是非常重要的一个靶点。那么肺胃合邪就是"形寒寒饮则伤肺，寒饮食则伤胃，"胃中寒顺着肺脉上入肺而出现咳逆的问题。所以茯苓对于这个由胃到肺的通路还是有一定的解决方案的，比如在通路上有痰饮结气，是可以用茯苓将其散掉。

5.止口焦舌干

口焦舌干是怎么一回事呢？

手少阴，心之经也，其气通于舌；足太阴，脾之经也，其气通于口。腑脏虚热，气乘心脾，津液竭燥，故令口舌干焦也。诊其右手寸口名曰气口以前脉，沉为阴，手太阴肺之经也。其脉虚者，病苦少气不足以息，嗌干，无津液故也。又，右手关上脉，浮为阳，足阳明胃之经也。其脉虚者，病苦唇口干。又，左手关上脉，浮为阳，足少阳胆之经也。其脉实者，病苦腹中满，饮食不下，咽干。[1]159

（《病源·口舌干焦候》）

看了这段我们会发现口焦咽干有三个方面，一个是心经的问题，一个是脾经的问题，还有一个是阳明和少阳的问题。要注意此处不涉及脏，表述语言都是"某某经"，像"心之经"、"脾之经"、"手少阴肺之经"、"足阳明胃之经"等等。所以对于口焦舌干而言,这些经的靶点都在于膈肌上。所以茯苓对身体的调节靶点就很清楚了,紧守着膈肌这个病机与病位,临床上是可以作为我们应用茯苓的指征的。

牡 桂

味辛,温。生山谷。治上气咳逆,结气,喉痹,吐吸,利关节,补中益气。久服通神,轻身,不老。

概说:温胃口;通经;促进精微物质向上焦、骨节布散。

1.上气

先说上气。

九气者,谓怒、喜、悲、恐、寒、热、忧、劳、思。因此九事而伤动于气,一曰怒则气逆,甚则呕血及食而气逆也;二曰喜则其气缓,荣卫通利,故气缓;三曰悲则气消,悲则使心系急,肺布叶举,使上焦不通,热气在内,故气消也;四曰恐则气下,恐则精却,精却则上焦闭,闭则气还,气还则下焦胀,故气不行;五曰寒则气收聚,寒使经络涩涩,使气不宣散故也;六曰热则腠理开,腠理开则荣卫通,汗大泄;七曰忧则气乱,气乱则心无所寄,神无所归,虑无所定,故气乱;八曰劳则气耗,气耗则喘且汗,外内皆越,故气耗也;九曰思则气结,气结则心有所止,故气留而不行。众方说此九气,互有不同,但气上之由有九,故名为九气类也。[1]77

(《病源·九气候》)

前面我们讲茯苓"忧恚、惊邪、恐悸"之时,是从情绪的角度来解释的。而"怒、喜、悲、恐、寒、热、忧、劳、思"这九种原因都可以导致上气,但是中间过程是不一样的。《九气候》在最后也说:"众方说此九气,互有不同,但气上之由有九,故名为九气类也。"也就是说这九种因素都可以导致上气的结果,但是上气之前的过程则各不相同,比如"恐则气下""悲则使心系急,肺布叶举,上焦不通"。所以我们用这些药的时候,一定要把握好用药的时机。一个是在上气之前,有"心系急"之类的种种，我们根据中间的过程路径，因地制宜，有机地去选择治疗。如果已经形成上气之后，就要用所谓降气的药去治疗。桂枝就是这样一味药，能够治疗上气的问题。

此处讲一个病例，前两天家里出了点小问题，我的一位亲人生了很大很大的气。她生气之后的表现不是肝区胀闷，她是能气到怒发冲冠的那种。她自述幸好地球有重力，要是没有头发都能竖起来，有点类似于大怒到目眦俱裂那种程度。她生完气最大的表现是噎，感觉嗓子眼堵着，喝热水能够改善一些，但是过了一会儿又会堵着。症状晚上严重，白天会轻一些。在这其中要知道一点，《类经•十九卷•十四、经脉应天地，呼吸分补写》载有："男子之气早在上而晚在下，女子之气早在下而晚在上。"[39]601 所以晚上嗓子噎的症状会加重。对于一位作息、饮食、生活作风都非常规律的女性来说，她出现晚上加重的嗓子堵的情况，就要注意了，因为此时提示是一个相对来说比较严重的问题了。我治法是按照常规思路，第一次开的是柴胡桂枝汤，效果不明显。堵有一点减轻，但是堵得还是比较重。然后我又用了散的思路，一个治喉癌的思路，用香附、郁金、枳壳，再加上一些热药，好像也有用桂枝。这个思路感觉不错，患者喝完之后感觉嗓子眼能散开。但是有一个问题就是她散开之后感觉津液亏得比较严重，症状体现为眼睛涩、大便干、肚子（特别是阳明筋部分）疼。按照原来我用柴胡剂或是香附剂的体会，比如香附60g、郁金15g、枳壳10g、陈皮15g、半夏12g这个套路，配上白芍15g、生地15g，一般来讲这样就是阴阳平衡的，而不会出现阴亏的症状。唯一一个变数就是在我里面加了桂枝。所以这里就提示，桂枝能治疗上气不假，但是用它时要特别注意津液的情况，尤其是阳明津液。但是每个人还不一样，桂枝确实是能够作用于阳明，但是我家的这位亲戚也有阳明病的基础。也就是说她本来胃口就是比较薄弱的，所以这里面大家也还是做一个参考。这是桂枝在上气这部分的一个运用。

2.咳逆

桂枝还可以用来治疗咳逆。咳逆我们前面讲过了，就是三个方面：一个是肺寒，一个是胃寒，再一个久咳到三焦层次。所以我们治疗咳逆就把握肺、胃与三焦。那么我们此处就要去思考，桂枝究竟是在哪一个层次上发挥的作用。我们先按下不表，接着往后说。

3.结气

桂枝还可以治疗结气。关于结气的定义在《病源•结气候》中有：

结气病者，忧思所生也。心有所存，神有所止，气留而不行，故结于内。[1]76

《病源·结气候》

在这段我们要注意，结气病生于忧思不假。但貌似在前面讲的《九气候》里面，忧和思对气机的影响是不同的。"七曰忧则气乱，气乱则心无所寄，神无所归，虑无所定，故气乱""九曰思则气结，气结则心有所止，故气留而不行"，很明显《结气候》中的"忧思"是侧重"思"的。而实际上，忧和思是结气病的两个方面。在临床上很常见的是结气病人在其纠结的某人某事上是"思"的，表现为心有所存，神有所止，这也是其结气病病机中主要的方面。而对其纠结事物之外的方面，患者往往会表现出不经意、不留心，或者表现出跳脱式的关心，即留心的点、时间、程度皆不稳定。所以结气病患者的气机既有结的方面，又有乱的方面。

关于结气病的治疗，首先病起于忧思，所以要引导患者树立一个正常的处世心态，董老师把它称作平常心，即对事物既不执着留恋，又不随意颠倒于习气之间；既对各事物各方面各角度了了分明，又不主观定义分别。所以在平常心的状态下，可能会有情绪的始萌，但随生随灭，不至在气的层次上作病。这是心的能力，医者的开导是一方面，更重要的是需要世事的磨练，总是要经历才能成长。而这种经历是医生无法随时陪伴的，所以对于情志病，大家要重视对患者家属的嘱咐。

如果出现"神有所止"的情况，我们要让"神"动起来。大家不要把中医的"神"神秘化，神即血气，血气即神。所以想让神动起来，就要让血气流利顺畅如法地流动。很好的一个办法是运动，这也是对抗焦虑抑郁很好的方式。

有的病人"神"不动，不是由于血气通道的阻碍，而是由于虚，血气少。关于补血气的来源，大家要知道。《灵枢·营卫生会篇》载："中焦亦并胃中，出上焦之后，此所受气者，泌糟粕，蒸津液，化其精微，上注于肺脉，乃化而为血"[2]239。血来自于中焦的精微物质，上注肺脉之后，才化为血。所以补血要重视中焦和肺的功能。气来自于呼吸，来自于水谷精微转化，来自于精的转化。所以在知道气血的来源后，我们对气血的操作会更有针对性。其实《素问·六节藏象论篇》对如何生神已经作了很好的总结："天食人以五气，地食人以五味。五气入鼻，藏于心肺，上使五色修明，音声能彰；五味入口，藏于肠胃，味有所藏，以养五气，气和而生，津液相成，神乃自生。"[2]29

对于"虑无所定"的修正，个人觉得还是从小事上修正最见功夫和成效。要培养一种"惟精惟一，允执厥中"的性格和习惯，这同样也是需要心力和神的充足。

桂枝是一个辛温的药，可以助阳化气，可以温暖肠胃，所以桂枝对血气的产生是有帮助的。同时桂枝又具有通经的性质，则一可以帮助神的运行。

《诸病源候论》在后面还引了《养生方》，我觉得比较有意义，就和大家分享一下。

哭泣悲来，新哭讫，不用即食，久成气病。[1]76

（《养生方》）

意思就是悲伤哭泣的时候，刚哭完不要着急吃饭，否则久了之后就会形成气病。这点我们在临床上更多见的是许多老一辈人特别喜欢看着电视吃饭。以前好多病人都喜欢刷韩剧，韩剧里面到了多愁善感的情节，老头老太太就会跟着抹眼泪，就会变成气结。每个人气结的表现是不一样的，有的气结是皮肤上起一个癣，有的人是开始长脂肪瘤，这些其实都是结。有的人气结比较严重，这点可能与吃的东西有关，比如吃个粽子或是糯米团子那种不容易消化的食物。这样就很容易结在里，结在腑、结在脏都是有可能出现的。所以大家一定要养成一个好习惯，吃饭时不看电视，以一个平常心，专心专一地去吃饭。

4.喉痹吐吸

喉痹和吐吸其实是一个情况，吐吸说的是在喉痹状态下的。这点很常见，在我上本科时，岐黄班和中西医结合班有一次分流考试。考试时小两个小时，坐我旁边的一个哥们就一直费力地咳嗽。他其实是在嗓子眼里有一块很黏的痰，卡也卡不出，咽也咽不下。这个状态就可以称之为吐吸。那么喉痹吐吸合起来就是一种嗓子里的异物感，有可能是一种感觉，有可能真的有痰，也有可能是喉痹咽肿的状态把嗓子整个堵住了。所以就会有喉肌运动，促进吞吐的情况出现。《病源·喉痹候》载：

喉痹者，喉里肿塞痹痛，水浆不得入也。人阴阳之气出于肺，循喉咙而上下也。风毒客于喉间，气结蕴积而生热，致喉肿塞而痹痛。脉沉者为阴，浮者为阳，若右手关上脉阴阳俱实者，是喉痹之候也。亦令人壮热而恶寒，七八日不治，则死。[1]160

（《病源·喉痹候》）

这个喉痹说的就是"喉里肿塞痹痛，水浆不得入"。这已经是一个很严重的阶段了。下一句说人之气从肺出，循喉咙而上下。这个其实不单纯是肺的功能，肺占了很重要的成分，更确切来讲，它通过上焦而循喉咙上下的。其实循喉咙而上下的不单是肺气，更重要的是上焦之气。再下一句说了，喉间有一个邪气，蕴积而生热。也就是说喉痹是有邪气客喉间，阻塞了通路。这个通路是以上焦为主，但是像肾经"循喉咙"，肝经上颃颡，所以也是有其他经的因素的，但上焦还是占有比较大的比重的。

那么桂枝治疗喉痹吐吸其实是它通利上焦功能的体现。如果把上焦的过程拆分开，"上焦出于胃上口，并咽以上。"[2]239还要循肺经下到手，再从手阳明上到舌。大家回去查一查，手阳明其实是不到舌的。那么此处到舌则有且只有一种可能，就是借道了脾经。所以大家要知道此处"阴阳之气出于肺，循喉咙而上下，"有一个很重要的过程就是通过脾经而上下，这也是我觉得桂枝能促进上焦之气上承喉咙起到的一个关键性作用。

5.利关节，补中益气

余闻肠胃受谷，上焦出气，以温分肉，而养骨节，通腠理。[2]296

（《灵枢·痈疽第八十一》）

养骨节、通腠理都是上焦出气所做之事，而上焦之气也是来自于中焦。谷入于胃，从胃口再到上焦。桂枝是辛温的药可以温胃口，也可以促进精微物质向上焦、骨节布散。

6.用法

我们常用的桂枝是牡桂的枝，包含两方面，一方面是桂枝皮，一方面是桂枝心。大家现在用桂枝为什么不能明显体现出升降？比如现在桂枝治疗喉痹时为什么感觉不顺手，反而中焦化热特别明显呢？大家看《伤寒论》上，凡用桂枝都言"去皮"，张仲景用的桂枝是把桂去皮而用心。一棵桂树砍下枝杈，用刀把皮削了，留下里面的心，这才是张仲景用的桂枝。现在桂枝没有去皮，用的是桂枝细者，桂心和外面桂皮差不多等量、等分，这二者是完全不一样的。通的效果更多体现在桂心上，温的效果更多体现在桂皮上。

如何将桂心与桂皮分离开？其实很简单。进药的时候买品质一般，直径大点的饮片，然后把饮片放到太阳下晒。晒到很干的状态，放到做爆米花用的两个扣在一起的筐里使劲抡，皮和里面的心就会分开了。接下来拿电风扇吹也好，自己拿笸箩筛也好，就可以分别得到皮和心。

讨论

1. 引火归元

宋生：老师我看到好多人用 30g 桂枝治疗多囊卵巢，这也是温的效果吗？

董师：我觉得是有的，因为毕竟现在用的桂枝都是皮和心不分的状态。就是说现在桂枝既有肉桂的效果，也有桂心的效果。

宋生：我在临床上看到的效果很不错，最后病人就是好了。这究竟是怎么一个意思呢？比如说肉桂，书上就说内伤病少量肉桂能鼓舞气血。就相当于是那个人阳明冲脉是通的？假如说那个人冲脉很通，那么用少量肉桂就可以鼓舞气血，因为阳明是多气多血之经，是这样吗？

董师：你说的是两个事情，鼓舞气血是一回事，化热往下降又是另外一个事。

宋生：那肉桂是怎么引火归元的呢？

董师：其实不存在引火归元这个事情，你能明白吗？

宋生：我不太明白。

董师：好，那你再想，为什么要引火归元？或者引火归元平时用在什么情况下呢？

宋生：就是患者虚阳外越可以用引火归元的法子。

董师：这个是不可以的。我在学医之初试过，也见到其他人用这个方法用出事儿来过，会有生命危险的。假如引火归元是你所说的那样，在虚阳外越时往下引，那么你向下引之后，上焦怎么办？很多人向下引之后上焦阳气是不够用的，所以反而会出现心慌、胸闷、心悸一类的症状。所以在你说的阳虚于下而火浮在外时，张介宾的方法是阴中求阳。意思是下焦虚是根本，你需要把下焦阴分补足了，然后从阴分里面化生出来阳气去供给上焦，这才是正规治法。所以引火归元只不过是在这个主要病机上、在主要的阴中求阳的操作上稍微加一些向下收引的药物，可以是肉桂，也可以是五味子、山萸肉、乌梅，稍微收敛一下降下来。但是这两者一定要分清主次，阴中求阳是主，收敛下降是辅，这就是主次。

宋生：那我要是把中焦津液补足了，再加上黄芪和少量肉桂呢？

董师：那是可以的。所以我一般遇到这种病人我的治法是，我不管下面化热也罢不化热也罢，若下焦真的是阳虚甚，我的套路就是熟地、巴戟天，加足两补气药如炒白术、党参、黄芪，这也是阴中求阳。

宋生：老师那回到桂枝治疗多囊卵巢，一般书上都写其病因是痰湿水饮之类结于胞宫，用桂枝、王不留行、牛膝，就是想办法从冲脉往下导，使其作用到下焦来。

董师：可以，但这是短时间的一个办法，不足以长时间采用。你要知道多囊卵巢的本质是什么，其本质是一个结。可能是津液的聚集，可能是气的聚集，也可能稍有瘀血的聚集。你只需要把那个结打破，它自然就好了。甚至都可以不用桂枝，还有更多的选择。大家不要把眼光放在得效上，得效的方法太多了。那是自炫功能，"自炫功能，谅非忠恕之道。"要把思路放在原理上，多想想病是怎么得的。

2.喉痹

宋生：治疗喉痹是散气，那也应该用桂心。如果治疗上气咳逆的话就是降气，治疗奔豚也应该是以降气为主，是这样的吗？

董师：不是，奔豚需要分是从哪个通路上来的，一般用桂枝的奔豚是借着冲脉的道路上来。不是用桂枝降下去的，是加强了心的功能，心能量补足了之后奔豚气上不来，是这个意思。

宋生：老师，那桂心治疗喉痹一般用多少克呢？需要小剂量然后配合其他药物往下导吗？

董师：喉痹局部代谢产物的聚集，看你想通过怎样一个方式将其通开、代谢掉。有的堵得不严重的话，是可以通开之后从汗解的，此时就配合升散药。但是不可发汗，喉痹不可发汗是张仲景所言，这个是正确的。喉痹发汗很容易造成津液不足。还有一种方法是喉痹开完方子之后，很可能是通过三焦系统到阳明，或者走小便。这些都是有可能的，看病情因地制宜选择一个合适的代谢路径。

3.骨节病

宋生：之前讲过桂枝和桑枝，都可以治骨节病。那么此处的桂枝是单指桂心，还是桂心桂皮都可以呢？

董师：最好用桂心，因为桂皮会加热量。

宋生：但是这个热并不和桂心到骨节的力量相冲突。那它是能治全身的骨节还是只能治疗局部的呢？

董师：偏向于上肢的骨节。下肢的骨节需要骨节、腠理、皮肤这一圈打开，都转完了之后才能到下肢骨节去。所以下肢骨节走的就不是膈上通路，而是膈下通路，膈下通路用药是川芎、川牛膝这一类。

麻　黄

　　一名龙沙。味苦，温。生川谷。治中风伤寒头痛，温疟，发表，出汗，去邪热气，止咳逆上气，除寒热，破癥坚积聚。

　　概说：把邪气从里带到表（从脏腑外周到三焦、经络、腠理、皮毛）；陈年或烤焦黄后利尿。

1.中风

　　麻黄是一味非常有意思的药，估计讲完之后也会颠覆大家对其的印象。看这味药在《本经》上的记载是："中风伤寒头痛"。它是既可以治中风也可以治伤寒的，这话其实说了一半，我们陆续展开，先说中风。

　　中风者，风气中于人也。风是四时之气，分布八方，主长养万物。从其乡来者，人中少死病；不从其乡来者，人中多死病。其为病者，藏于皮肤之间，内不得通，外不得泄。其入经脉，行于五脏者，各随脏腑而生病焉。[1]1

（《病源·中风候》）

　　仲景说："风气虽能生万物，亦能害万物。"[4]3 这段文字也表达了类似的观点，"风是四时之气，分布八方，主长养万物"，在人身上亦能为害。"从其乡来者，人中少死病。""从其乡来者"的意思是风来的位置是从其该来的位置来的。这个位置是根据斗建来确定的。如果风向与斗建方向一致，这样的风便是从其乡来者，也称正风，可以长养万物，即便中人也不会产生太多的死病。如果风向和斗建不一致，便是不从其乡来者，其中风气有太过不及的分别，中人后果会更严重些。

　　最后两句是说风中人体的地界及传变。风邪可藏在皮肤之内，造成的后果是"内不得通，外不得泄"；亦可循经，入脏腑。

　　大家想一想《伤寒论》中是如何描述中风的呢？是"内不得通，外不得泄"吗？如果是"内不得通，外不得泄"，则中风不应当出汗。但是太阳中风符合吗？太阳中风是桂枝汤证，"太阳中风，阳浮而阴弱。阳浮者，热自发，阴弱者，汗自出。"[3]26

这个证是可以出汗的，那怎么会是"内不得通，外不得泄"呢？此处先按下不表。然后接上面，"其入经脉，行于五脏者，各随脏腑而生病焉。"风邪也是可以入经脉的，之后随着经入脏入腑。那么风致病在皮肤之内，那么也可以认为是在三焦的层次，从三焦上经而入脏腑，这才是中风。下一个疑问就在于，中风能不能出汗。

2.伤寒

麻黄还可以治疗伤寒。

> 夫伤寒病者，起自风寒，入于腠理，与精气交争，荣卫否隔，周行不通。病一日至二日，气在孔窍皮肤之间，故病者头痛恶寒，腰背强重，此邪气在表，洗浴发汗即愈。病三日以上，气浮在上部，胸心填塞，故头痛、胸中满闷，当吐之则愈。病五日以上，气深结在脏，故腹胀身重，骨节烦疼，当下之则愈。[2]41
>
> （《病源·伤寒候》）

我们来看这段描述伤寒是如何侵袭人体的。第一句就说了，"起自风寒"，也就是说我们所说的伤寒里面都是有风邪的因素的。下一句也是"入于腠理"，可以说腠理是风和寒由外中人体的必由阶段。但是伤寒始病因素里也有风邪，为什么不叫中风呢？关键在于伤寒引起疾病的路径是"与精气交争，荣卫痞隔"，也就是说伤寒几乎是同时引起营卫的问题，中风不是。风有一个阶段是"内不得通，外不得泄"，而这显然是卫气病，不涉及营气病，风入经之后才会导致营气病。这就是伤寒与中风最本质的区别。

继续说原文，周行不通之后，就出现了明显的时间节点。"病一日至二日"时，会有"头痛恶寒，腰背强重"这些症状，重点在于，此时邪气应在表。那么此时的头痛应该是头皮痛。我不知道大家有没有这种经验，头痛也是可以分层次的。有人头痛是头皮疼，有人头痛是脑壳疼，这些深度是不一样的，包括腰背处的疼痛也是这样的。后面也说了，此时通过洗浴发汗病就可以好。所以大家受风了，可以出点儿汗，打开热水，冲个热水澡就好了，但是这个时候最好是泡澡。因为泡澡提供的热量比较均匀，而淋浴的热量是不均匀的。如果伤寒体表是闭郁的还好，就怕中风毛孔开着，出汗后洗了个澡，水入汗孔就会伤肾的风险。

"病三日以上"时，气在上部而"胸心填塞"，说明此时邪气在三焦层次的上焦，所以"病在膈上当吐之"。那么此时的头痛就从头皮疼往里深入一层了，有些人会感觉脑袋胀，或者感觉头皮变厚，头皮下面那层疼痛。"病五日以上"，气就在脏了。此处用词很谨慎，未说是寒气还是邪气，而是"气深结在脏"，此处用意大家自行体会。所以会有"腹胀身重，骨节烦疼，当下之则愈。"这里面又有一个问题，病是怎么从上焦到脏的呢？这个路径就是经络。伤寒没有提及经络，中风却指名道姓地讲出"其入经脉"，说明中风时入经络是一个很重要的阶段性步骤和标志，但伤寒入上焦和入经络的先后顺序体现得并不明显，很可能在一二日体表受寒时就已经上经络了，有可能是并见的。这也是中风和伤寒的一个区别。

那么也就是说，无论风寒，无论在经还是在三焦都可以用麻黄来治疗。那么如果邪气在脏可不可以用呢？我们接着再看。

3.头痛

刚才也说了，伤寒一二日与三日以上都可以有头痛的症状，但是二者会有层次的分别，就会提示不同的病位。所以以后大家遇到头痛也要注重区分，区分是在皮、在三焦、还是在经。在三焦头上体现得就不太清楚了，可以用身体其他部位的症状来做为参考。太阳、督脉，入脑入眼系的这些经也会导致头痛目眩这一类的症状，这些就可以提示邪气在经。也可以用麻黄，但是此时要讲究策略。要使之入眼系，而不能从表就解掉。用量和其他注意要点在五期课上已经讲过了，此处不做赘述。

4.温疟

麻黄还可以治疗温疟。温疟主要与寒疟相对，下面这一段在《素问》上也有，而我个人认为似乎《诸病源候论》上的说法更为全面一些。

夫温疟与寒疟安舍？温疟者，得之冬中于风寒，寒气藏于骨髓之中，至春则阳气大发，邪气不能出，因遇大暑，脑髓烁，脉肉消释，腠理发泄，因有所用力，邪气与汗偕出。此病藏于肾，其气先从内出之于外，如此则阴虚而阳盛，则热衰，则气复反入，入则阳虚，阳虚则寒矣。故先热而后寒，名曰温疟。

疟先寒而后热，此由夏伤于暑，汗大出，腠理开发，因遇夏气凄沧之水，寒藏于腠理皮肤之中，秋伤于风，则病成矣。夫寒者，阴气也；风者，阳气也。先伤于寒而后伤于风，故先寒而后热，病以时作，名曰寒疟。先伤于风而后伤于寒，故先热而后寒，亦以时作，名曰温疟。夫病疟六七日，但见热者，温疟矣。[1]67

（《病源·温疟候》）

冬天伤于风寒，寒气藏于骨髓里面，春天阳气大发而邪气不能出。大家想一想，为什么邪气不能出呢？我们读《素问》就知道了，不是不能出，而是出得不及时。就是说春天的阳气其实是刚刚发动，有向外伸展的趋势。所以春天的一定是先发动那些相对轻巧细致的阳气。邪气藏在骨髓之中，藏得很深，是要发而发得不及时，就会滞后，所以才会说"邪气不能出"。到了夏天，外界温度也上来了，阳气大发，腠理打开得很彻底，那么此时骨髓里面的邪气才能出来，但却是"邪气与汗偕出"。后面一句解释的是热的问题，病藏于肾，肾藏骨髓之气，也就是说肾脏与骨髓的气是相通的。那么言外之意，寒气在骨髓也在肾。其气从内出之于外，伴随着汗大出，会导致"阴虚而阳盛"。此时体表是热的状态，体内则是阴虚的状态。随着汗出，邪气在出，正气也在消耗。正气消耗得比较干净了，但是邪气却没有完全除尽。没有能力再鼓舞正气将邪气往外托时，邪气就还会入里。"入则阳虚"，此时体表是阳虚的状态，"阳虚则寒矣，故先热而后寒。"这是温疟。针对温疟邪气外出，抗邪不及，邪气复回的过程提一个问题，如果在此过程中有邪外出，那么温疟是不是多发几次就可以痊愈了呢？我们保证病人津液充足、身体不虚，给他补充足够的营养的情况下，是不是一次没发干净那就再发一次，或者再发一次这病就能好了呢？

大家先想着，我们继续看原文，下一段讲的是寒疟，而寒疟的症状是先寒后热。夏天病人伤于大暑，大暑不是湿热之气，而是大热。由于大热，"汗大出，腠理开发"，突然之间一股冷气袭来，例如现在的空调屋，古代的穿堂风。这时因为毛孔开着，故寒藏于皮肤之中。寒中于皮肤，"或已发热，或未发热，必恶寒"[3]25，这就是在外寒的状态。有寒气在腠理皮肤之中，人会恶寒，在秋天又伤于风。此处风大家不要理解为汗孔疏泻，风致病的过程是"藏于皮肤之中，内不得通，外不得泄。"风是让人皮肤不得泄越的。所以秋伤于风，寒就闭在里面，就会郁而化热。先伤于寒后伤于风，症状就是先寒后热，这就为寒疟。后面又讲，"先伤于风而后伤于寒，故先热而后寒，亦以时作，名曰温疟。"这是将温疟的范围扩展了，伤于风腠理闭塞，此时为化热的状态。这种高压状态表现在腠理上是热的。后伤于寒，在外有风寒之邪，中于人体则表现为寒。以上这个过程就也称之为温疟。

再回到刚才那个问题。之前（温疟）有一股邪气藏得很深，补上足够的气与津液的情况下去多次发汗这个病能不能好呢？大家回答一下，能说能的理由，不能说不能的理由。

讨论

宋生：可以再汗则愈？

董师：我的看法，这个"再"不是再一次发汗的意思，而是虚指的概念，就是说一次不好多发几次。大家多说说理由，我也先告诉大家，这个温疟是既有能的成分，也有不能的成分。而这种差异的关键在于什么，我希望大家能想一想。

薛生：每次补的层次不同？

董师：那你想补什么呢？

冯生：分虚不虚？

董师：这些都太笼统了，不涉及根本。即便是虚，我们对他进行恰当的补法，是不是也可以转化为不虚呢？即便本底虚，对于下一次发汗来说我们是不是能补到不虚呢？我个人认为至少在原理上是可以做到的。

张生：确保邪气出去之后不再内陷就好。

董师：这个有点意思了。那么这个内陷是陷到哪里了呢？

张生：内陷到阳明？

董师：也不对啊，内陷到阳明就好办了。无外乎是分在经在腑，在经按阳明经解，可从三焦解也可从太阳阳明通解。在腑就更好办了，张仲景说得明明白白的。这个能与不能之间的区别可能需要大家回去之后好好想一想。

杜生：每次发汗之后会有变化，不能每次用同一种方法。

董师：你的想法与张生的想法是相近之处的。张生认为发后内陷，那么内陷到哪儿呢？而杜生认为病之层次不同。这其实是一个问题的两个不同方面。上一次发病之后与下一次发病之前是一个层次的问题。

王生：是不是病位的层次深，多次也发不出来呢？

董师：你举例一下，这个层次都是那些东西，把这个层次拓展一下。

大家继续想想，我们接着往下说。

那么麻黄能治温疟说明两方面，一个是麻黄能够促进腠理开发。因为寒邪藏于骨髓之中，位置较深，小剂量的阳气开发不起作用，所以需要力度也需要次数增加。这是从表解，可以用麻黄。但是此时要注意患者正气的情况，注意气、津液和虚实的问题。而寒气藏于骨髓与肾，还可以从小便解。那么这就带给大家一个很好的拓展思路。其实临床上有许多肾病患者是起自感冒没好利索，一次没好利索两次没好利索，经过许多次这样的情况，身体的正气被打击次数太多。那么邪气就会藏于里、藏于肾，就表现为肾病，比如肾炎。刚得肾炎时安心休养，还是可以向愈的，此时正气还是可以通过积累而得到恢复。如果很不巧没有得到休息，过度劳累外加饮食油腻，抑或是药不对证，这一系列操作都会加重肾的负担。然后病情会加重逐步发展至肾衰，甚至尿毒症。这提示我们要多照察身体的健康，有疾及早处理；也提示我们，治病调护要如法。肾炎的治疗之前讲过，这里不再赘述。但要知道对于温疟的邪气在肾，是可以通过小便走的。

麻黄这味药本身就是可以起到利尿的效果，关键在于这时选用的麻黄必须是陈年的麻黄。麻黄放得很久很久，十年乃至十年以上，它的青头全部褪去，也闻不到麻黄特有的味道之时，它的利尿效果是特别漂亮的。许多利尿药都是带有一点点凉性的，而麻黄则是偏温性的药。所以对于肾炎来说，麻黄是有很大的用武之地的。但是现在大多数人都没有耐心去存这么久的麻黄了，这味药也是日久见功夫的药了。如果来不及存又想用的话，教给大家一个办法，去买一个烤箱。要注意微波炉不行，现在的微波炉可能可以，但是以前那种转的微波炉受热不均匀。烤的时候要用平底的瓷盘，厚度不能有一点儿不均匀。如果磁盘底下有一圈厚的地方，那圈附近的就很容易烤糊，而薄的地方又会烤不透。以上，所以不建议用微波炉。大家用烤箱铺上锡纸，小火考得焦黄而不变黑，就可以用了。同样，经过这种烤制之后麻黄解表的效果也会降很多，更多地表现为利尿的效果。如果这样大家还是嫌麻烦或者没有条件，那么还可以用凉药去制约麻黄的解表性质。我最常用的是用石膏去制约麻黄，大约剂量比在 4∶1。麻黄治温疟就先说这些。

5.发表出汗

麻黄还可发表出汗。读书要用心，此处为"发表"而非"解表"。"发"现在简体字只有这一个字了，"理髪"与"發表"都是一个"发"，而在古代是两个字。"發表"的"發"本义是射发也，就是指拉弓射箭时箭射出去的那个动作。所以发表出汗有一个解除体表张力的意思，把表的压力解除。出汗只不过是发表的一个途径和手段，有的发表是可以不出汗的，比如叶天士的通络法。体表本质上也是可以应用通络来解决一些问题的。

6.去邪热气、除寒热

邪热气是不正常的热气，可以由热引起，也可以由风寒侵袭体表，腠理闭郁，正气抗邪壅滞而产生，二者都是可以用麻黄去解决的。《病源·寒热候》中诸多情况都可以用到麻黄来处理，关键在于炮制、剂量和配伍。

夫阳虚则外寒，阴虚则内热。阳盛则外热，阴盛则内寒。阳者受气于上焦，以温皮肤分肉之间，今寒气在外，则上焦不通，不通则寒独留于外，故寒栗也。阴虚内生热者，有所劳倦，形气衰少，谷气不盛，上焦不行，下脘不通，胃气热，熏胸中，故内热也。阳盛而外热者，上焦不通利，皮肤致密，腠理闭塞不通，卫气不得泄越，故外热也。阴盛而内寒者，厥气上逆，寒气积于胸中而不泻，不泻①则温气去，寒独留，则血凝泣，血凝泣则脉不通，其脉不通，脉则盛大以涩，故阴阳之要，阴密阳固，若两者不和，若春无秋，若冬无夏，因而和之，是谓圣度。故阳强不能密阴气乃绝。因于露风，乃生寒热。凡小骨弱肉者，善病寒热。骨寒热，病无所安，汗注不休。齿本槁，取其少阴于阴股之络；齿爪槁，死不治。诊其脉，沉细数散也。[1]73

（《病源·寒热候》）

"阳者受气于上焦，以温皮肤分肉之间，今寒气在外，则上焦不通，不通则寒独留于外，故寒栗也。"这一段所描述的内容就可以用麻黄解决。但是看行文细节，"今寒气在外，则上焦不通"，此处为上焦不通，而不是皮肤不得泄越、腠理闭塞，即只是说影响了上焦功能。此时从皮到三焦之上焦，都是可以用麻黄来发的。

"阴虚内生热者，有所劳倦，形气衰少，谷气不盛，上焦不行，下脘不通，胃气热，熏胸中，故内热也。"此时也是可以使用麻黄的。但是它仅仅只能处理"上焦不行"，至于"谷气不盛""下脘不通""胃气热"，用麻黄则要慎重一些，津液不足时再用麻黄发时则有更伤津液的弊端。再一个"胃气热"，更要考虑麻黄伤津的问题。如果津液足够时，用麻黄解表之后下脘是可以通的。

"阳盛而外热者，上焦不通利，皮肤致密，腠理闭塞不通，卫气不得泄越，故外热也。"这段未必是热邪，"风者，阳气也"，就是说外面感受了风邪而导致了这一系列症状，那么用麻黄是可以的。但是这里面寒热的属性没有讲清楚，就需要大家因地制宜去考虑了。如果热的成分偏重，则要用凉药和补津液的药。

"阴盛而内寒者，厥气上逆，寒气积于胸中而不泻，不泻则温气去，寒独留，则血凝泣，血凝泣则脉不通，其脉不通，脉则盛大以涩，故中寒。"这是在血的层次上有凝涩出现，此时我不主张用麻黄，原因是有更好的解决方案。如果非要用麻黄也是

---

① 原本作"写"，径改为"泻"。

可以的，因为毕竟麻黄可以破癥坚积聚，但是对阴分的要求比较严苛。另一方面，血凝涩的过程中有温气去发生，麻黄虽是温药，但辛散的药性对阳气的耗散也是不能忽视的。故所以此时不主张用麻黄。

后面一句说"因于露风，乃生寒热"，可知风邪是导致寒热的原因。则如此看，寒邪更侧重于温度变化给身体带来的应激反应。

7.止咳逆上气

结合《素问·咳论篇》，我们知道咳大致有三个靶点，肺、胃与三焦。咳逆在咳的基础上，还有气上逆，肺胀的因素。咳逆上气在咳逆的基础上，还有咽喉部的症状。麻黄治疗咳逆上气，其实是麻黄作用在膀胱经。升提膀胱经的同时，把肾经的津液向上升提、布散，所以解决了肺虚，咽喉局部气不通畅的因素。

从皮到腠理到上焦都可以通过麻黄来干预，且在肺经或肺的环节用麻黄也是可以的，因为麻黄发表，而肺距离表的距离太近了。但是我们不能把二者的概念混淆，肺是脏，只不过这个脏离体表近，所以很多肺病用解表的办法是可以解决的。但并不意味着肺病就要解表，逻辑错了。

8.破癥坚积聚

破癥坚积聚也是麻黄的应用之一。

癥者，由寒温失节，致腑脏之气虚弱，而食饮不消，聚结在内，染渐生长。块段盘牢不移动者，是癥也，言其形状，可征验也。若积引岁月，人即柴瘦，腹转大，遂致死。诊其脉弦而伏，其癥不转动者，必死。[1]107

（《病源·癥候》）

这段讲的是癥由寒温失节，导致脏腑之气虚弱，而"腑脏之气虚弱"进一步会造成"食饮不消，聚结在内。"而这种结聚不移动者，称为癥。这种病的起因是寒温失调，脏腑虚弱是重要的阶段和发病的基础。

积聚者，由阴阳不和，腑脏虚弱，受于风邪，搏于腑脏之气所为也。腑者，阳也。脏者，阴也。阳浮而动，阴沉而伏。积者阴气，五脏所生，始发不离其部，故上下有所穷已；聚者阳气，六腑所成，故无根本，上下无所留止，其痛无有常处。诸脏受邪，初未能为积聚，留滞不去，乃成积聚。[1]105

（《病源·积聚候》）

这段讲积聚产生的基础有脏腑虚弱和感受风邪两点。风邪的性质是"内不得通，外不得泄"，是一种堵塞腠理的邪气。所以虽然积聚是脏腑病，但是它位于脏腑外周。后面有"诸脏受邪，初未能为积聚"，意思是诸脏虽然感受邪气，但开始是在脏之外周不成积聚的。而留滞久了，有一个时间的跨度，就会成为积聚。所以癥坚积聚就是由于脏腑虚弱而形成的有形结聚。而癥的病因有脏腑虚弱，位置却可以与脏腑联系不太密切。所以好多癥可以发于胳膊、腿与颈部，不随脏腑而生，但可能会与脏腑所在经络有一定关联。大家可以去看一看五积，五积是脏腑外周病，同时与脏腑位置毗邻。这就是癥与积聚的区别。

麻黄能破癥坚积聚，说明其在三焦层次可以到脏腑外周。另外癥坚也说明，在经络也罢在三焦也罢，麻黄给邪气了一个出路。它可以把邪气从里的层次带到表，再通过表分布的经或是直接通过表解。所以大家再遇到全身的脂肪瘤时，要想到麻黄这味药，而且同时要想到用汗法从表解。我前两天治了一位病人，是一位女性，网诊没有看脉，她是身上会有散在的小疙瘩。考虑到是一位女性，有津液不足的成分，所以我用的是以桂枝打底，重用 60g 生姜来解表。但如果相对来说身体壮实，或者是能摸脉，能从脉上去鉴别。脉缓用桂枝打底，脉偏弦偏硬，即便甚至是脉偏涩，能摸到脉道的边界都可以用麻黄打底。

紫　菀

味苦，温。生山谷。治咳逆上气，胸中寒热结气，去蛊毒痿蹷，安五藏。

"蹷"这个字念 jué，通蹶。厥、蹶与蹷这三者之间都是互通的。

概说：开足少阴，由精化气；升提。

1.咳逆上气

咳逆我之前说了，是肺胃受寒后合邪所形成的，但是这样说不细致。肺胃合邪之后有一个过程叫做肺胀，寒邪入胃，从肺脉上肺，影响肺就会形成肺胀，这样就称之为咳逆。接着向上影响到咽喉的功能，有一个上气的状态。这样二者相合就为咳逆上气了。此处说紫菀能治咳逆上气，那么它无外乎是解决了肺寒、胃寒、邪气从胃上到肺，或是肺胀状态下邪气继续上冲到咽喉这四种情况，我们继续来看紫菀究竟是在哪个路径上发挥的作用。

2.胸中寒热结气

这点其实给了我们一个很大的提示。当寒热结于胸中时，是可以用紫菀的。结气候在此处就不与大家说了，《病源·结气候》："结气病者，忧思所生也。心有所存，神有所止，气留而不行，故结于内。"[1]76 此处气就是留在胸中了。寒热我们在之前的寒热候中也涉及到了，四种寒热候加上"小骨弱肉乃生寒热""因于露风乃生寒热"共六种情况。总结来说，寒热在病位上共同特征与路径就是三焦。所以我们将以上联系起来就能知道，治疗"胸中寒热结气"是指在胸中三焦层次有气结，可以用紫菀，于是决定了紫菀发挥作用的部位。

3.蛊毒

紫菀还能用来治疗蛊毒。蛊毒我们之前说了，是传染病。此处就不再展开了。

4.痿

黄帝问曰：五藏使人痿，何也？岐伯对曰：肺主身之皮毛，心主身之血脉，肝主身之筋膜，脾主身之肌肉，肾主身之骨髓。故肺热叶焦，则皮毛虚弱急薄，著则生痿躄也。心气热，则下脉厥而上，上则下脉虚，虚则生脉痿，枢折挈，胫纵而不任地也。肝气热，则胆泄口苦筋膜干，筋膜干则筋急而挛，发为筋痿。脾气热，则胃干而渴，肌肉不仁，发为肉痿。肾气热，则腰脊不举，骨枯而髓减，发为骨痿。[2]92

（《素问·痿论第四十四》）

这一段先说了肺叶焦枯时皮毛虚急薄会形成痿躄。

"心气热"一句我特别有体会。我有一位病人，他是中风，在医院时间久了之后有坠积性肺炎。我先把肺炎治好了，治好了之后再治脑梗。最开始我接手时他的鼻头是紫红的，舌面分上下，靠近舌根的下半部分都是腐腻苔，舌尖包括舌两边的前半部分是光滑无苔且通红。当时我不理解这到底是为什么，我就按一般脑梗的思路去治。

脑梗从意识模糊到清醒，再到能说话、能咽东西，之后手有力气。这位患者很不同，他有一个阶段晚上时手可以动，早晨时手就不能动了。再继续治疗，治到腿能动了时，他的闺女就扶着老爷子走两步路录了一个视频。我看视频中他的腿就与上面"心气热，则下脉厥而上，上则下脉虚，虚则生脉痿，枢折挈，胫纵而不任地也"这样描述的是一模一样的。胫为小腿，"胫纵"是说小腿总是弛纵的状态，"不任地"不是不能踩地，胫前肌群管踝关节的背屈、内收，其失能则导致脚总处于一个下垂的状态，所以他就会"胫纵不任地"。所以那位患者走路每次都要大腿发力把小腿拎起来，然后再踩地。我就明白了，他这种状态是因为心气热。心气热，所以前半段舌是少苔、无苔的，那么，后半段的腻又是从哪里来的呢？

我个人的想法是，后半段苔腻并不是一件坏事儿。他头上有脑梗，之前的用药思路都是给他补气、托兼通，气都是往上走的。对于脑梗而言去托去通是没有问题的，但是对于膈肌下面下半身的供血而言，还是有血供不足的情况，所以就导致下部代谢产物不容易排出去。然后我继续用补养气血的方法，加入了一些开通路的药物。既然向下走不动，我个人认为邪气性质是湿邪，那我就加了川芎、川牛膝，后者用量比较大，在30g～45g这个范围。用着用着那个腻苔就能下去一些，最明显的是上焦的热，反映在舌象上是舌尖边的红在退，而且从上半部舌边开始慢慢长起来苔了。所以这就给了我们一个思路，当"心气热，下脉厥而上"时，治心气热不假，更重要的是把厥而上的下脉回到下面去加强下部供血。这里面的药对用的就是川芎与川牛膝。那从阳明通降行不行呢？这样是可以的，但从阳明通降泄的就是阳明之气。本身是气虚的状态，再往下泄的话我觉得与整体药力相左，也容易把人弄虚了。我自己也实践过，如果从阳明泄，用厚朴、枳壳、槟榔之类，那么效果不大，腻还是腻，红还是红。所以路径不在那儿。言外之意就是此处的"下脉"更多指的是冲脉或是足少阴系统。

下一句说的是肝气热，之后导致的"胆泄口苦筋膜干"。肝分泌胆汁，肝气过热，胆汁就会分泌变少，胆汁中储存的胆汁量少，就会出现口苦筋膜干的症状。"筋痿得之肝之使内也"，属于肝的过用，这种病其实在老年人与年轻人身上都比较多见。像有些人总是口苦、失眠、肝区有热，这其实就是因为肝气热导致的胆泄，进而引发的那些症状。那么这些原因又怎么会发为筋痿呢？筋痿有点类似于我们今天所讲的阳痿的症状，也就是硬不起来。这个我们可以说是因为胆泄之后筋膜失养，但是我觉得这点可能不是主要的因素。主要的是胆汁少，那么不仅在胆上有热，阳明也是有热在的。阳明热就会导致宗筋弛痿，有这样一个中间过程在。"胆泄口苦"这些症状在做过胆囊切除术的病人会更多见，此时胆泄不是由于肝气热导致的，而是由于没有胆囊的结构，也就没有了储存胆汁的功能了，所以这一部分人的胆汁随产生随排泄。因为胆汁产生出来是为了消化，所以我就让患者把一天三顿饭改成一天六顿甚至八顿饭，少食多餐。这样的吸收与阳明热的情况都是可以有好转的。换句话说，胆汁分泌出来还未来得及发挥作用就进入消化系统里面去了，因此而产生出来的一系列阳明病。此时如果只单纯当做阳明病来处理的话是不稳妥的。这个解决的办法我也试过几例，感觉效果也是不错的。

下一句是"脾气热，肌肉不仁"。"不仁"就是感觉肌肉发木，触觉甚至寒温觉会有不同程度的降低，这种情况很常见。比如盘腿打坐，或是一个姿势待久了腿麻了，这个就是短暂性肌肉不仁的状态。当然例子原因是血液不流通，而原文里说的则是脾气热导致的。胃干而渴，就是像刚才同学说的，胃黏膜是脆的。脾和胃这两个东西很有意思，二者是互相行其津液的状态。脾为胃行其津液，那反过来胃也为脾行其津液的。所以此处肉痿有两方面原因，一方面是胃干而渴，其提取营养物的能力是收受到限制的。另一方面因为脾气热，其营养输布的能力又受到限制。二者相合，就出现了肌肉不仁。换言之，像这样的病人，他的肌肉是处在失养的状态，这种就很像所谓的阳明热型的糖尿病。但是很多人就只看到了阳明热而看不到脾气热。脾气热与阳明热是两个概念，清阳明未必能够清到脾。所以好多人用黄连三十多克用下去，觉得降血糖的效果真好，这个就需要分辨。如果真的是脾气热兼胃热的病人，用大量还是有益处在的，但是这种益处就属于拿大炮打蚊子，胃已经凉透了，然后才有一部分的凉劲儿过渡到脾上。所以我们应该做的是把凉脾与凉胃的药分开，至少要有这样的思路和想法。那脾怎么才能凉呢？那就需要看看脾热的来源与传变，从这两点去入手，我不再说了，大家自己去查。脾移热于哪里，《素问》上都有。胃热就很多见了，许多药都能到胃。但是也要分清楚，哪些药是到胃的，哪些药是到了三焦之后再到胃的。其实我们口服用药都经过胃，但药物性质、身体机能有不同，其入胃之后其药性的发挥亦有不同。比如石膏，它作为一味石性药，凉劲儿相对集中在胃，向三焦浮散的就会少一些，如果是用散剂则会表现出开结的作用。如果是连翘，它作用的位置是在三焦。这也是为什么好些同学反应说用连翘清心热不好使。它不是清心的东西，但对于三焦热（特别是上焦、中焦热）是好使的。

最后一段，是由于肾气热导致骨枯髓减，最后发为骨痿。那么此处就存在肾气热导致髓减一个因果关系，那么反过来髓热也是可以导致肾气热的。因为肾与髓是相通的，这一点在痎病的病机上也有体现，这点大家自己去看。

总结一下，这一段是黄帝问岐伯关于"五藏使人痿"的问题，也就是说痿可以由五脏产生。那痿是否全部都由五脏产生呢？如果是的话，那么我们只用去治五脏就可以了，带着这个问题我们再往下看。

帝曰：何以得之？岐伯曰：肺者，脏之长也，为心之盖也。有所失亡，所求不得，则发肺鸣，鸣则肺热叶焦。故曰：五脏因肺热叶焦，发为痿躄。此之谓也。悲哀太甚，则胞络绝，胞络绝，则阳气内动，发则心下崩，数溲血也。故《本病》曰：大经空虚，发为肌痹，传为脉痿。思想无穷，所愿不得，意淫于外，入房太甚，宗筋弛纵，发为筋痿，及为白淫。故《下经》曰：筋痿者，生于肝，使内也。有渐于湿，以水为事，若有所留，居处相湿，肌肉濡渍，痹而不仁，发为肉痿。故《下经》曰：肉痿者，得之湿地也。有所远行劳倦，逢大热而渴，渴则阳气内伐，内伐则热舍于肾，肾者，水藏也，今水不胜火，则骨枯而髓虚，故足不任身，发为骨痿。故《下经》曰：骨痿者，生于大热也。[2]92

（《素问·痿论第四十四》）

这一段中"有所失亡，所求不得"一句，意思就是说这个人原来拥有的东西现在失去了，或者所求的东西无法得到，就会发"肺鸣"。"肺鸣"就是指忧愁悲哀伤心，气聚在心不假，但是同时影响到了肺，肺鸣就是因为有气聚在上焦了，那么气聚就会导致"肺热叶焦"，这也就成为了肺热的由来。后面又有"五脏因肺热叶焦，发为痿躄"，但是这里仅仅解释了肺热的问题，至于五脏发痿躄是不是只因为肺热，逻辑关系比较混乱。按原文中的逻辑是因为"肺为藏之长"这个原因，所以得出上面的那个结论，有些牵强，咱们继续往后读。

读了后面之后，我们知道五脏因肺热叶焦发为痿躄，情绪是一个始动因素，此外还有"居处相湿""大热而渴"之类的环境因素，还有"大经空虚""痹而不仁"等原因。所以我们知道这个痿病病因有情绪、环境的因素，经络是其发病的过程，而最终成痿是因为影响到了五脏，在五脏病的基础上又影响到了五体最终发为痿病的。

帝曰：何以别之？岐伯曰：肺热者，色白而毛败；心热者，色赤而络脉溢；肝热者，色苍而爪枯；脾热者，色黄而肉蠕动；肾热者，色黑而齿槁。[2]93

（《素问·痿论第四十四》）

这段说的是五脏热在导致痿的同时还可能兼见的症状。用毛、络、爪、肉、齿这些外在的表现来辨别五脏病的病因与分别。

帝曰：如夫子言可矣，论言治痿者独取阳明，何也？岐伯曰：阳明者，五藏六府之海，主润[1]宗筋，宗筋主束骨而利机关也。冲脉者，经脉之海也，主渗灌豀谷，与阳明合于宗筋。阴阳揔宗筋之会，会于气街，而阳明为之长，皆属于带脉，而络于督脉。故阳明虚则宗筋纵，带脉不引，故足痿不用也。

帝曰：治之奈何？岐伯曰：各补其荥而通其俞，调其虚实，和其逆顺，筋脉骨肉，各以其时受月，则病已矣。帝曰：善。[2]93

（《素问·痿论第四十四》）

第一段解释的是为什么独取阳明可以治痿，岐伯说阳明是五脏六腑的"海"。这个"海"可不是大海的海，而是什刹海的海，换句话说讲的是五脏六腑的湖。五脏六腑是藏精的，阳明是五脏六腑的那个"湖"。往下看，它也是能够润宗筋的。

宗筋可以指前阴。如《灵枢·五音五味第六十五》载："宦者去其宗筋"[2]277。《素问·厥论篇第四十五》载："前阴者，宗筋之所聚，太阴、阳明之所合也。"[2]93宗筋亦可以有更广泛的意思。大家注意《厥论篇》的说法，说前阴是"宗筋之所聚"，即宗筋在前阴汇聚，言外之意，在身体其他地方也是可以有宗筋分布的。《痿论篇》也指出宗筋具有"主束骨而利机关"的功能，束骨即约束骸骨，对骨骼起到约束的作用，机关我个人认为指关节，宗筋的强弱好坏可以从四肢关节处得到验证。请问，只局限在前阴之宗筋如何"主束骨而利机关"？显然是不能的，"主束骨而利机关"的宗筋一定是分布在骨骼关节周围。所以大家就能理解了宗筋不利的病人，不仅会有前阴的难言之隐，也会表现出宗筋对骨骼关节的约束濡养作用减退。症状上，比如总喜欢一个歪七扭八的拉伸关节的姿势入睡；再如筋的弹性变差而关节变松并伴有失养性质的痛症。或者还有一个亲民的方法，大家自测举手机的时间，一般筋失濡养的人举手机也举不了多久。

后面讲，冲脉是经脉的海，"主渗灌豀谷"，冲脉可以渗灌豀谷。何谓豀谷？《说文》："山渎无所通者"。[5]570"渎，沟也"。[5]554豀可以指的是络脉，因为经脉为大川，络脉就是豀。谷指的是峡谷，两片山中间的一个区域。对应在人体上其实就是肌肉和肌肉之间的缝隙，里面会有水流，水流就是络脉与经脉的综合，即经脉系统。

---

[1] 原本作"闰"，径改为"润"。

"与阳明合于宗筋"，言冲脉和阳明相合而至抵至宗筋。

"会，合也"[5]223（见《说文》），有聚合、汇聚之意，如《周易·乾卦》："亨者，嘉之会也"[22]9，《疏》曰："使物嘉美之会聚"[46]19。所以"宗筋之会"即为宗筋之聚合。《素问·厥论篇》说："前阴者，宗筋之所聚"[2]93，所以"宗筋之会"所指当可指前阴。宗筋本质为筋无疑，则宗筋之会本质亦当为筋，所以"宗筋之会"当为前阴的属于中医筋的概念中的结构。摠为總的异体字，《说文》："聚束也"。[5]647 "阴阳摠宗筋之会"表达的是，阴阳聚束形成前阴的筋类结构。之后又讲"会于气街"，即这种聚束发生在气街。

既然宗筋之会是前阴的筋类结构，那么问题就简单了。人身上的筋虽多，典籍中未能全部一一枚举讲述，但大的筋，特别是为十二正经提供依附的筋（我们称之为经筋）在《灵枢》上是有详细的记载的。加拿大籍中医学者朱桂莹老师与我一同编著的《灵枢经筋篇新论》即是从正常人体解剖学的角度，对《灵枢·经筋》作了详细的注解。《经筋》中记载的经筋经气街入前阴，参与前阴形成的有一下几条分别是：

足阳明之筋"聚于阴器"，其解剖实质为腹内斜肌最下部构成提睾肌的部分。[58]151

足太阴之筋"聚于阴器，上腹，结于脐，循腹里，结于肋"是通过腹横肌实现的。[58]154

足少阴之筋"结于阴器"之实质为肛门外括约肌、球海绵体肌、会阴浅横肌。[58]155

足厥阴之筋"上循阴股，结于阴器，络诸筋"，股薄肌、阴茎海绵体（男）阴蒂海绵体（女）。[58]157

所以大家就能明白"阴阳摠宗筋之会"中"阴阳"所指其实是以上列出的经筋参与构成阴器的部分。阳为足阳明之筋，阴为足太阴、厥阴、少阴之筋。

回到这段材料所探讨的内容上来，很明显是关于痿的。本段材料出自《素问痿论篇》。本段材料以黄帝对岐伯的提问，治痿为何独取阳明始，最后落实在足痿不用的症状和痿的治法上。材料里虽数言宗筋，但需知是为了解释"治痿独取阳明"的方便说法。因宗筋是痿的病机，和"独取阳明"的操作共同涉及的重要解剖基础。

就本段材料所述，"阳明为之长"包含两个方面。一是阳明与冲脉合于宗筋，共同发挥营养宗筋的作用，其中以阳明为主。另一方面，是参与构成前阴的足阳明、太阴、少阴、厥阴经之筋以阳明筋为主。

"皆属于带脉"即阳明和带脉有连属的关系。现实中有很鲜活的例子，大家能看到很多阳明虚的人，凉啤酒喝着喝着肚子就大了，这就是很典型的"带脉不引"。这类人群往往会伴有"宗筋纵"。

而络于督脉"即阳明和督脉的联络发生在前阴。《素问·骨空论篇》载："督脉者，起于少腹以下骨中央，女子入系廷孔，其孔，溺孔之端也，其络循阴器合篡间，绕篡后……其男子循茎下至篡，与女子等。"[2]117

那在之前说"治痿者独取阳明，"那么这个痿是是什么，是筋痿还是足痿？其实既是筋痿也是足痿。在原文的语境下，筋痿和足痿的发病都涉及阳明、冲脉、宗筋的联动机制。足痿是从症状言，筋痿强调的是在筋的层次，这点与之前所讲"肝气热"一段就能应和上了。

那么痿病可以由于情志、饮食、居处环境等导致，经络为过程，但是在发病过程中五脏病是一个很重要的因素。那么言外之意，如果仅仅产生了那些始动因素，五脏未受病就可能不是痿，而有可能是痹。《痿论篇》与《痹论篇》也正好前后篇在一起，一个道理的。所以，五脏虚兼有热是痿病非常重要的病机特征。

5.厥

"暴厥"注曰："气从下厥起上行外及心胁也。"[51]2789

（《史记·扁鹊仓公列传》）

意思就是气从下往上厥起，上行影响到了心胁。

"处足则为痿、为厥。"[23]23，注曰："厥，逆疾也。"

（《吕氏春秋》）

此句前面应该有内容我没有引过来，"处足"应理解为邪气在足，上逆则为厥，在足则导致足不用。后面也说了，厥是一个有上逆特征的疾病。

是什么上逆呢？在腿上冲脉与少阴脉并行，借道少阴。因此厥逆的过程既是冲脉也是少阴，但是上到胸腹是通过少阴还是冲脉就要看邪气它自己的脾气了。

到此，我们对于紫菀的所治疾病的病机病位，以及它发挥作用的机制就应该很清楚了。比如能够散胸中寒热结气。而咳逆上气我们也整理了几点，肺寒、胃寒、气上逆影响到咽喉。结合痿中有很重要的五脏病特征，所以我们知道这既有五脏病的底子，又有从少阴或冲脉上逆的路径，还需要能散胸上结气，能解决或胃寒或肺寒。综合一下就会发现，满足这一系列特征的只有一个，就是足少阴。"肾足少阴之脉，起于小趾①之下，邪走足心，出于然谷之下，循内踝之后，别入跟中，以上腨②内，出腘内廉，上股内后廉，贯脊，属肾，络膀胱；其直者，从肾上贯肝膈，入肺中，循喉咙，挟舌本；其支者，从肺出络心，注胸中。"[2]228之前所说的一系列症状是活脱脱的足少阴脉，就是按足少阴脉得的病。所以我们要树立一个意识，其实紫菀是开少阴的一味药。

6.安五脏

介绍安五脏之前先来看《本草纲目》中对紫菀的记载：

> 紫菀肺病要药，肺本自亡津液，又服走津液药，为害滋甚，可不慎。[20]1031
>
> （《本草纲目》）

这一段意思就是说李时珍认为紫菀是治疗肺病很重要的一味药，肺自己本身已亡津液，又用紫菀。那就说明紫菀本身是一个温性走窜的药，能够伤津液，为害比较重而不可不慎。也就是说用紫菀时用的是它通的性质，而不是它生津液的性质，它是不太能生津液的。这是一个需要注意的点。

接下来我们再来看看紫菀是如何安五脏。大家手里应该去买几本方书，尤其是唐宋以后的方书，因其收载的方子比较多，查阅起来比较方便全面。像我现在家里有《太平圣惠方》《普济方》，后者载方就很多了，有六万多首，所以在这里面就能给我们提供一个比较完全的视角。其实上面两本方书中的很多方子都是《千金方》里的，它会有一个收录的问题，但是我认为瑕不掩瑜，因为其收录得比较全，所以翻看的时候在一章里能看到的病机、用药等内容也会比较全面，这是好事儿啊。所以大家手里应该备一些，买几套这种宋以后的方书。此处我用的是《太平圣惠方》，它收录的方子也不少，有一万六千多首。这本书非常好的一点在于它效仿《千金方》，是按照五脏六腑寒热虚实的顺序来排列的。所以我在看这本方书时发现，用到紫菀安五脏的药效大概好像就体现在这样两个方面，一个是肺虚补肺诸方中用到紫菀，再一个是心气不足诸方中也用到了紫菀。至于肝气、脾气不足，脾虚之类的也没有用到紫菀，只有心、肺不足用到。那就也从另一个方面说明了紫菀是通足少阴之脉的药，足少阴从足到胸，正是入心入肺的。

我们来看两张方子，第一张如下：

① 原本为"指"，径改。
② 原本为"蹄"，径改。

治肺脏气虚，咳嗽少力，言语声嘶，喫食全少，日渐羸瘦，宜服补肺人参散方：

人参一两去芦头　紫菀半两洗去苗土　鹿角胶一两捣碎炒令黄燥　黄芪一两锉　桂心一两　紫苏茎叶三分　白术三分　五味子半两　熟干地黄一两　杏仁半两汤浸去皮尖双仁麸炒微黄　干姜半两炮裂剉

右件药，捣筛为散，每服三钱，以水一中盏，入枣三枚，煎至六分，去滓，不计时候温服。[14]144

（《太平圣惠方·卷第六·治肺虚补肺诸方》）

这张方子名叫做补肺人参方，治疗肺脏气虚的，同时有气虚、咳嗽、食少、羸瘦的情况。大家把这些症状还原到一个人身上，想想患者的形象，我们就能知道大概怎样去治疗了。补气是一方面，而且已经告诉是肺脏气虚，所以补气要补到肺脏上面，这是其一，第二则是要想办法把中焦打开。我们来通过方子药物组成来看看是如何做到这两件事儿的。

人参，是一个比较广谱的补气药，就不再细说了。紫菀与鹿角胶、熟地黄配合，作用是什么呢？即要补上焦气，先把肾阴补足了，然后再从肾阴化生出来气，调到上焦去。这是紫菀的目的。桂心我们之前说过，表现的更多是通的性质，要把补进去的气在上焦通开，进而帮助上焦气化。所以这个机制我们大致看清楚了。其他的药，黄芪不说了。紫苏茎叶，紫苏有升发的性质，很多人说它是散肝郁的，但是不全面。我个人认为紫苏，尤其是紫苏茎最好的用处是可以升提三焦，畅通三焦，然后再将三焦之气上提。白术是到中焦去加强胃口。我个人理解此处白术应该炒一下，这样效果可能会更好。五味子有收敛的作用，补气药用了之后适当收敛，使补气有事半功倍的效果，同时五味子也是一味能够填肾精的药。杏仁我认为是作用在呼吸道上，起到一个化痰的作用。干姜则作用在中焦加上热量，促进中焦气化。在煎服法中还加上了三枚大枣，干姜与枣养中焦并补中焦的气与津液，是这样的一个思路。

这张方子里补肺气虚共三个方面，一方面是直接补气，一方面是从中焦化生出气来，还有一方面是填下焦精亏，把下焦精亏补足之后从下焦化生出气，路径走的是足少阴向上。

《太平圣惠方·卷第四·治心气不足诸方》中还有一张方子：

治心气不足，多汗，心烦喜怒，独语，多梦，不自觉知，咽喉痛，时吐血，舌本强，水浆不通，宜服麦门冬散方：

　　麦门冬一两去心　白茯苓一两　紫菀三分去苗土　甘草一分炙微赤剉　赤小豆半两炒熟　紫石英一两细研如粉　桂心三分　人参一两去芦头

　　右件药，捣粗罗为散，每服三钱，以水一中盏，煎至六分，去滓，微温渐渐服之。[14]85

（《太平圣惠方·卷第四·治心气不足诸方》）

　　这张方子叫做麦门冬散，其中有一个症状是心气不足，多汗。心气不足的多汗与其他所引起的多汗的区别在于，前者更侧重于情绪波动。比如有些人情绪一波动就会出一身汗，如果是没有什么始动因素老出汗，那是卫气虚。有的人是吃饭的时候出汗，这是因为脾气、中焦气不足。以上这些治起来的思路和方法也就都不一样了。心气虚的人也会易烦，易怒，喜欢自言自语，睡觉多梦但自己却不知道，也有可能是梦话很多自己也不知道。后面的症状是在嗓子到舌头这段区域，并有水浆不通的情况。综合来看会发现，这些症状明显在上部咽喉处有津液不足与化热存在。上焦有热的人也可能出现舌本强，此处舌本强不是指舌头不能动，而是因为热而肿胀。本，侧重于木之根。《说文》中有："本，木下曰本。"[5]248很多人直接把舌本意会为舌头，其实舌本具体指的是舌根。舌根肿胀常见于上焦有热或者是阴虚所致的津液不足。

　　我们接着来看看是怎么治的，麦门冬是一个养胃阴、通胃络的药，从中焦去补津液。茯苓是开膈肌、胃口附近的结的。紫菀我们一会儿再代入。炙甘草也是生津养气的。赤小豆半两炒熟的目的是什么呢？大家要知道，赤小豆炒熟之后凉性就去了很多了，而利尿的效果还是可以保留一些的。绿豆也具有类似的特征。其实利尿效果也打折扣了，但是相对凉性而言留存的会多一些。此处炒熟的赤小豆是一个利尿的药物。后面还用了紫石英、桂心、人参，我们就知道这张方子治疗心气不足一方面该补气则补气，用药如人参、甘草。而且同时还用了茯苓开中焦到上焦的结，然后加强中焦向上焦的输布，同时通过利尿让心气充足。更关键的是，用紫菀开肾经，再用紫石英去温下焦。温下焦的条件这里没有写上，此处的潜台词是下焦不能处在精亏的状态，下焦精必须充足。所以这张方子短时间用是可以的，但用久了下焦精不充足而处在虚的状态，这张方子就是不能用的了。下焦精足，用紫菀由精转化为气，再用紫菀往上提气，这是本方子补心气的方法。也就是说用的是少阴入心的通路，所以我们也能看出，紫菀主要的用法都是围绕少阴展开的。

白　鲜

味苦，寒。生川谷。治头风，黄疸，咳逆，淋沥，女子阴中肿痛，湿痹死肌，不可屈伸，起止行步。

概说：外用治头风局部化热；泄脾胃热，治下焦湿热；开结；利尿益阴。

1.头风

头风其实就是头上中风。

头面风者，是体虚，诸阳经脉为风所乘也。诸阳经脉，上走于头面，运动劳役，阳气发泄，腠理开而受风，谓之首风。病状，头面多汗，恶风，病甚则头痛。又，新沐中风，则为首风。又，新沐头未干，不可以卧，使头重身热，反得风则烦闷。[1]10

（《病源·头面风候》）

头风为头面中风，原因是由于体虚，然后诸阳经脉为风所乘。此处有腠理打开的过程，然后受风即为头风。症状上是头面多汗、恶风，病甚头痛，但是这些症状必须是常态化的。像很多头面多汗兼见齐颈而还，在阳明虚或阳明有热的人身上也会见到，但此处中风后头面多汗，与吃不吃饭关系不大。其实阳明虚、阳明有热的人很容易头面中风。因为这些人随着喝热水或是吃饭，中焦有能量过来，腠理很容易就因虚而开了。

后面又说"新沐中风"，"沐"非洗澡意，而是洗头，"浴"才是洗澡。就是说洗了头之后中风，就会为首风。所以大家洗头之后一定要把门窗关严了，不要贪凉。另外洗头之后，特别是南方地区秋天之后，天气凉了又没有暖气，这时用吹风机一吹就很容易中风。预防也很简单，先吹头发，再吹头皮，从前往后吹，吹到最后一定着重把大椎、风池、风府这些地方吹一吹，这样就有很好的预防作用了。"新沐头未干，不可以卧。"这就不讲了，大家自己注意一下吧。所以头风的本质就是头面气虚，风邪中于头面导致的。那么这个状况要怎样治疗呢？

感觉应该祛风、补充正气，但是我个人还有一些问题。我们讲麻黄时提到过《中风候》，其上描述中风为："内不得通，外不得泄。"故其应该不出汗。那为何此处又说多汗呢？一方面，这个多汗并非由于中风导致，而是由于阳明虚，其他系统的问题而间接导致的。另外一方面感受邪气后卫气向头面聚集而将汗孔撑开，头面区域有热，就会出现多汗。那么我们就知道了，白鲜这里处理的不是其他系统导致的头上气虚出汗，而是头面局部化热所出现的汗证。局部化热导致汗证，比如头油，头部皮脂腺分泌旺盛，这种都可以算作白鲜应用的范畴。而解决局部化热，不用作口服，下面会看到，口服就会泄脾胃的热去了。应该用白鲜煎汤外洗，这样效果是非常好的。又如阳明虚有热导致的头风，因为有气虚在，所以不主张直接用白鲜，先补气养阴，如果直接用白鲜则很容易直接把胃口冻住，这一点要注意。

2.黄疸

我们从《病源·黄病诸候·黄疸候》中来看黄疸的定义：

黄疸之病，此由酒食过度，腑脏不和，水谷相并，积于脾胃，复为风湿所搏，瘀结不散，热气郁蒸，故食已如饥，令身体面目及爪甲及小便尽黄，而欲安卧。[1]71

（《病源·黄病诸候·黄疸候》）

从以上可以看出，黄疸是由于"腑脏不和，水谷相并，积于脾胃"。所以我们知道，白鲜用于黄疸泄的是脾胃上的热。至于是泻脾还是泄胃，我认为与其煎煮法有关。入煎剂则泻胃，入散剂则可以泻脾。而且我觉得白鲜入散剂的寒性要比入汤剂要轻一些。

凡诸疸病，皆由饮食过度，醉酒劳伤，脾胃有瘀热所致。其病，身面皆发黄，但立名不同耳。[1]72

（《病源·九疸候》）

这段讲的是是脾胃瘀热，与上段大致相同。

3.咳逆

咳逆之前说过，肺胃合邪导致肺胀，肺胀之后就形成咳逆，有上逆的一个过程。白鲜治咳逆其实治的就是咳逆之后产生的气结与气聚，或者说肺胀也可以。就是在咳逆，甚至久咳之后，在上焦会有气机的聚结。有一张非常好用的治疗咳逆的方子，名为黛蛤散，白鲜就有些像其中青黛的作用。很多人说青黛是散肝邪、解肝郁的，如果用青黛解肝郁则有些夸张。我还是更倾向于青黛解决的是肺胀之后的肺气郁结，是开结的方式。白鲜，包括青黛，都有很好的开结作用。

4.淋沥

淋沥这两个字我们分开来看。《说文》中有："沥，一曰水下滴沥也。"[5]561 就是水一滴一滴滴下来称作淋。而关于"淋"的解释《病源·诸淋候》中有：

诸淋者，由肾虚而膀胱热故也。膀胱与肾为表里，俱主水。水入小肠，下于胞，行于阴，为溲便也。肾气通于阴，阴，津液下流之道也。若饮食不节，喜怒不时，虚实不调，则府藏不和，致肾虚而膀胱热也。膀胱，津液之腑，热则津液内溢而流于睾，水道不通，水不上不下，停积于胞，肾虚则小便数，膀胱热则水下涩。数而且涩，则淋沥不宣，故谓之为淋。其状，小便出少起数，小腹弦急，痛引于脐①。[1]83

（《病源·诸淋候》）

这段中说"水入小肠"是指水从胃口进到小肠，"下于胞"，此处"胞"非指女子胞，而是膀胱之胞。整句话的意思就是从小肠到膀胱再行于阴，这个是正常状态。"肾气通于阴"，此处"阴"指的是前阴，在这个过程中就需要肾气的参与。"膀胱，津液之府，热则津液内溢而流于睾。"难道这句话说的是津液从膀胱往回走，流到睾丸上了吗？并不是这样的。

理解这句话还需要讲一个病案，还是那位病人，中风，坠积性肺炎。本来是稳步进展，逐步好转的，有一天老爷子的老伴儿给他喂饭。老伴儿六十多了，脾气也急，喂饭喂得快了，一呛，继发了吸入性肺炎，老爷子高烧烧到40℃。我去看了之后开了一副药，是下午三点钟喝的，晚上七点就退烧了，体温降到37℃。发烧的同时，阴囊开始肿大，同时伴见膀胱憋胀而不小便。老太太不放心，就叫了120拉着老爷子到医院去了，做了核酸排了队，忙活一宿，阴囊肿大的问题没有解决。换了导尿管，膀胱冲洗之后，小便得出，旋即又淋沥点滴而出。后两日，阴囊继续肿胀，颜色至青紫，体积比鸭梨可能还要大一些，不能碰，碰则剧痛。这就是很典型的"肾虚而膀胱热……津液内溢而流于睾"。这个热是因为老爷子还有前列腺癌，有这样一个基础底子在。

---

① 原本作"齐"，经改为"脐"。

再加上肾虚与之前的吸入性肺炎，有邪气在体内，在治疗肺炎时肺炎好了，但是热气下流，就会流经膀胱腑。因为肾虚，津液排得不及时，就会郁闭发热了。而化热并非表现在膀胱腑，就像《病源》中说的，就跑到睾丸上去了。但其实不是流到睾丸上，而是流到阴囊中去了，而阴囊实属下焦。这在《素问》中被称为"水溢"，亦称"下焦胀"。此时应如何治疗呢？大家要知道"水不上不下"是因为在睾丸上有结节，男生回去自己摸一摸附睾上有没有疙瘩。如果有疙瘩的话，当你肾气虚到一定程度的时候，又有外邪，你可要小心哟。因此基于以上的病机，在治疗时一定要注重开结。治疗刚才那位患者的睾丸我用了五天的时间，从紫黑肿得像梨一样治到一切如常。里面很关键的一个对药就是白鲜皮、荔枝核、全蝎。荔枝核是开结的，主要针对的是附睾的结节；全蝎是动血分的，仲景说"水不利为血"。白鲜皮在开结的同时（当然它适用的结的层次比荔枝核要浅），兼具清膀胱热的作用。

5.女子阴中肿痛

大家还记得我们之前讲哪一味药也可以治疗女子阴中肿痛吗？是黄连。它为什么治疗女子阴中肿痛，不治疗男子阴中肿痛呢？这两者是有区别的。区别在于，女子要来例假，那么女子就处在阴常虚的状态。有阴常虚的底子，对于膀胱热、下焦热就应该慎用利尿法。因为阴常虚，再利尿阴分会不足的。所以对于女子阴中肿痛则应该考虑清热又不伤阴的办法，而男子阴中肿痛就比较好办，利尿小便下来自然就好了。包括前面病案的那位老爷子，阴囊肿痛去医院其实也就是换了个尿管，冲洗的意义也不大。第一次还能下来尿，后面冲根本就下不来了。所以大家就知道了，白鲜皮清热又不伤阴，相反它还有些益阴的效果。比如连翘也是这样，连翘还可以"益精气"，其实也是清热不伤阴的一味药。

6.湿痹死肌，不可屈伸，起止行步

这些说的其实都是一件事。湿痹就是以湿为主的痹症，表现为不通。死肌，则是痹表现在肌的层次。肌是皮以下，可能涉及肤，可能涉及腠理肌肉与筋，这么大的一个范围都可以称之为"死肌"。"不可屈伸，起止行步"说的是患者关节不能屈伸，开始走路或者突然停下会有困难。那么这个湿痹的问题其实就在筋与经络上，总体位于身体下部。因为如果不偏下为什么不说不可以手舞足蹈呢？反而说不可以起止行步，就是提示湿痹在下。那么我们就知道了，白鲜皮可以治疗下焦有湿热，同时能开结利尿。外用又是非常好的一个治疗头面风局部化热的药物。

蜀 椒

味辛，温。生川谷。治邪气咳逆，温中，逐骨节皮肤死肌，寒湿痹痛，下气，久服之，头不白，轻身增年。

概说：温胃肠，加强上下焦气化；作用在卫气、腠理层次；除中下焦湿。

1.邪气咳逆

说明此处的咳逆是有邪气，可能是风寒、痰饮、瘀血，总之是由邪气引起的咳逆。咳逆这两个字，我们之前更强调是肺胃合邪，而咳逆其实还有局部的肺胀在。肺胃并寒引起局部的肺胀，这时就叫做咳逆了。依此则说明蜀椒可以解决寒邪。但是也不绝对，比如身体上有湿，用蜀椒除湿也是不错的，然而蜀椒除的湿其实是偏于中下焦的。

2.温中

温中与上面的咳逆是一个道理。我们吃的热药、凉药首先都要进到胃里，所以这个温中效果发挥的最直接的就是温胃的作用。很多人说蜀椒是温下焦的，但是忽略了蜀椒吃进去怎么也要先作用到胃上。从胃之后，寒邪能够从胃脉上到肺，那么药中热量自然也可以。比如甘草干姜汤治肺也是这个道理，路径都是一样的。

3.骨节皮肤死肌，寒湿痹痛

这里面有几个概念，中医"骨节"的概念与西医是一样的，就是骨头的连接处，有关节、韧带、软骨之类的。构成骨节大概就有骨、筋，同时《灵枢·痈疽第八十一》中有：

余闻肠胃受谷，上焦出气，以温分肉，而养骨节，通腠理。[2]296

（《灵枢·痈疽第八十一》）

所以养骨节靠的是水谷精微到上焦出气，换言之养骨节用的就是上焦之气。所以骨关节病既要考虑到骨的问题，也要考虑筋的层次，同时也要考虑到上焦气的作用。

所以从这个角度上看，用蜀椒通过中焦到胃口再到肺，加强上焦的气化，就能起到养骨节的作用。

"皮肤死肌"，很多人对这些概念不清楚，皮是皮，肤是肤，肌是肌，这里面会有混杂的是肤与肌。皮是大家手摸上去最外面的那一层。如果闲的没事干，撕一撕脚后跟的皮，皮撕下去，里面还有一层很嫩同时又有皮肤纹理。肤的繁体字是"膚"，上面的虎字头就是说肤上面是有花纹的，换言之肤就是有花纹的肉，也就是说肤为皮下的一层为肤。很多人说肤为皮下脂肪，其实我觉得这个说法是不对的，皮下脂肪指的是分肉腠理的那个层次。肌这个概念就比较模糊了，它可以与不同的字组成不同的词来阐释不同的意义。比如与肤放在一起称"肌肤"，与肉放在一起称"肌肉"，与腠理的"理"放在一起称"肌理"，这些概念会发生混杂。肌肤就侧重于由肌到肤的区域。中医所指的肌肉应该是包含西医所指的肌肉的。中医的"筋"基本等同于西医的肌肉、肌腱，还包括了筋膜。所以由肤到腠理、皮下脂肪再到筋这一大段的区域都称之为"肌"，"死肌"就可以包含皮肤上有坏死组织，也可能坏死延伸到腠理形成比较深的炎症，在或者弥漫到筋上。以上这些都是死肌的范畴。

那么蜀椒是如何治疗骨节皮肤死肌的呢？蜀椒通过加强上焦的气化，上焦出气可以通腠理，也就意味着能够帮助卫气的运行，也就能加强卫气的输布。所以蜀椒能够"逐骨节皮肤死肌"。

痹为"风寒湿三气杂至，合而为痹"[2]90，寒湿痹就说明此痹寒湿成分居多，也就是说蜀椒可祛除寒湿。这句话也表明了寒湿可在腠理层面。痛的原因只有两方面，一方面是"不通则痛"，另一方面是"不荣则痛"。就我个人看法而言，我觉得蜀椒更多是作用在卫气上，也就是腠理的层次上。所以对于不荣而言的痛意义不是很大，而对于不通的层面来讲，我觉得倒是说得通的。邪气除去之后，身体能更加通畅。

4.下气

蜀椒一个辛温之品为什么能下气呢？有的同学说是温胃，有的同学说是加强了阳明的功能，这点应该从蜀椒的量上去考虑。如果蜀椒的量小，比如入煎剂 7～10g，那么吃完了可能会恶心，特别是那个麻劲儿。说明当热量仅仅作用在胃口上时并不是下气，甚至可以说是上气的，热量可以沿着胃脉上到肺上。要发挥下气的作用一定是足量蜀椒进入胃中，此时热量就不只局限在胃口中，而是越过胃口的层次了。我不知道有多少同学吃过蜀椒的粉剂，量大约两三克，之后你能明显感受到一股辛凉的劲儿，咱不提热劲儿，热劲儿进到胃里都会有。这个辛凉的劲儿是因为什么呢？就是因为蜀椒把结打开之后，之前结住的寒气被驱逐，而表现出的寒凉。当蜀椒力量下去之后，下焦肚脐甚至肚脐以下那种凉劲儿透出来，此时才能表现为下气。下气的原因是蜀椒不在胃口了而到了肠中，透过肠壁而起到温下焦的作用。换言之，是因为下焦开了，才出现了下气的作用。

之前我有一位朋友，有一次给他父亲看病，他妈妈包了饺子款待。他是个程序员，喜欢抽烟、喝冰可乐，基本每天都会熬夜，这次熬了几宿之后感觉吃不下饭，堵得慌。自述堵的地方不是膈肌而是中脘部，堵在那里就吃不下。我给他治的时候就是用了一勺半的花椒粉，吃了之后打开结，气才下去。这个时候的温已经不在胃了，或者说已经透过胃了。应该是在胃以下发挥的作用。

冯生：那透出来的凉气是邪气吗？

董师：这个时候它是什么邪气已经不重要了。重要的是开通道路给邪气以出路。

5.头不白

从《病源·白发候》中来看头白的原因：

足少阴肾之经也，肾主骨髓，其华在发。若血气盛，则肾气强，肾气强，则骨髓充满，故发润而黑；若血气虚，则肾气弱，肾气弱，则骨髓枯竭，故发变白也。[1]144

（《病源·白发候》）

所以头发白是因为肾气虚了，之后骨髓弱，头发才变白的。蜀椒使头发变黑不是因为它能补肾气，它就是辛温的药。它发挥的作用是帮助了由精化气的过程。这里的由精化气并非发生在肾中，而是发生在下焦。蜀椒到肠中肚脐下发挥作用，把下焦蓄积的精变成气输布上来。此处说"肾气弱，则骨髓枯竭"是一种方便说法，真正精化气发生于下焦。包括男子房事失泄，泄的也是下焦所藏精气。

总结一下，小剂量蜀椒在胃里时发挥的是温胃温肺的作用，气是向上走的。大剂量的蜀椒能够把胃透过去，就可以作用在中下焦，甚至在脐下肠中都是可以的。

麦　冬

味甘，平。生川谷。治心腹结气，伤中伤饱，胃络脉绝，羸瘦，短气。久服轻身，不老，不饥。

概说：津液层；养脾阴；修复胃黏膜；养胃之大络。

1.心腹结气

心腹结气，就是结气在心腹。"心腹"提示病位，要特别注意此处"心腹"，不是心，也不是五脏。

> 结气病者，忧思所生也。心有所存，神有所止，气留而不行，故结于内。[1]76
>
> （《病源·结气候》）

这个说的就非常清楚。结气的过程，第一步是忧思所生。一提起忧思，大家一定会想到"忧思伤脾"。忧思第一步确实是伤脾，伤脾的什么部分呢？有的人表现为忧思吃不下饭，这其实是伤到脾阳了。有些人的解忧方法就有吃饭，这就会伤脾阴了。如果脾阴伤得不算严重，未累脾阳，则长肉；若脾阴被伤，限制了脾阳，则表现出善食而不长肉，所谓"饮食不为肌肤"，同时这类病人的吸收是不好的。通过麦冬是一个甘平益阴的药，不难推出麦冬治疗的伤脾，是伤的脾阴。

人为什么会忧思？《灵枢》讲精气并于脾则忧。精气为什么会并于脾？大家都有忧的经历，大概是"缘起念生"。这个"缘"可是外缘，比如触景生情、睹物思人，也可以是内缘，比如长久以来积累的压力，往往内缘、外缘纠缠沓来，然后生念。就是这一念头调动精气。往往我们在情绪的气氛中，忽略了念头的存在，也可以理解为习气、惯性，进而开启了后续的精气并脏的过程。这个精气应当具备很好的流动性和流散性（即不是被特定约束的），比如可以是卫气，也可以是胃气，也可以是肾精化生出的气。气从身体其他区域，比如胃口，把能量集中到脾上，这时候在脾的局部形成阳偏盛的状态，也就是阴偏虚。就会表现出来一系列脾阴伤的症状，这时候可以用麦冬。如果精气在局部蓄积更严重，就需在养阴的同时加上解郁行气的思路了。

下一步就是忧思伤心。"心有所存，神有所止""心有所存"即心中有事。"神有所止"中的神包含两个方面，其一是"心藏神"所指的"神"；其二，《小针解》："上守神者，守人之血气有余不足"。不难看出，神即血气。所以这句话一方面是指心中有事情牵绊，心神的正常生理功能受到限制，另一方面是指血气流动出现障碍。这是结气病的第二个过程。

以失恋举例子。大家可以仔细品失恋过程中心区的感受，不适感是从前往后进展的。最开始是结在胸前，这时它的位置比较模糊，有的人会感觉是胸骨体前的局部皮肤；有的人结在胸骨体之后，心包之前；还有的人结在心包上，之后会沿着心包向后，最后到心包后、脊柱前面，这个结比较稳定，若不加治疗，不太容易自行消散。这个其实伤的不是心，伤的是心包。

心结之初症状的不同，提示了不同的病机。憋钝麻木感在胸骨体之前，多是因为中焦被郁，宗脉乏精气以上供。在心包之前胸骨柄之后，多是精气由中焦到上焦的布散路径出了问题。这个过程比较短暂，而且仅仅是轻微的喘憋、压迫感，很多人由于精神专注在所忧所思的事儿上，不一定能感受得到。这个阶段有些类似肺痿的情况。在肺痿层次的治疗是桑叶、菊花、枇杷叶、麦冬、芦根这样的思路。

伤完心包之后，就到了第三个过程，"故结于内"。"结于内"即结于里，言外之意结的位置是在体内。前面讲到脊柱前的结气节点，作为一个指征性的存在，它会相对稳定地存在，并缓慢进展。往后它会下传胃口，传胃口的时候就会影响中焦了，影响气血的生成，所以从那开始就会出现虚病了。

麦冬治的是忧思伤心吗？不是。临床实践告诉我们，忧思伤心出现心包上的结节，麦门冬是化不动的，而且用麦门冬中多数是结节没化开，继而出现心阳虚的症状。在心包的结气用什么去处理呢，一会我们会涉及到。麦冬治的其实就是忧思伤了脾阴，这时候用麦门冬去补，是可以的。所以麦门冬治疗的是心腹结气的最早期，是精气并脏，阳偏盛，阴偏虚的状态，主要是侧重在脾。心阴不足的时候也有一定作用，后期下传胃口的阶段也可使用，但更强调药物的配伍。上三焦的过程中，麦冬可不可以呢？可以用。但是这时候要知道麦冬已经不是主要的层次。

麦冬处理的就是早期脏虚精气并脏，用麦冬把阴虚的部分补上，阻断精气并脏的后续过程。

2.伤中伤饱

再说伤中伤饱。

第一个，伤中，什么叫"中"？

喜怒哀乐之未发，谓之中。[42]46

（《中庸》）

就是说，"中"是喜怒哀乐还没有发露的状态。那这喜怒哀乐是怎么发的，怎么产生的？

精气并于心则喜，并于肺则悲，并于肝则忧，并于脾则畏，并于肾则恐。[2]57

（《素问·宣明五气篇》）

情绪是怎么来的呢？本质是因为触景生情、外因、疾病，脏腑虚了，精气并于五脏，就出现了喜怒哀乐等情志的表现了。那正常情况下精气充足的人，他是什么状态？就是喜怒哀乐之未发，谓之中，他是一个处在中的状态，不喜不悲，不忧不怒不畏。这么一个状态，就是非常的平和。但是人跟人也不一样，它是由种族和文明决定的。伤中，就是破坏了喜怒哀乐未发的状态，喜怒哀乐的调节功能不正常。

精气充足的人，精气并于五脏之前在哪儿？刚才其实也说了，在阳明。这个在《素问·太阴阳明论》中也有证据："阳明者表也，五藏六腑之海也。"[2]68又有："藏府各因其经而受气于阳明。"[2]68所以精气从阳明通过"其经"，传到各脏各腑，达到精气并于脏腑的目的，产生情志上的变化。"其经"是什么？是精气从阳明至各脏腑的经络通路。《太阴阳明论篇》载："太阴为之行气于三阴，阳明者……亦为之行气于三阳。藏府各因其经而受气于阳明。"[2]68很显然在这个通路中，阳明、太阴均发挥了作用。前面讲麦冬养脾阴，其实就属于治疗伤中的范畴。

"伤饱"有两层含义，一层是吃撑了，另一层是容易撑着。吃撑了就是随着胃容量的扩张，胃黏膜在变薄，随即出现胃黏膜的损伤。养胃黏膜可以用麦冬、北沙参之类营养胃阴的药，但需注意酌情配合消导。容易撑着的病人临床症状可能表现为吃的东西不多，还容易撑，再多吃还容易吐。此时对于食物的受纳就有了限制，这是胃阴伤的患者容易出现的症状，这时候可以用麦冬来处理阳明的阴伤。但是这个就比较浅了，是阳明侧重胃黏膜层次的时候用麦冬是合适的，再深了它就不合适了。换言之，它缓解的是阳明的津液受伤气分有热、阴虚的时候可以用麦冬，像石斛也跟这个差不多。

为什么伤饱会导致伤中，为什么会影响情志的变化？吃饭容易吃撑的人、吃饭比较快的人、或者说消化系统不好的人，他的情志波动就比较大。因为阳明受伤了。我们再往前看看，刚才不是说了忧思伤脾，然后忧思伤心，往下传，就会传到胃口，就会伤阳明。

处理阳明津液受伤用的是麦冬，那阳明属阳的部分受伤用什么合适呢？还有个药和麦冬比较类似，我一般和麦冬相配合使用，是蒜皮。蒜皮在煮熟之前是阳性的，温胃的作用特别明显，吃完感觉胃里面是暖的。煮熟之后，养阴的效果就出来了，但是没麦冬强。用量一般是一次一碗。蒜皮跟麦冬一个偏于补阳，一个偏于养阴，这是二者区别。

大家要注意，有的病人舌是淡嫩的，可能还会有水滑苔，这其实是由于胃阴伤，吸收功能减弱，平日摄入的水饮不能及时被身体吸收而形成的湿象，大家不要因为湿，而不敢去养胃阴，只需在养胃阴中加补气稍佐通利即可，比如可以用生山药加苡仁煮粥，养阴益气的力量就都有了。

我们一起来看个医案，麦冬养阳明案：

处方：

竹叶 15g	生大黄 3g 后下	芒硝 3g 单包	栀子 10g	连翘 15g
黄芩 15g	生甘草 15g	生山楂 30g	芦根 30g	麦冬 30g
生白术 30g	佩兰 6g	白蔻仁 6g		

五付水煎

这个病人是一个乳腺癌放疗之后吃汤药的病例，是我学生的一个案例。有两种舌头对比，一个是放疗之后吃药之前的一个舌头，另一个是吃汤药之后的舌头。要注意对比舌苔的情况。这个舌头比较典型，很多人都有这类舌象，只是严重程度不一样。舌边尖是红的，舌苔白腻，上面有齿痕，整个苔面显得比较干。这股干劲儿和上面的裂纹特别适合用麦冬，养胃黏膜重用麦冬到30g。但是不好控制之处在于舌苔偏腻偏厚，麦冬照顾到的是最清浅的一层，里面什么情况不知道。所以这位学生也是心思非常缜密，30g麦冬配的30g生白术，感觉病人有阴虚的问题。当然我个人认为白术用得有点儿浊了，盖住了病位所在的层次。白术养胃的力量是在黏膜深层、肌层浅层，剩下的一边养阳明一边通络。然后舌面的腻用的是山楂、大黄、芒硝，从阳明推，用山楂化。接下来就是舌边尖。舌边尖红，舌苔白，"苔白者，小柴胡汤主之。"可以用柴胡剂，如四逆散，若用小柴胡就要把大枣去了，因为大枣麦冬白术一块儿，养阴的力量太强，大枣和麦冬选一个用就可以了。这个病例用的应该是四逆散，可以，但一定要把黄芩的量加上去，加到30g不为过。他这个应该是黄芩的力量没加上去，用的是连翘、栀子和竹叶，力量偏三焦了。黄芩还是少了，应该加到30g。这样吃完药就不会伸出舌头边还是红的，或者也可以菊花30g，桑叶30g，这样也能把肺疏开，清热，也可以把红去了。这就是属于用药技巧的问题了。这个方子开的还是不错的。此处我们要看的是麦冬养舌苔的力度。五付药，150g麦冬下去之后，舌上裂纹明显变少了，整个状态也非常不错，舌右下角的瘀斑也下去了。

3.胃络脉绝

关于胃络脉绝，《本草经解》上的说法比较有代表性：

> 脾为胃行津液者也，脾血不润，则不能为胃行津液，而伤饱之症生矣；味甘而润，滋养脾血，故主伤饱。脉者血之府，胃与脾合，胃络脉绝者，脾血不统，脉络不与胃相接也；甘润养阴，所以续脉，脾主肌肉，而禀气于胃，脾阴不润，则肌肉不长，而胃气上逆，肺亦能呼不能吸，而气短促矣；麦冬味甘益脾，故主羸瘦，气平益肺，故主短气也。久服肺气充，所以身轻，脾血润，所以不老不饥也。[29]13

（《本草经解》）

从这段话能看出《本草经解》应该是托名于叶天士所著，因为我觉得叶天士不会犯这样的错误。问题有以下几点：第一，这段话阐释麦冬治疗伤中伤饱、胃络脉绝和后面的短气羸瘦，都是从"脾为胃行其津液"这个角度立论的。这个论点首见于《素问·太阴阳明论篇》。但是这句话是有背景的，前情是黄帝问岐伯，脾病为什么四肢不用。然后黄帝回答岐伯：

> 今脾病不能为胃行其津液，四肢不得禀水谷气，气日以衰，脉道不利，筋骨肌肉，皆无气以生，故不用焉。"[2]67

（《素问·太阴阳明论篇》）

我们对比一下，《本草经解》上的论述与《太阴阳明论篇》虽有相似之处，但也有不一样的地方。比如后者说的是脾病，前者就说"脾血不统""脾血不充"；后者说的是脉道不利，前者说的是胃与经脉不相接。虽然文字相差无几，但是意思已经差得很远了。

应该怎么理解胃络脉绝呢？一种断句是，胃、络、脉、绝这四个字全断开来看。络，连也。也就是与胃相连的经脉出现了脉绝的状况。与胃相连的经脉就四条：肺手太阴之脉"还循胃口"[2]226，胃足阳明之脉"其支者起于胃口"[2]227，脾足太阴之脉"络胃，上膈挟咽"[2]227，小肠手太阳之脉"循咽，下膈，抵胃，属小肠"[2]228。麦冬对于这四条经脉的阴虚都可以用，治疗肺经阴虚，用生姜加麦冬，像张仲景用甘草干姜汤从把津液从脾胃顶搭配肺上去，也可以，养阴甘草为主，温脾胃为辅；治疗阳明胃经的阴虚，用厚朴或保和丸加麦冬，麦冬本身的定位在心脾之间，可以顾及到肺，位置降到胃，厚朴往下推是一个量，小肠和大肠都是阳明系，一荣俱荣，一损俱损，降到小肠厚朴是一个量，降到大肠厚朴又是一个量。按照五十公斤体重，降到胃用3g以内的量就行，稍稍推一下就行；到小肠大约6g左右；到大肠可以用到10g；量再大就泄出来，没意义了，这个要知道。脾足太阴之脉阴虚用干姜加麦冬；小肠手太阳之脉阴虚用麦冬加利尿剂，其实是加速了水液的代谢，然后再用麦冬去养小肠经。

但是这样没考虑到三焦的问题。"上焦出于胃上口，并咽以上，贯膈而布胸中，走腋，循太阴之分而行。还至阳明，上至舌，下足阳明。"[2]239"中焦亦并胃中，出上焦之后，此所受气者，泌糟粕，蒸津液，化其精微，上注于肺脉乃化而为血。"[2]239所以像之前那样理解麦冬治胃络脉绝肯定是不全的。中焦好说，麦冬能不能影响到上焦？大家知道上焦其实包含了很多层次，肺、手太阳、手阳明，还有一段足阳明和脾经的层次。所以这一块麦冬顾及的力量就有些弱了。我们在群里讨论，麦冬到底是养肺阴，养肾阴，还是养心阴：麦冬哪儿都可以养，就是看怎么配伍。配伍有两个方面，一个是"的药"，要给麦冬所养的津液一个方向；另一个是给它一个通路，把通道打开。像之前所用的生姜麦冬养手太阴肺经，此处生姜就是一个"的药"。然后养足阳明胃经，厚朴或保和丸就是起到一个开通道路的作用。所以麦冬哪都可以养，因为麦冬养的力度非常清淡，正因为清淡，所以无微不至，是非常好用的一个药。

另一个断句是在"胃络脉"后停顿，即"胃络脉，绝"。我觉得这个理解对于麦冬而言，是比较贴切的。

> 胃之大络，名曰虚里，贯膈络肺，出于左乳下，其动应衣，脉宗气也。盛喘数绝者，则病在中；结而横，有积矣；绝不至曰死。乳之下其动应衣，宗气泄也。[2]43

这里的"胃络脉"指胃之大络虚里，位于左乳下，用来候宗气。虚里的脉应该是摁下去之后能感受到它在动，但是在皮肤表面看不见，这才是正常的。"盛喘"是外在的症状，这人喘出得厉害。"数绝"是一个说续不续、说接不接的一个状态，提示病在中，多数由于中气不足导致的。这样的病例我治过，用的主要是生山药，或者人参，从中焦把宗气顶上去。"结而横"是说在那儿有个疙瘩不动，这提示胃络有积，用保和丸和小柴胡效果非常好。若左乳下摸不到这根脉，也就意味着宗气不能上贯心脉，不能司呼吸，故曰死。所以宗气的作用就是"积于胸中，出于喉咙，以贯心脉，而行呼吸焉"[2]280

　　所以他解释前面麦冬除了养脾阴之外，其他诸多使用情况的根源性问题，其实在于麦冬它是可以营养胃之大络的，可以增加胃之大络里面的津液，进而去补充宗气。

　　胃之大络里的津液到宗气中间是什么过程？这个用九窍来说。九窍接触的营养物质不是血，它直接的能源是津液，但是津液到局部发挥作用要到九窍去进行气化。所以络脉里的津液，它要发挥功能是需要气化的。所以你看内经里也说"其宗气上出于鼻而为嗅"，就是宗气出于鼻，产生了嗅觉的功能。从津液到宗气发挥功能，要有一个气化的过程。当然在络脉的脉道里，其实也有络脉本身阳气的节律。

　　说到这儿了，大家看嗅觉失灵怎么治呢？其实就是从宗气入手。之前也说过，水谷到胃，分为三隧，其中一个就是宗气。所以大家治疗宗气病，一定要注意补中益气，加强中气的作用，比如四君子、补中益气汤都可以，但是量必须得大，30g起步。然后麦冬这里面其实就是补充胃络之间的津液，是给这个水管加压的，有没有通络的作用？有。它是以补为通，而不是以通为补。根据情况当然也可以用石斛、生地。但是用生地的时候，就会把补气药的位置和速度给拽下来，效果就慢一些。麦冬是一个补津液的药，所以它跟气非常好结合，不太影响气的速率，要把这个麦冬换成生地，气的速率就给拽下来了。

　　之前我治过一个嗅觉失灵的案例，用的方子是四君子汤，加麦冬、白芷、菖蒲，重用麦冬。白芷、菖蒲其实就是引经药，把津液和胃气引到鼻子上去，四君子就是补充中气的。重用麦冬，这跟患者当时的舌象有关系，舌红少津苔面较干，上面有细碎的裂纹，这时候最适合用麦冬。麦冬直接30g，其他的常规量就可以。

　　麦冬还有通脉络之说。此说法在《神农本草经指归》上有载：

　　（麦冬）一本横生，根颗联络。有十二枚者，有十四枚者，有十五枚者，盖合于人身之十二络，加任之屏翳，督之长强①，为十四络；又加脾之大络，名大包，共十五络；又加胃之大络名虚里，共十六络。唯圣人能体察之，用之以通脉络，并无去心二字。[34]9

（《神农本草经指归》）

　　这一段就比较牵强了，认为"胃络脉绝"治的是全身的络脉，和胃没有关系。但

---

① 原本作"彊"，径改为"强"。

是其中有一点说得非常好，"用之以通脉络，并无去心二字"，麦冬的芯可以用来通脉络，但是这个作用一般表现不出来，除非把心抽出来单独用。

我还真试过。抽了心用，静下来之后，有个热度，就感觉身上的津液嘶嘶的走得比较快。但必须得单独用，跟着麦冬一起用就分不清了。我一般不用，通络的时候，用桃毛桃仁桃皮桃仁桃花，这些都行。我多数时候用的是桃仁，就足够了。而且桃仁比麦冬心好用得多，同时广谱性也非常强。

麦冬它是一个能够养脾阴的药，而且能够养胃中、养阳明的津液，能够补胃之大络津液。为什么说补胃之大络，而不是说胃络，因为胃络走得就很远，脾为胃行其液，能够到四肢，沟通到四旁，走得很深。对于麦冬而言，我不确定是否能够走到这么深的程度。所以我说把麦冬定在养营养胃阴的，为了严谨起见，给它定义为胃之大络，因为到四肢到九窍的时候要细化，这块就不好说了。大家知道就行了。

讨论

同学：我发现伤中全是养阴药，有什么共同点吗？

董师：对。我自己感觉，在《神农本草经》里面，"伤"这个字说的更接近物质上的损伤，功能性的不叫"伤"。功能性的问题会涵盖在各种症候里面，比如痹症，痿症这类。但是像"伤中""伤五内""伤五脏"这种都是属于实质的、形质方面的损伤，才会用"伤"这个字。

大　枣

味甘，平。生平泽。治心腹邪气，安中养脾，助十二经。平胃气，通九窍，补少气、少津，身中不足，大惊，四肢重，和百药。久服轻身长年。叶覆麻黄能出汗。

在《名医别录》上还有：补中益气，强力。

概说：养脾胃气津；戒烟。

1.治心腹邪气

大枣也是个甘平的药，能治心腹邪气。《本草经解》以心腹为太阴行经之地，又一次展示出来了问题。大枣本经条文上明确说助十二经，平胃气，养脾。则我们就不能局限地把心腹理解成手足太阴之脉循行所过。《本草经解》是有局限的，所以其书不应该为叶天士所作，叶天士不会犯那么低级的错误。

谈一谈我个人辟谷之后的体会。大枣所治的心腹邪气，应该是阴虚所致的邪气。辟谷七天之后吃大枣，枣肉和枣皮我是分开吃的。肉吃下去先下到胃口，这个感觉特别明显，甚至下到食管再到胃整个循行的路线都非常清晰。然后下到胃中，再下去之后好像有个袋子，枣肉在袋子底待住不动了。沉一会儿之后又好像是在冒烟，然后到剑突下两指的位置向右向上，在下面绕了一个圈。先从后面绕到右侧，在前面有点儿想往左侧，但是还没过中线，这个时候的感觉就很弱了。然后再下一个感觉是，从大枣在胃口的那一点往上走，是直接向上的，过了膈肌之后在膻中以上的胸腔中散开。大概是这样的两个过程，总结来说一个是向右向上，另一个是直接向上。这个其实跟《素问·经脉别论篇》中说人吃了饭之后食物的运行规律是一致的："食气入胃，散精于肝，淫气于筋。食气入胃，浊气归心，淫精于脉。"[2]53 整个过程我觉得是非常相符的。

再一个，枣皮的效果也很明确，可能是因为之前吃了枣肉，我没有感觉到它在胃口里是怎么动的。但是我感觉它在膈肌上，尤其是在膈肌靠近脊柱的那一侧，那一侧有一种酥酥麻麻的，像得气的感觉，像是膈肌在颤动。这种感觉我是在被针刺心俞的时候第一次体会到的，那种酥酥麻麻的窜动感，在心包上脊柱前心脏后。扎上之后感觉针尖所在高度的心包一圈有松解的感觉。之后又被扎过一针肺俞，感觉整个胸口特别敞亮，呼吸特别畅快。吃枣皮带给我的感受就好像是同时扎了心俞和肺俞，既能体会到呼吸畅快，又能体会到酥酥麻麻，血液加快，经络通畅的感觉。所以我的体会就是枣皮可能会有一些补血活血的效果。这种皮能活血的药很多见，比如黄芪皮，甘草皮都能活血。而这些药都是甘平滋养为主的药物，皮都是偏红色的，且都有活血的效果。

2.安中养脾

枣的安中是养胃阴，养脾是养脾阴。有一个饮食不为肌肤案，病人是我师妹。她症状是吃了东西之后不长肉，同时紫外线过敏。给她用药，君药就是大枣。

3.助十二经，补少气少津液

这里得谈一谈戒烟。我有一位朋友，之前一起讨论说拿什么戒烟，我说大枣，因为大枣助十二经，他回去写了一篇文章，用大枣戒烟。大枣对戒烟有一定帮助，但是我觉得他的立论不是特别准确，比较牵强。他说烟能横行十二经，就是说在十二经窜着走，没有规矩。枣能助十二经，也就能代替一部分吸烟带给人的依赖感。这个不对，能助十二经的多了去了，清代《本草分经》上归十二经的有很多药，例如人参、黄精、大枣，都能归十二经起到补的作用。他们都可以用来戒烟吗，不见得。

烟是一味药，在《本草备要》里面明确记载是一味药，能够横行十二经。所以古人抽烟是要用香油、甘草末和烟丝拌一下的。电视剧《铁齿铜牙纪晓岚》，有一集纪晓岚去买宣纸，他看见地摊有人卖烟丝，叫小兰花，切成丝弄点儿甘草末和香油一浸，这是他原话。可见古人抽烟是有配伍的。现代人也有，不过都是秘方，查不到，也不是很强调了，所以现在抽烟是有害的。其实吸烟有害真正是损伤了肺阴，所以重点应该在于补肺阴。大枣有帮助，但不绝对。

自拟戒烟方子如下：干姜、生姜、大枣、连翘、桃仁、陈皮、麦冬。补肺阴还是以之前的思路，生姜麦冬为君。用干姜是因为用了大枣之后要把它化开，而且干姜是为了温肺。吸烟的人已经适应了烟熏火燎的氛围，所以他的肺需要的热量特别大，这个时候就要用干姜、生姜这种热性的药把润药给化开。同时这种温燥的药会伤络，故配伍的时候要加通络的药，比如桃仁、连翘。陈皮是怕麦冬用多了化不开。给个基准的常规量就是：干姜10g、生姜15g、大枣30g掰开、连翘10g、桃仁10g、陈皮10g、麦冬20～30g。这个方子应该非常好喝，你就加水直接当茶喝就行。想抽烟的时候别抽烟，来一杯这个药，比抽烟好。

4.平胃气

再说平胃气，大枣平胃气主要是针对胃气上逆的情况，也就是说因虚而逆。典型症状就是食少易饥、多食则呕、苔薄或无，比如小柴胡的心烦喜呕用的就是大枣。因为大枣益气养阴，而且偏于养胃阴，它特别能够适用于纠正柴胡辛窜伤阴的药性。现在都说柴胡劫肝阴，其实不是的，柴胡是劫胃阴。后面讲到柴胡再说。

5.通九窍

大枣通九窍，九窍为水注之气，用的不是血，是血化生出来的津液，所以要有气化的过程。既然是气化，就离不开脾胃，所以四君子、山药、人参都是常用的药，而且是大剂量的药。像人参明目效果就特别好，山药、白扁豆都具有一定的明目的效果，因为这些药都能补气。再一个就是"的药"的问题，"的药"的作用是靶向用药，通九窍，耳朵、眼睛、鼻子都有相对应的"的药"。菖蒲、细辛、远志、川芎、蔓荆子、菊花这些都是。那舌头的引经药是什么呢？舌头有，但不需要引经药，你动一动就可以了。所以道家有"轮回酒"，就是舌头在口腔中转来转去，然后有津液生成，再咽下去，是一样的道理。

6.大惊

这里说一个大枣治疗大惊的案例。这个案例是我的一个病人，18岁，学生，头发眉毛全都落尽了。脉大空革，沉取略涩。关脉断了，沉取压至骨根本摸不到。这个时候也是大枣为君，中间配伍小柴胡、保和丸、四逆散、补中益气这些随症用。15个大枣始终不动，每付药都是15枚大枣。吃了半年，关脉接上了，头发稀稀疏疏长起来了。

7.四肢重

四肢重，不是痿症，也不是四肢动不了，不是肌力减退，而是四肢保持一定节律之后的困重。比如举着手机刷视频，举着举着胳膊累了。其实就是气和津液这个层面的亏虚，还不涉及到血。所以这样的问题用大枣就可以缓解。比如像颈椎病，本质上也是一个姿势待久了导致的，感觉疲劳，可以用大枣。用时需防滋腻，可以小役形体，以助药力。

滑　石

味甘，寒。生山谷。治身热泄澼，女子乳难，癃闭，利小便，荡胃中积聚寒热，益精气。久服轻身耐饥长年。

概说：足阳明胃经；三焦，胆外周；足太阳膀胱经；清热；开结；利尿。

1.乳难

此处乳难即难产。难产我没用过，就不说了。有人认为滑石能用来下乳，我见过有人用滑石下乳，乳没下成，反倒是奶水都下没了，这是属于错治。产妇是一个虚的状态，再加上滑石的凉，就伤了阳明，所以乳汁就没了。若想生产之后多些奶水，可以用猪蹄、漏芦。猪蹄是用来养阴的，用石斛、生地、熟地这些都可以，来提供物质基础。漏芦是"的药"，想下乳用漏芦可以，想丰胸用漏芦也可以。或者可以用桔梗，桔梗 15g，就上到胸口这附近，也可以起到下乳或者丰胸的作用。滑石把乳汁下没了是因为它的寒凉，因而它可以用来治疗乳腺炎，对于阳明循行所过之处的乳腺有热，用滑石是可以的。

2.癃闭

津液输布的通道出现问题叫癃，在身体上表现为臃肿、膨隆貌，《五癃津液别篇》大家去读。滑石治疗癃闭与利小便其实是一个事儿。《中医内科学》中有："癃闭是以小便量少、排尿困难甚则小便闭塞不通为主症的疾病。其中，小便不畅，点滴而短少，病势较缓者称为癃；小便闭塞，点滴不通，病势较急者称为闭。"[44]290 这是教科书的说法，我个人认为对"癃"字的理解是不够准确的。"癃"为形声兼会意字，从疒，隆声。隆既表声亦表意，隆有丰大的意思在。癃闭的症状既应有小便淋沥不出，也当有膀胱的膨大。所以《诸病源候论》中讲的气淋，亦名气癃，有膀胱膨大充盈的意思在。

3.泄澼

泄澼就是指下利。滑石治疗泄澼的原理是通过"回肠-下焦-膀胱"这条通路把小肠里的热通过下焦拽到膀胱，再走小便代谢出去，同时把肠道中一部分的水液通过利尿的办法排掉。因此滑石能治泄澼，当然这一定得是热利。

4.胃中积聚寒热

还要掌握滑石治疗胃中积聚寒热。我们先看寒热。

夫阳虚则外寒，阴虚则内热。阳盛则外热，阴盛则内寒。阳者受气于上焦，以温皮肤分肉之间，今寒气在外，则上焦不通，不通则寒独留于外，故寒栗也。阴虚内生热者，有所劳倦，形气衰少，谷气不盛，上焦不行，下脘不通，胃气热，熏胸中，故内热也。阳盛而外热者，上焦不通利，皮肤致密，腠理闭塞不通，卫气不得泄越，故外热也。阴盛而内寒者，厥气上逆，寒气积于胸中而不泻，不泻则温气去，寒独留，则血凝①泣，血凝泣则脉不通，其脉不通，脉则盛大以涩。[1]73

（《诸病源候论·寒热候》）

---

① 原本作"淶"，据《素问》径改为"凝"。

上面这段文字在本章节中会反复地用到。前三句说的是阳虚则外寒，应该用辛温解表之方，比如麻黄汤。后面注意没有抄错啊，原文就是阴虚内生热。内生热有以下几个使动因素：第一，气虚，第二，胃口有热。两头的反应就是上焦不行，下脘不通。这点要和小柴胡汤进行鉴别，小柴胡汤有一条，"上焦得通，津液得下，胃气因和，身濈然汗出而解。"[3]75小柴胡汤并没有下焦不通的问题，就算有下焦不通，也是随着中焦症状的改善而改善的。说个题外话，许多人说这是小柴胡汤用作汗解，其实不对。因为小柴胡汤的上焦不行是因为中焦虚弱，所以要用参草枣补中焦。中焦相当于上焦的源头，只有中焦营养充足了才能供给上焦。所以上焦得通了，津液就能下来了，再然后卫气就和了。但是阴虚内生热的症状因为胃有热，所以要考虑三点，第一点是胃气热，第二点是下焦不通，第三点是有气虚的底子。滑石是可以用在这里的，作用主要发挥在第一、二点上。阳盛而外热这一句，这种情况应该辛凉开肺，这是温病派的治疗思想。最后一句阴盛而内寒，因为内有寒然后出现了脉不通而血涩的状态，滑石不适合。所以一共说了寒热的四种病型，滑石适合治疗阴虚内生热。

那么寒热从何而来呢？《诸病源候论·寒热候》后面还有一句：

因于露风，乃生寒热。凡小骨弱肉者，善病寒热。[1]73

（《诸病源候论·寒热候》）

这两句话总结一下就是寒热是由于感受了风邪而来的。小骨弱肉者就是体质比较弱，腠理比较疏松的人，这样的人容易患寒热，这与积聚病的成因是一脉相承的。

积聚者，由阴阳不和，腑脏虚弱，受于风邪，搏于腑脏之气所为也。腑者，阳也。脏者，阴也。阳浮而动，阴沉①而伏。积者阴气，五脏所生，始发不离其部，故上下有所穷已；聚者阳气，六腑所成，故无根本，上下无所留止，其痛无有常处。诸脏受邪，初未能为积聚，留滞不去，乃成积聚。[1]105

（《诸病源候论·积聚候》）

这段是说，积聚是因为有虚证在，脏腑虚弱的情况下感受了风邪，然后风邪与脏腑之气抟结在一起，就产生了积聚。五脏的积聚有五积，分别是肝积、心积、脾积、

① 原本作沈，径改为沉

81

肺积、肾积。六腑的积聚是充于内，在外没有什么表现，查不出来。后面"诸脏受邪"一句中，诸脏指的就是在外能诊查出积聚的脏积类型，针对腑的没说，应该扩展开来，脏腑受邪，最开始没有能够称为积聚，风邪留滞不去，也就成了积聚。总结来说，这段讲了积聚的成因，一共三个方面：第一，虚弱；第二，风邪；第三，风邪在脏腑中留滞不行。

也就是说胃中积聚的前身是胃里感受风邪，这就是"胃风"。《素问·风论》中有相关描述：

胃风之状，颈多汗恶风，食饮不下，膈①塞不通，腹善满，失衣则䐜胀，食寒则泄，诊形瘦而腹大。[2]89

（《素问·风论》）

大家看这段文字别扭不别扭？我一开始读的时候就感觉这段文字有哪里不对劲。《伤寒论》中说："阳明病，若能食，名中风；不能食，名中寒。"[3]70 而《素问》中的胃风是"食饮不下，膈塞不通"，这怎么去解释呢？我的看法有两种解释。第一种，就是《素问》中描述的是胃中既感受了风邪又感受了寒邪，所以会出现多汗恶风这种典型阳明病症状的同时，同时还出现了"食饮不下，膈塞不通"的症状。后面"腹胀满，形瘦腹大，失衣则胀，食寒则泄"这些都是阳明中风的症状。第二种解释是，《伤寒论》中所说的中风能食是中风的开始阶段，然后随着中风日久，会出现不能食。

最开始我也是不理解的，后来在一个病人身上把这个谜团解开了。他最开始就是胃风的症状，颈部多汗恶风，能吃东西，食欲还不错。然后稍微吃多一点肚子就感觉饱，但还没到满的程度。后来因为多汗恶风，内有热，所以他就总喜欢穿得少一点儿。但是穿的少不要紧，必须要把肚脐眼护住，要是有一天穿背心或者是 T 恤，肚脐眼露着的，就会腹胀，而且胀得非常厉害。他说腹胀就是能感觉到肚子里面在积气，但是外面看不出来。如果稍微吃一点儿凉的就腹泻。随着腹胀腹泻症状的加重，同时饭量从能吃想吃变到不想吃。甚至一吃饭就感到膈肌和嗓子眼这里堵着噎着。所以从这位病人身上，我明白了《素问》中讲的胃风的症状是持续了一段时间，之后加重了，并且开始形成胃中积聚的一个中间阶段。

我当时治疗那个病人，对症治疗，主要的矛盾就是在胃上。他的脉摸上去鼓鼓的，

① 原本作"鬲"，径改为"膈"。

滑滑的。用半夏、陈皮，平胃散的思路能往下推一部分，但是之后便推不动。后来我仔细品了一下脉，在九菽到十二菽之间，有一股滑数的迹象。我当时是用的是 15g 生石膏，而且是单用的，没有任何的配伍。数去了，但是滑一点儿也没动。我看到石膏有效，就想到了滑石这味药，但是我没有把滑石入煎剂，我入的是散剂。散剂用了 0.5g 还是 1g，是特别小的量，开了，而且开得特别漂亮。这位病人告诉我说，他吃完滑石感觉胃里是热的，但是你不能说因为感觉热所以滑石就是热的，这是不对的。他其实是胃中的积聚开了，阳气够用了，所以才会感觉热。

通过胃风的那个病人，他吃完滑石中焦胃的结打开了，大约一周之后他反馈说感觉身上的筋骨比之前松了，而且松了很多，但是摸他的肉却没有松多少。我就感觉，滑石这味药开结但不怎么伤阴。果不其然，《本经》上说，滑石能够益精气，那它应该是不太伤人的。所以，那常人能不能吃呢？我觉得是可以的。

正常人可不可以吃呢？可以少量服用。剂型用粉剂，研极细，最好要用醋煅一下。煅过之后寒劲儿会退一些。它开结的效果特别明显，尤其是陈年老结。我上小学的时候，刚开始学自行车。有一天晚上月亮特别大特别圆，我就看得入迷了，直勾勾地盯着月亮。当时柏油路两边是刚铺好大理石路牙子，我就骑上去了，腿前侧足阳明胃经循行的地方，就擦了大概 10cm 长的擦伤。后来其他地方都好了，就唯独一个五分钱硬币大小的区域，底下有一个结节。经过那个胃风的病人之后，我就拿滑石试用，也是吃 0.5g 的散剂，我就感觉结变小了，还剩 0.5cm 左右。所以我就知道滑石开结的功能是很好的，而且是侧重于足阳明系统，偏于胃经的层次。后来又看到《名医别录》上说："通九窍、六腑、津液，去留结，止渴，令人利中。"[35]7 这个评价我个人觉得比《神农本草经》上说的要更贴切一些。

5.滑石归经

然后是滑石的归经问题。《汤液本草》上说："入足太阳经"[36]188，《雷公炮制药性解》说："入胃、膀胱二经"[37]9。其实胃和膀胱经这两个路径都可以理解。首先滑石清胃热，所以入胃经。再一个可以治癃闭，故可以入膀胱经。关键是入胃经和膀胱经这两点怎么去应用。

举个鼻窦炎的例子。这也是我之前一个病人，他的体型比较壮，每天早晨起来第一件事就是擤鼻涕。两管黄中带绿的鼻涕擤出去之后，神清气爽。他没有其他症状，不恶寒，不发热，不口渴，不咽干。脉还算正常，可能稍微有点儿数，但是也不是特别明显。用好些药也不管用，板蓝根、双黄连都吃过，一点儿用也没有。最后怎么治的呢？是用滑石煮水，一付效果就特别明显，第二天早上鼻涕就没有了。这种黄绿色的大鼻涕，《素问》中称作脑漏，出现脑漏是因为脑子里面有热。脑子里的热通过利尿利膀胱来治，所以用的是滑石。

6.治疗胆囊炎与胆结石

再一个，滑石对于胆囊炎和胆结石效果也特别好。这个是误打误撞得出来的效果，那是一位胆囊炎的病人，脉症合参，胆有热、胃有热是无疑的。再结合病史，偏爱抽烟、喝酒配烧烤，胃热先于胆热。按习惯，我本来想用石膏的，结果药房里面石膏没货了，就只好用滑石代替，却发现滑石相比石膏效果更好。滑石和石膏都可以清阳明之热，对于胆热都会有一定程度的控制，因胃遗热于胆，清阳明热属于去柴火。但毕竟锅（胆）还是热的，这里就可以看出石膏和滑石的区别了，石膏清热作用比较局限，在胃口；而滑石可以涉及到三焦和胆的外周。

柴　胡

一名地熏。味苦，平。生川谷。治心腹肠胃中结气，饮食积聚，寒热邪气，推陈致新。久服轻身，明目益精。

概说：升提气津；调整阳明系统上下压力差；透散性质；适合虚人。

1.心腹肠胃中结气

心腹肠胃中结气病位涉及心、腹、肠胃。

结气病者，忧思所生也。心有所存，神有所止，气留而不行，故结于内。[1]76

（《病源·结气候》）

结气之前说了许多遍，就是心和脾的病。心腹肠胃中结气，说明病位比较广，在心、在腹、在肠胃，结气本身又涉及心和脾。把这几个综合起来看，可以知道病位主要是阳明病。因为"二阳之病发心脾"[2]24，所以心脾俱病往往以阳明病为因，且多伴有阳明病的因素。腹中病其实还涉及到三焦的层面，但是这里可能涉及的不多，因为从后面看，饮食积聚的状态很明显，应该算作更偏向于阳明。

2.饮食积聚

> 积者阴气，五脏所生，其痛不离其部，故上下有所穷已。聚者阳气，六腑所成，故无根本，上下无所留止，其痛无有常处也。积聚而宿食不消者，由脏腑为寒气所乘，脾胃虚冷，故不消化，留为宿食也。诊其脉来实，心腹积聚，饮食不消，胃中冷也。[1]106
>
> （《病源·积聚宿食候》）

说到积聚要想到两点。第一是虚人，第二是感受风邪。风邪在脏腑之间，和脏腑之气混在一起时间久了，就生积聚了。那"饮食积聚"就是说在积聚形成的过程中，还有饮食相关的影响因素，这也指示了这里的积聚更偏向于胃中。造成积聚，食积是一个因素，但更主要的病因是在虚和风上。

这里就涉及到治风的办法，风的本质是气压的不同，自然界中是如此，寒热不同气压不同，就会引起风，在人体上是一样的，只不过分的是表里内外上下。只要表里内外上下的情况出现了差异，沟通出现问题，就都会出现风的症状。所以这里柴胡治风是从哪个角度治的呢？刚才说了柴胡是治疗阳明积聚和胃风的药，所以柴胡更侧重于调整阳明系统内"压力差"的药物。阳明是一个贯穿身体从上到下的经络，所以柴胡主要侧重调整的是上下的相对关系。柴胡是升提的药，我个人感觉柴胡升提的性质强于解表的性质。实验的办法很简单，就是单一味 30g 柴胡，煮水喝，体验感觉是什么。多数人的感觉是不会出汗，但是太阳穴和头皮底下的血管会嘣嘣地跳。这就是柴胡升提非常好的表现。

解表是什么呢？表，在汉朝指的是外出时穿的礼服，或者是厚重的服装。《论语·乡党》："当暑，袗絺绤，必表而出之。"[41]138 "絺"指的是用葛纺成细制成的衣服，"绤"是指粗葛衣。这句讲的是暑天炎热，在家穿着葛衣即可，但出去就要穿上在外面那层衣服，这就是表。解表嘛，就要有相应的实质性的东西，比如汗吐下都需要解掉一个什么东西，才能叫解表。柴胡吃 30g 之后，我是没有出汗，在其他病人身上试，也没有出汗。所以我才说柴胡这个药升提强于解表，更侧重于升提。

再回来看《积聚宿食候》这段，前半部分跟《病源·积聚候》讲的差不多，但是后面不一样。后面提到"积聚而宿食不消"，是因为什么？是由于"脏腑为寒气所乘，脾胃虚冷，故不消化"。因此，脏腑感受寒气是第一步，脾胃虚冷是第二步，饮食不消、有宿食是第三步。那我们想想这三步的因果关系，这对于我们治疗脾胃病，甚至治疗脏腑病都很有意义。脏腑为寒气所乘，为什么会脾胃虚冷呢？是由于寒在脏腑之后，身体上需要阳气来抗邪。身体的抗邪机制，最开始先是用上焦的气，上焦气不够用，开始动中焦的气，甚至下焦的气顶上来。而当上焦气不够用了，中焦气都调到脏腑去抗寒邪了，脾胃就冷了，这个过程是脾胃虚冷的由来。所以此时会导致食物消化慢而产生宿食。"诊其脉来实，心腹积聚，饮食不消，胃中冷也"什么意思？脉是实的，换言之，心腹积聚是饮食不消的一个始动因素。

柴胡是如何治疗饮食积聚的呢？是治疗"胃中冷"，补充了热量吗？不是，它是苦平的药，本身没有加热量。而治的是"脏腑为寒气所乘"，其实解决的也是脏腑感受邪气的事情。所以"心腹肠胃中结气"指的是脏腑有外来的邪气，柴胡把邪气散掉之后恢复脾胃的功能，这个是柴胡治疗"饮食积聚"的过程。

3.寒热邪气

夫阳虚则外寒，阴虚则内热。阳盛则外热，阴盛则内寒。阳者受气于上焦，以温皮肤分肉之间，今寒气在外，则上焦不通，不通则寒独留于外，故寒栗也。阴虚内生热者，有所劳倦，形气衰少，谷气不盛，上焦不行，下脘不通，胃气热，熏胸中，故内热也。阳盛而外热者，上焦不通利，皮肤致密，腠理闭塞不通，卫气不得泄越，故外热也。阴盛而内寒者，厥气上逆，寒气积于胸中而不泻，不泻则温气去，寒独留，则血凝泣，血凝泣则脉不通，其脉不通，脉则盛大以涩。[1]73

（《诸病源候论·寒热候》）

请大家留意这一段分述各寒热情况的表达方式，大多是"……者，病机如何"的形式。只有第一个"阳虚则外寒"例外，直言病机"阳气受气于上焦……故寒栗也"，所以大家读这段病机，一定要带着的背景是阳虚则外寒。既然是阳虚，又说"阳者受气于上焦"，所以能知道寒气在外导致了上焦不通，上焦不通造成了阳虚，阳虚加重了外寒的影响。在这个链路上，柴胡可以发挥作用在升提气机补充上焦的能量；但对于外寒，需要的是温散，柴胡在这方面力量偏弱，所以需要配伍，比如桂枝、生姜之类。

"阴虚内生热者"描述的是一个劳倦、虚弱的状态，中焦乏源，所以"上焦不行，下脘不通"里有不得充养的意思在。"胃气热，熏胸中"，热从中焦影响上焦，形成内热。所以"改善阴虚内生热"需要的是组合拳，其中至少包括恢复气、津液的来源；改善气、津液的输布；解决胃热；畅通三焦。所以我们不难发现，小柴胡汤简直是这种寒热情况的完美解决方案。我们来看一下小柴胡汤。"柴胡八两少阳凭，枣十二枚夏半升，三两姜参芩与草，去滓重煮有奇能。"大家背方子，选择方歌的时候一定不要忽视剂量，推荐《长沙方歌括》。参、草、枣补气补津液，解决的是气津液的来源。半夏开心下结，改善中焦、上焦的沟通。柴胡升提，促进津液由中焦向上焦输布。黄芩解决热的问题，热在中焦、在上焦都可以用黄芩来解决。生姜平衡三焦的压力，起到调和诸药的作用。小柴胡汤还要注意，柴胡的剂量非常大，这个量对气、津液的升提作用是很强了。所以在三焦不通利的情况下，三焦层面很容易化热。这也是小柴胡汤用黄芩的意义所在，防止三焦化热。黄芩的用量也不小，有三两。现在好多人吃了小柴胡之后会上火，这一方面是因为黄芩用量不够大；另一方面可能是因为某些颗粒冲剂的辅料中有糖，在一些人身上会出现热散不干净的情况，所以吃了会上火。

"阳盛而外热"情况，也是需要透散解表，柴胡可以用但不是主要方面。

"阴盛而内寒"很明显不适合柴胡。

最重要的病机还是"因于露风，乃生寒热。凡小骨弱肉者，善病寒热。"[1]73 这一句点明了风和体质薄弱为寒热病起始因素。

还有一点要注意，刚才我们说柴胡治疗寒热与积聚，寒热与积聚共同的背景是患者都为虚人，要么是脏腑虚弱，要么是脾胃虚弱。所以柴胡是一个适合虚人使用的药物，或者说对于虚人来说效果更加明显，后面的"久服轻身，明目益精"也说明了柴胡可以用于虚人。但要注意，这个虚可以在血，可以在精，但千千万万不能虚在气。这也是为什么张仲景用柴胡来治疗少阳病，而少阳是常少血多气的。所以用柴胡时一定注意补充足够的气和津液。

4.久服轻身、明目

柴胡还可以"久服轻身明目"。为什么要久服呢？这体现了两个事，一方面是柴胡透散的性质。对于开肠胃结气而言，这种性质相对来说还不是那么强，换言之，柴胡开结的力量不强，但透散的力量强。所以若想让其发挥开肠胃结气的作用，必须得是日有所进，是一个慢工出细活的过程。因此对于肠胃结气病，用柴胡能得效，但是需要久服。很多人用柴胡汤会发现，好些病特别是肠胃结气病，出现结气的情况下的这些病症，短用柴胡剂无效，长用方能取效，这也是其中一方面原因。柴胡能开肠胃结气，然后时间久了之后，营养摄入得到改善，所以能够轻身明目。

另外一方面，做什么事是都是需要付出的。你想开肠中结气，是需要能量的，这个能量从哪来？所以柴胡其实不是一个劫肝阴的药，它是一个劫肠胃之阴的药。开肠胃结气的能量来自于肠胃的津液，因此小柴胡汤里面拼了命地用大枣、人参、甘草，要补充胃中津液。

久服的言外之意是少量，这种透散的作用太强大了，对于肠胃的津液而言很可能受不了。所以要久服、小量，让肠胃慢慢适应，或者说能跟得上肠胃自己本身的津液代谢，能够维持住，所以出于这方面的原因，要久服才能轻身明目。

还有一点，提到明目大家一定要想到宗脉。

手阳明之别，名曰偏历。去腕三寸，别入太阴；其别者，上循臂，乘肩髃，上曲颊偏齿；其别者，入耳合于宗脉。实则龋聋，虚则齿寒痹隔。取之所别也。[2]231

（《灵枢·经脉第十》）

黄帝曰：人之耳中鸣者，何气使然？岐伯曰：耳者，宗脉之所聚也，故胃中空则宗脉虚，虚则下，溜脉有所竭者，故耳鸣。补客主人、手大指爪甲上与肉交者也。"[2]247

（《灵枢·口问第二十八》）

"手阳明之别……入耳合于宗脉"，经络跟脏腑是相通的，经别、经络里面流行的经气其实就是濡润脏腑的营气。"胃中空则宗脉虚"，所以改善胃肠的状态，自然可以使宗脉得到充盈。所以柴胡能够作用到耳目上，从原理上是把胃、肠、胃经、肠经中的经气向上调动至宗脉，充盈宗脉。但是由于大肠在身体中属于偏下的位置，所以如果想动到大肠之气，柴胡的量就需要稍微多一些。比如我们想解决解决大肠外周有水液聚集的情况，这个时候用柴胡，就需要量稍微大一些了。我的个人体会，柴胡上了30g以上的时候，它的力量就能到大肠。所以柴胡劫的是胃肠系统的津液。

讨论

某生提问：柴胡怎么治的心上的结气？

董师：刚才我们最前面讲柴胡的病位能够涉及心腹肠胃、三焦，能把肠胃的津液或者结气通过透散，透到三焦。到了三焦之后，要么清掉，要么就通过腠理散掉，这是思路。

董师：那么就要问了，柴胡是怎么解决心上的结气的？这个其实也是通过改善胃肠，"胃之大络，名曰虚里……其动应衣，脉宗气也。"[2]43（出自《素问·平人气象论篇第十八》）"宗气积于胸中，出于喉咙，以贯心脉而行呼吸焉。"[2]280（出自《灵枢·邪客第七十一》）所以大家知道宗气和胃的功能特别密切相关。当宗气充盈，心的灌注、心的能量充盈了，那么心上的结气自然就可以解了。所以我们知道好些结气病，包括《诸病源候论》上也说了，结气本质上是由于虚。

朴　消

味苦，寒。生山谷。治百病，除寒热邪气，逐六腑积聚，结固留癖，能化七十二种石，炼饵服之，轻身神仙。

消　石

一名芒消。味苦，寒。生山谷。治五脏积热，胃胀闭，涤去蓄结饮食，推陈致新，除邪气，炼之如膏，久服轻身。

概说：脏腑之间的三焦层面；开结。

朴硝与硝石这两个长得非常像，之前在慎余书阁微信群里对于这两味药有什么不同也讨论得比较激烈。既然如此就把这两味药放在一起说了。硝石是朴硝的提纯物，朴硝是硝石的粗矿。

1.癖

先从癖讲起。朴硝能治疗结固恶癖。

夫五脏调和，则荣卫气理，荣卫气理，则津液通流，虽复多饮水浆，不能为病。若摄养乖方，则①三焦痞隔。三焦痞②隔，则肠胃不能宣行，因饮水浆过多，便令停滞不散，更遇寒气，积聚而成癖。癖者，谓僻侧在于两胁之间，有时而痛是也。[1]113

（《病源·癖候》）

结合以上来看，癖的形成有这么几个环节：第一个就是三焦不通，第二就是肠胃

① 原本无"则"字，据《外台》卷十二疗癖方补。
② 原本作"否"，经改为"痞"。

不能宣行，也就是肠胃不通，第三是喝水喝多了有寒气。其实这也是内外合邪，内有寒饮，外有三焦肠胃不通，所以成癖，因此癖病病位在三焦与肠胃。

2.胃胀闭

硝石中的胀闭也要说一说。

> 腹胀者，由阳气外虚，阴气内积故也。阳气外虚，受风冷邪气；风冷，阴气也。冷积于腑脏之间不散，与脾气相壅，虚则胀，故腹满而气微喘。[1]93
>
> （《病源·腹胀候》）

《本经》记载硝石治疗的虽然叫胃胀闭，但其实病位是在脏腑之间，脏腑之间就是三焦。所以从硝石的胃胀闭与朴硝的结固恶癖就能看出，这两味药作用位置非常相似，都在脏腑之间的三焦层面。但是单就胀而言，《病源·胀候》说的是冷气积于脏腑之间不散。有同学之前问为什么腹胀腹满不能用白术，因为白术是一个补气的药。现在病人是冷积在腹中，不是气虚，所以用白术用处也不大。就算用白术的味苦温，只是带一点点不明显的温性，此时还是该用热药就用热药。因为是在脾胃之间的三焦层次，不在胃中，用干姜其实效果不好，可换成附子或川椒，效果最好的是川椒，川椒可以直接温三焦，或者用附子理中丸敷肚脐眼，效果比直接吃下去好。但如果是热在脾胃之间，也会造成三焦不通与肠胃不能宣行。这样其实就更类似于张仲景所说的痞证，此时用的是栀子汤，其实也可以用朴硝、芒硝这一类。但是朴硝与芒硝还有区别，芒硝是治疗五脏积热，朴硝是治疗六腑积聚。所以精制过后的芒硝走得更深，效力更绵柔，能入脏，朴硝就比较粗犷，只是在腑。

3.能化七十二种石

上面说的入脏入腑的事儿就和七十二种石有关联了。大家都纳闷，什么是七十二种石？好多大夫一看，哇噻，这朴硝能化七十二种石，凡治结石都用芒硝或者朴硝，这就是胡扯呢。还有的人认为能化七十二种石是一种化学反应，这也说不通。芒硝具体成分大概是硝酸盐，硝酸盐很稳定，怎么就能化石头呢？这点其实与《神农本草经》产生的背景有关，森立之辑复的是"黑二文始得陶氏之旧"，就是更契合陶弘景白字的原貌。陶弘景是一位道士，所以这七十二种石和神仙家、道家炼石息息相关。他为什么说朴硝能化七十二种石？是因为像五石散这类的方子，热性都非常强，用芒硝是来制约这种石热的。所以朴硝能化七十二种石是专门为了神仙家炼丹设计提出的。再一个理由是，后面接着是"炼饵服之，轻身神仙"，很明显这一段就是神仙家的说法。我认为比较能说得通的就是神仙家治疗石热的说法，这点也是我首次提出，在这里也是第一次讲，有待大家更广泛地发掘材料加以验证。

另外，为什么用朴硝治七十二种石，而不用芒硝呢？因为芒硝入脏，脏是藏精的。神仙家修炼修的就是精气饱满，炼精化气，炼气还神，炼神还虚，所以药物不能用入脏的，只能入腑，就选择朴硝。这就是二者最本质的区别。

牡　丹

一名鹿韭，一名鼠姑。味辛，寒。生山谷。治寒热中风，瘛疭痉，惊痫邪气，除癥坚，瘀血留舍肠胃，安五脏疗痈疮。

概说：通络，治营分热；阳明、心、肺、上焦瘀血。

1.寒热中风

风之伤人也，或为寒热，或为热中，或为寒中，或为疠风，或为偏枯，或为风也，其病各异，其名不同。[2]88

（《素问·风论篇第四十二》）

可知寒热为风伤人后的表现之一，即寒热为中风的结果。《病源·寒热候》和《素问·生气通天论篇》亦指出"因于露风，乃生寒热。"之前我们学习寒热是就《病源·寒热候》的讲述的寒热的四种情况，今天就从《素问·风论篇》所载研究一下由中风到寒热的过程。

风气藏于皮肤之间，内不得通，外不得泄。风者，善行而数变，腠理开则洒然寒，闭则热而闷。其寒也，则衰食饮，其热也，则消肌肉，故使人怏栗而不能食，名曰寒热。[2]88

（《素问·风论篇第四十二》）

很明显中风导致寒热的过程中有腠理、三焦受病的层面。这点和《病源·寒热候》所载内容也是吻合的。

> 风气与太阳俱入，行诸脉俞，散于分肉之间，与卫气相干，其道不利。故使肌肉愤䐜而有疡，卫气有所凝而不行，故其肉有不仁也。疠者，有荣气热胕，其气不清，故使其鼻柱坏而色败，皮肤疡溃。风寒客于脉而不去，名曰疠风，或名曰寒热。[2]88
>
> （《素问·风论篇第四十二》）

风气由太阳经，循诸脉之俞散入分肉之间，和卫气混杂在一起，其道不利。要注意，此时的"道"可不是指脉道，卫气不走脉道，而是走于分肉之间。结果是"肌肉愤䐜而有疡"，"愤䐜"就是指肌肉隆起，而出现一系列的疮疡病。卫气凝滞不行，就会出现"肉不仁"。后面又用"疠"来举例，疠的病因在于风寒入脉。和之前讲的区别在于，前面的是风气行于卫分，而疠是风寒行于荣分。

"荣气热胕"的"胕"字，很明显表达的应该是身体的某个部位。"胕"字指示解剖，大约有两个意思。一是作为"腑"字的简字，意思同脏腑之腑，如《广韵》载胕"肺胕心膂"[48]23 册208，《集韵》释为"人之六腑也"[48]24 册97。二是指足、跗。后面其气不清，很明显指示的是营气，而大家要知道，疡溃症状并非可由营气独自产生，必须有卫气的参与。若作足跗解释，则足跗病变当为疠病病程中极具特征性的症状，医书当多见，而考察医典并非如是，则可知胕不当释为足跗。

胕当为腑，"其气不清"另有深意。《灵枢·经水第十二》载六腑的功能："六府者，受谷而行之，受气而扬之"[2]232，我们对六腑受纳水谷的功能比较熟悉，而忽略了六腑同样还具有受气、扬气的功能。大家还记得《灵枢·卫气第五十二》开头是怎么说的吗？"六府者，所以受水谷而化行物者也。其气内干五藏，而外络肢节。其浮气之不循经者，为卫气。其精气之行于经者，为营气。"[2]266看明白了吧，六腑所扬之气，包含了卫气，也包含了营气，这才是其气不清的意义所在。

综上，我们能知道，寒热为中风的转归之一，病机上以营卫合病为主，病位上涉及经络、三焦腠理层次。丹皮治疗中风寒热的机制在于它是辛寒的，可以通络脉，所以可以治疗营分热。本经原文也说可以治疗"瘀血留舍肠胃"，所以对于荣气热腑的情况尤为合适。

2.瘛疭痉

《灵枢·邪气脏腑病形》上有："心脉急甚为瘛疭" [2]216 "脾脉急甚发瘛疭" [2]216 又是一个二阳之病发心脾的证候。所以与其说是丹皮治疗心脾之脉急甚，不如说是丹皮治阳明有瘀血。然后痉病，《病源·产后中风痉候》中说：

> 产后中风痉者，因产伤动血脉，脏腑虚竭，饮食未复，未满日月。荣卫虚伤，风气得入五脏，伤太阳之经，复感寒湿，寒搏于筋则发痉。其状，口急噤，背强直，摇头马鸣，腰为反折，须臾十发，气急如绝，汗出如雨，手拭不及者，皆死。[1]233
>
> 　　　　　　　　　　　　　　　　（《病源·产后中风痉候》）

这段说产后中风产生痉证是因为伤了血脉，又是一个虚证。然后风气入五脏，又是一个和风相关的疾病。这个病的病位是太阳经，可能会感受寒湿之邪，又和痹症很像，是痹在太阳。

> 体虚受风，而伤太阳之经，停滞经络，后复遇寒湿相搏，发则口噤背强，名之为痉。妊①娠而发者，闷冒不识人，须臾醒，醒复发，亦是风伤太阳之经作痉也。亦名子痫，亦名子冒也。[1]227
>
> 　　　　　　　　　　　　　　　　（《病源·任娠痉候》）

这段讲的体虚受风，也是伤的太阳之经。

> 风痉者，口噤不开，背强而直，如发痫之状。其重者，耳中策策痛，卒然身体痉直者，死也。由风邪伤于太阳经，复遇寒湿，则发痉也。诊其脉，策策如弦，直上下者，风痉脉也。[1]2
>
> 　　　　　　　　　　　　　　　　（《病源·风痉候》）

这段讲的风痉也是伤了太阳经，同时有可能夹了寒湿之邪。所以，其实丹皮治痉，治的是风入太阳。但是丹皮本质是活血药，怎么能治太阳经呢？这里面其实涉及到肺

---

① 原本作"任"，径改为"妊"。

和膀胱的生理。风在太阳总要有一个排泄途径，邪气是从小便走的。其实是通过调节肺，肺是主血生血的，"肺朝百脉""饮入于胃，下输膀胱"，（有无直接关联性，是否过于间接）是通过这条路径，来加强对膀胱津液的输布，最终改善膀胱痉的症状。

3.惊痫邪气

下一个，丹皮治疗痫证。

惊痫者，起于惊怖大啼，精神伤动，气脉不定，因惊而发作成痫也。初觉儿欲惊，急持抱之，惊自止。故养小儿常慎惊，勿闻大声。每持抱之间，常当安徐，勿令怖。又雷鸣时常塞儿耳，并作余细声以乱之。惊痫当按图灸之，摩膏，不可大下。何者？惊痫心气不定，下之内虚，则甚难治。凡诸痫正发，手足掣缩，慎不可捉持之，捉之则令曲突不随也。[1]241

（《病源·惊痫候》）

这个讲的是惊痫的病因，惊痫起于气脉不定，心脉不足，本质就是因为血流不均。所以这也是丹皮活血又一个体现。但是需要药物配伍，丹皮改善的是血液的输布，但并没有改善体内可用的总血量，所以还要配合补血药。但是从另外一个方面看出丹皮治疗惊痫时对心肺的作用，而且丹皮对于肠胃也还有一些作用。这里丹皮活血也不是像平时所说的局限在下焦，而是对心、肺、上焦、肠胃都有作用，还是比较广谱的。

黄　连

一名王连。味苦，寒。生川谷。治热气目痛眦伤泣出，明目，肠澼腹痛下利，妇人阴中肿痛。久服令人不忘。

概说：清三焦热（炮制不同所清部位不同）；入散剂开阳明结，清肝热；凉血。

1.热气目痛眦伤泣出，明目

我们一说黄连，都去讨论黄连清中焦热了。但我们看黄连一连串的症状，都与典型的中焦热症状相差较多，像"目痛，眦伤，泣出，明目"这些，都是眼科疾病。但只凭这点不能说黄连是眼科专药，因为这些症状的出现都是另有原因的。

什么叫"热气目痛"？都是由热气导致的目痛。热的来源可分为两种。一种是热气自外来：就像我弟弟看小孩放鞭炮，然后火药沫崩到眼睛里面了，就会出现"热气目痛"，会引起耳鸣、小便黄，这个就是热自外来。当然这个热是火药星子，而更多的是外感的热气侵袭眼睛，这个时候其实可以用外用治法，用点黄连或者是清热药加点芒硝煮成水，外洗眼睛。或者单纯就拿凉水、茶水去外洗，都可以都很好地解决。如果从眼睛一路沿着到膀胱腑或者是从眼睛沿宗脉系统影响了宗脉循行的区域，变成了心悸等等，各自有内科治法，这里就按下不表了。到了膀胱，那直接利尿就可以；如果到了心胃这一块儿，可能会转归到心悸等心胃的病症上。

另一种"热气目痛"还可以是热气自内生。也就说这个热气是从身体内部来的，

凡人肝气通于目。言肝气有热，热冲于目，故令赤痛。[1]147

（《病源·目赤痛候》）

"肝气通于目"，这是《内经》原文，这句话是在解释目痛的原因是因为肝气热。那黄连治"热气目痛"可以理解为清肝热。肝热可以表现在眼睛上，也可以下流于阴出现在小便上。所以小便不利、小便赤痛，易水学派的医家会有一个相对普遍的共识，认为是肝经有热。肝胆的热，比较喜欢用的是龙胆泻肝汤，其实这里面黄连也具有类似的效果。但是要注意黄连的炮制。对于黄芩、黄连、黄柏一定不要有黄芩清上焦热、黄连清中焦热、黄柏清下焦热的想法和观念，这个观念比较局限。

对于三焦的热这三个药其实都可以治，它们都可以治三焦热，关键就在于炮制。一般来讲生的黄芩、黄连、黄柏，未炮制的，清上焦热；用酒炒，或单纯炒过之后的黄芩、黄连、黄柏清的是中焦热；炒黑后清的就是下焦热了。这不是我说的，是张介宾说的，关键在于炮制。所以这里面黄连清肝热是需要酒炒的。

黄连可以治疗"热气目痛"，张介宾说："凡微热之气，当以凉和之……大热之气，必寒以除之"，也就是"热者寒之"，这个道理很通俗易懂，我们就不说了。

很明显黄连治疗热气目痛，表达的应当是因于热气而导致的目痛。我要问的是，目痛到底是因为"不通则痛"还是"不荣则痛"？其实就是一个因果的问题。就看黄连在目痛的局部病机当中，解决的是"不通"还是"不荣"。按照我的理解，黄连不具备养阴的效果，所以黄连发挥作用，应该解决的是"不通"的问题。热可以导致不

通，中间有津液层面、脉络方面的损伤。

这还反映出黄连是可以开结的，不仅是在局部，还可以开中焦的结。"二阳结谓之消"[2]25（出自《素问·阴阳别论篇第七》）黄连可以开阳明结，但是不能入煎剂，要入散剂。有人说，消渴用大剂量黄连，40～60g 砸上去之后，糖尿病血糖也下来了，这个就属于大炮打蚊子。其实是大剂量的黄连把中焦的阳气，把脾吸收糖分、转运糖分的这个能力给打掉了，之后自然血糖是低的，得不偿失，大家要知道。

所以说对于"二阳结"导致的糖尿病，可以用黄连，没有问题，但是一定是小剂量，目的是为了开结，而不是让它去损伤脾胃了。黄连入散剂一般从 0.5g～3g 足够了，没必要吃太多。而且怎么判断黄连开的对不对呢？如果黄连患者吃下去之后，觉得黄连是甜的，不苦，那么黄连用的是对的。如果黄连吃进去之后，觉得是苦的，那么这个黄连就不该用。

> 目者，肝之窍，风热在内乘肝，其气外冲于目，故见风泪出，目睑眦赤。[1]47
>
> （《病源·目风赤候》）

这句是说风热乘肝，外在表现为眼睑目眦红赤，见风泪出。

> 此由冒触风日，风热之气伤于目，而眦睑皆赤烂，见风弥甚，世亦云风眼。[1]47
>
> （《病源·目赤烂眦候》）

目赤烂眦也是由于风热之气伤于目。

> 风热伤于目眦，则眦赤烂。其风热不去，故眦常赤烂，积年不瘥。[1]47
>
> （《病源·目数十年赤候》）

这句目疾时间更久，风热在于目眦，是局部的病症，所以常年不愈。

黄连还治疗"眦伤"，"眦伤"就是指眼眶周的外伤。其实就跟我们前面讲的痈肿、痈脓是一样的，在有肿没脓的时候，用黄连去"热者寒之"没有问题。

综上所述，热气目痛眦伤是因为有热，热可在内也可在眼眦的局部，但多数情况下是与肝气有热相关。黄连可以治疗上述这些疾病，说明黄连可以清肝热，这也是黄连能用来明目的机制。黄连要起到明目的效果没必要内服，可以把黄连用热水泡一泡然后湿敷在眼皮或眼睑周围，就可以起到明目的作用了。还有一个流传的方子是用黄柏、枳壳、青皮煮水，兑入芒硝化开敷眼，但是我个人觉得此方没有黄连的效果好。如果想让黄连水效果更好，可以在里面加一点儿芒硝。

"泣出"是因为什么？前面我们也讲过：

心动则五藏六府皆摇，摇则宗脉感，宗脉感则液道开，液道开，故泣涕出焉。"[2]247

（《灵枢·口问第二十八》）

是因为"宗脉感则液道开，液道开，故泣涕出焉"。这个"宗脉感、液道开"是一方面；另外一方面它能有液体出来，说明必须得有"阳加之于阴"。比如说宗脉上，甚至眼周局部一定会有一个能够促使泪出的因素。用黄连把这个热去掉，自然眼泪就出不来。

黄连还可以"明目"，"明目"是寒凉药具有的一般性质。当然这个得外用，内服不行。内服把中焦脾胃损坏了之后，津液不上乘，反而会眼睛涩。外用这些寒凉药其实是用它寒凉的性质来助阴益阴。平时我们感觉眼睛累、干涩、不舒服，其实是因为局部太热了，局部火热比较重，我们把这个热卸掉，把阴气补上来，自然眼睛就会舒服。关于"补阴气"，有一个问题，寒凉能不能补阴气？是不是得加一个甘味才能补阴气呢？其实不是，这就是一个单纯的温度因素。一杯水放在这儿，拿火炉去烤它，就变成热水，给它放到冰箱里，它自然就变成凉水了。局部津液热，我们外敷用黄连的凉性，就相当于给眼周加了个冰块。

2.肠澼腹痛下利

再说黄连治疗肠澼腹痛下利，"澼"就是肠间有水。

大家想一想己椒苈黄丸，"腹满口舌干燥，此肠间有水气，己椒苈黄丸主之"[4]47（出自《金匮要略》痰饮咳嗽病脉证并治第十二），己椒苈黄丸：葶苈子、防己、大黄、椒目，是如何治疗肠间水的？

我们来看症状。肠间有水可以导致腹满，这点好理解。口舌干燥的成因何在？口舌干燥至少能说明津液不得上承于口舌。则我们要考虑两方面的问题：一是水源的问题，即有无津液可用；二是津液的通路是否正常。而现在的情况是津液大量聚集在腹部肠间，无法上承口舌。所以关于治疗方法，最理想的情况是，我们把腹部肠间的水往上搬一搬。如何去搬？其实根据水所在的位置，腹部肠间的水可以分为两类：一是在肠管内的水，一是肠外的水。肠外的水被重新利用相对容易。加强三焦气化即可。而肠子内的水重新被利用，必须通过大肠，从大肠内到三焦，转化为肠外的水方可重新被利用。

回到己椒苈黄丸上来，我们若想尽快解决腹部的水和津液不上承的问题，最优解是温暖下焦，促进肠外水液通过三焦布散；肠内水液能利用则利用，不能利用则及时排出。己椒苈黄丸用椒目温暖下焦，促进肠外水液的重新布散。对肠内的水，仲景用的是提壶揭盖法，葶苈子开肺，配合防己、大黄泻大肠内的水饮瘀滞。

己椒苈黄丸还需注意"蜜丸如梧桐子大"，即蜜也是补充津液的力量，直接补充道今夜层面，这也是己椒苈黄丸能"稍增，口中有津液"的原因所在。而若帮助三焦气化，恢复津液上承，和直接补充津液后，仍存在渴的问题，说明在有热，且热在里，所以用芒硝泻热。

腹痛下利可以因寒或因热。

此由热气在于肠胃，挟毒则下黄赤汁也。[1]56

（《病源·时气热利候》）

此由热伤于肠胃，故下脓血如鱼脑，或如烂肉汁，壮热而腹疗痛，此湿毒气所为也。[1]56

（《病源·时气脓血利候》）

这里引用的是热利，由于热气在肠胃，故而下利。刚才讲黄连清热的时候，讲到黄连清三焦的热，却没说黄连清脾胃、清肠道的热。这是黄连能清肠胃热的体现。

3.妇人阴中肿痛

黄连可以治疗妇人阴中肿痛，为什么只治妇人阴中肿痛而不治男子阴中肿痛呢？因为妇人阴常虚。妇人每月都会有月经，所以经常是阴虚的状态。男子阴不虚，阴中肿痛，类似于尿道炎之类的疾病，治疗采取利尿的办法就可以了。但是妇人则不主张利尿，应该是清热兼顾凉血，目的就一个，为了保护津液与阴血。所以此处体现了黄连凉血的作用。

总结一下，大家一定要重视到黄连可以凉肝。我个人的体会是，如果入汤剂，黄连凉肝的作用是体现不出来的，所以要后下，凉肝气的作用就明显了。如果有热结在中或肝胆，可以用黄连粉冲服。

桔　梗

味辛，微温。生山谷。治胸胁痛如刀刺，腹满肠鸣幽幽，惊恐悸气。

概说：通经络；开脏结；治水将成未成；开足少阴；升提，里病出表。

1.胸胁痛如刀刺

桔梗可以治疗"胸胁痛如刀刺"，这点的确提示着桔梗可以活血、理血气。但是更重要的一点是桔梗作用层次在经络。

> 左胁偏痛者，由经络偏虚邪故也。人之经络，循环于身，左右表里皆周遍。若气血调和，不生虚实，邪不能伤，偏虚者，偏受风邪。今此云胁痛者，左边偏受病也。但风邪在于经络，与血气相乘，交争冲击，故痛发如刀刺。[1]210
>
> （《病源·左胁痛如刀刺候》）

此段是说，左胁痛如刀刺是因为左边偏受病，病位在于经络，而且是风邪客于经络与血气相乘。但是要注意，《病源》上讲左胁偏痛，用桔梗不单是左胁，右胁也可以。重点还是要把握住风邪在于经络血气层次，在这个层次就可以用桔梗。

腹满，这个也很有意思。《病源》上的腹满通通与脏气有关。

> 时气之病，是四时之间，忽有非节之气伤人，其病状似伤寒，亦头痛壮热也。而腹满者，是热入腹，与脏气相搏，气痞①涩在内，故令腹满。若毒而满者，毒气乘心，烦懊者死。[1]245
>
> （《病源·时气腹满候》）

---

① 原本作"否"，径改为"痞"。

这段表明，腹满是因为热入腑与脏气抟在一起了，这与我们之前所讲的寒热积聚非常像，但是后者是风气与脏气相抟，这个是热入腑，热气相抟。

伤寒，是寒气客于皮肤，搏于血气，使腠理闭密，气不宣泄，蕴积生热，故头痛、体疼而壮热。其腹满者，是热入腹，传于脏，脏气结聚，故令腹满。若挟毒者，则腹满、心烦、懊闷，多死。[1]242

（《病源·伤寒腹满候》）

这个也是热入腑，与脏气相结聚而生的腹满。

妊①娠腹满者，由腹内宿有寒冷停饮，挟以妊娠，重因触冷，则冷饮发动，懊②气相干，故令腹满也。[1]225

（《病源·妊娠腹满候》）

这段是腹中有胎，内有冷饮，又外感寒。后面很有意思，"懊气相干，故令腹满。""懊气"就是热气。怀孕的女性体内是有热的，肚子里的寒冷停饮可能是吃进去的，也可能是在胃脘处本来就有。也就是说她的身体下有热，中间和上面有寒。在这种情况下，身体会振奋阳气抗寒，就会从下往上会有懊气相干，然后产生腹满。这点也从侧面说明了腹满的原因同样是因为有热。刚才我们讲的左胁刺痛是因为桔梗通经络理血气，但腹满病机又是热入于脏。我们总结一下可以得出一个结论，桔梗不仅可以理血气，还可以开脏结。经络是表里的分界线，"经络受邪，入脏腑，为内所因也。"[4]3所以桔梗通经络开脏结，故多用于内病的治疗。可以把桔梗理解为内病出外，里证出表的一个途径。具体应用如排脓散、排脓汤，这两张方子在《金匮要略·疮痈肠痈浸淫病篇》中，都用到了桔梗。我们要知道脓是局部有热，但是成脓之后，若其人经脉虚，那脓就会入脏腑与脏气抟结在一起，就会成疽。这点我们之前也说过。那么排脓汤与排脓散中的桔梗在某种意义上也是防止成疽，防止病情的进一步加剧，也就是截断病程。

---

① 原本作"任"，径改为"妊"，下同不赘。
② 原本作"邪"，宋本、汪本作"懊"，径改为"懊"。

2.腹满肠鸣幽幽

桔梗治疗肠鸣幽幽，肠鸣就是肠中有水。

师曰：其人素盛今瘦，水走肠间，沥沥有声，谓之痰饮。[4]43

（《金匮·痰饮病》）

后又有：

病痰饮者，当以温药和之。[4]44

（《金匮·痰饮病》）

张仲景用的方子非常清楚，是苓桂术甘汤。我们先说"素盛今瘦"，这是说之前这个人比较壮盛，现在就瘦了，说明是虚。苓桂术甘汤也是从虚论治的，像白术是健脾、补脾、补气三管齐下的，茯苓治"心下结痛，寒热烦满，咳逆，口焦舌干，利小便。"也就是说茯苓开胁下（而非心下？），其作用部位在两胁下。桂枝、甘草是补阳的，甘温助阳。所以整体来讲，苓桂术甘汤发挥作用是茯苓从胁下三焦层面把胁下与肠道的水通过三焦排出，白术健脾。得病的本质是因为阳虚，温药和之，用的是桂枝甘草。

桔梗治疗的"肠鸣幽幽"与茯苓相似，但是靶点不一样。我们之前讲水的形成是由外到内，皮肤、腠理、经络。在络脉与经脉的层次，经脉痞涩，就会有水产生。桔梗是在经络五脏的层次通过开结来治水。茯苓也有开结的效果，但是茯苓治的是水已成，而桔梗治水将成未成。丹参与之相似，治疗的是"肠鸣幽幽如走水"，这个"如"字描述的就是要走水但还没走水的状态。

3.开结

桔梗开结。刚才我们说了经络与五脏之间的关系是十分紧密的，几乎可以把二者等同起来。就好比经络受邪很快就可以传脏腑，从经络论治也可以治疗一些五脏的问题。所以桔梗还可以开五脏之节。所以五脏结也会影响水饮的代谢，"饮入于胃，游溢精气，上输于脾，脾气散精，上归于肺。"最直接开的就是肺脾之结。

4.惊恐悸气

桔梗也不是只能治疗肺脾，还有桔梗主惊恐悸气，给桔梗所主的范围做了一个补充。

> 风惊悸者，由体虚，心气不足，心之府为风邪所乘；或恐惧忧迫，令心气虚，亦受于风邪。风邪搏于心，则惊不自安。惊不已，则悸动不定。其状，目睛不转，而不能呼。[1]6
>
> （《病源·风惊悸候》）

这段说明，惊悸是由于心气虚又外感风邪所致。与我们之前所讲的精气并于五脏而产生五志的原理是一样的。

> 风惊恐者，由体虚受风，入乘脏腑。其状，如人将捕之。心虚则惊，肝虚则恐。足厥阴为肝之经，与胆合；足少阳为胆之经，主决断众事。心肝虚而受风邪，胆气又弱，而为风所乘，恐如人捕之。[1]7
>
> （《病源·风惊恐候》）

这段说明肝虚感受风邪而产生恐，与之前《内经》中的描述也都相吻合。这也就是说，心虚肝虚，精气并于心肝，就会产生惊恐悸。这两条也提示桔梗可以散风，而且散的还是偏于心肝之风。风搏于心肝病程没有结束，后面还会引起脏腑积聚。那为何心肝虚弱夹风可以用桔梗呢？我们常说桔梗为舟楫之药，可以治津液，意思就是说它可以把一个地方的津液转移到另一个地方。心肝毕竟因虚才感受风邪，所以在某种程度上来讲，桔梗的这种转移作用可以补心补肝。但是，它仅仅是搬运，有得必有失。桔梗转移津液的源头是少阴，也就是说它是从少阴搬上来的，所以桔梗还可以入少阴经。因此少阴咽痛，有热在上，用桔梗把足少阴肾经开一开，从下往上把津液运输上来。还有，胸痹、胸中痛用桔梗的道理其实是一样的，也是开通道路使津液上到心肺。像很多卫气病，上虚下实，比如同学之前所说的手麻，其实这就是卫气病。是可以用桔梗的，只要把握住上虚下实的病机就好了。

但是要提醒大家，心肝虚，上虚下实，肾经上热都可以用桔梗，唯独肾囊肿不推荐使用桔梗。因为肾囊肿我个人认为是肾部的虚性病变，用了桔梗后再把肾的津液向上向外一散，肾囊肿有加重的风险。但是肾囊肿也不是完全不可以使用，之前我讲过一个补肾比较快的办法，第一步，把冰箱门打开，也就是先把肾经打开。第二步，把"大象"塞进去，即把要补的东西填进去。第三步，关上冰箱门。我们可以用一些关门的药，比如桔梗与厚朴，细辛与枳壳，川芎与龙骨。都是一个道理，先开，补进去，再加压力，也可以起到一定的补肾作用。但是毕竟桔梗是向上向外的药性，肾囊肿用桔梗可能会不太方便。这种情况推荐用川芎、细辛、公英、龙骨这几味药，补肾会快一些。

此处给大家补充一个医案，我有一位中医的忠粉朋友，他患有二十年的腹胀。去医院看病，药吃了也不好，甚至还会加重。后来他到私人诊所去看病，吃药时有好转，停药就加重。我看了前面大夫开的方子，很到位，也很周正，有人已经开出柴胡加龙骨牡蛎汤了。我看到的时候，他的症状就是胸闷烦惊，小便不利，一身尽重，不可转侧。典型的柴胡加龙骨牡蛎汤证。可是柴胡加龙骨牡蛎汤之前也有人开过，就是吃上腹胀好转，停药就加重。我给他开的方子也是原方，药味与剂量都没变动，单加了一味桔梗 30g。病人反应，腹胀消得很快，肚子里麻麻的，然后就感到鼓起来的气瘪了。

柴胡加龙骨牡蛎汤也给大家说说吧。我一般喜欢用四逆散加龙骨牡蛎再加山楂半夏，半夏可以用到 15g，这也是因为药典重新规定半夏最大用量到 15g 了。但是关键要加桔梗。因为柴胡加龙骨牡蛎汤是用半夏开的肾经，用龙骨牡蛎往下压。但是半夏的力量有些特殊，有一点儿偏于脾胃，力道不纯。此处我选用的是 30g 桔梗把肾的经络脏腑通路打开。腹满是由于热入经络而抟于脏腑，直接开了之后从龙骨牡蛎或者再用一些赤芍丹皮这些从小便或大便走，或者直接把热压到肾上去。有一些类似于引火归元的意思，所以效果就很不错。

大一禹余粮

一名石脑。味甘，平。生山谷。治咳逆上气，癥瘕血闭漏下，除邪气，久服耐寒暑不饥，轻身飞行千里神仙。

禹余粮

味甘，寒。生池泽。治咳逆寒热烦满，下利赤白，血闭癥瘕大热。炼饵服之，不饥轻身延年。

概说：补中焦气；泻风，开气结；摄血。

1.名称和品质

《神农本草经》里记载了两个禹余粮，一个是大一禹余粮，一个是禹余粮。"大一"，应该是"太一"之讹。其实它们是一个药物在矿物质演化中的不同阶段，之所以将其分成两个药，我感觉主要是因为它们在性味上具有一些微细的差异，大一禹余粮味甘平，禹余粮味甘寒。

> 太一余粮及禹余粮，一物而以精、粗为名尔。其壳如瓷，方圆不定，初在壳中未凝结者，犹是黄水，名石中黄子。久凝乃有数色，或青或白，或赤或黄。年多变赤，因赤渐紫。自赤及紫，俱名太一。其诸色通谓余粮。今太山不见采得者，会稽、王屋、泽、潞州诸山皆有之。[25]102
>
> （《唐本草》）

禹余粮最初的形态，外面是一层石壳，像瓷一样，里面是黄水。黄水放的年头久了会变红，然后再从红色逐渐变成紫色。开始都叫禹余粮，而从赤色到紫色，就叫太一禹余粮了。从材料中也可看到，禹余粮分布的范围还是非常广的。

> 太微者，太一之庭也。紫宫者，太一之居也。[26]105
>
> （《淮南子·天文训》）

> 道也者，至精也，不可为形，不可为名，强为之名，谓之太一。[23]54
>
> （《吕氏春秋·大乐》）

为何名叫"太一"？首先，太一和紫色非常相关。比如，以前紫微斗数里面的"紫微宫"，又名太一。另外，最精华的东西亦称太一。因此以太一为名既描述了禹余粮内部的颜色，也说它是各种禹余粮中的精华。

2.真伪

雷公云：凡使，勿用石中黄并卵石黄，此二名石真似太一禹余粮也。其石中黄向里赤黑黄，味淡微酲。卵石黄味酸，个个如卵，内有子一块，不堪用也。若误饵之，令人肠干。太一禹余粮，看即如石，轻敲便碎可如粉也；兼重重如叶子雌黄，此能益脾，安藏气。[24]8

（《雷公炮炙论》）

禹余粮……今多出东阳，形如鹅鸭卵，外有壳重叠，中有黄细末如蒲黄，无沙者为佳。[15]145

（《本草经集注》）

今人惟总呼为太一禹余粮，自专是禹余粮尔，无复识太一者，然治体亦相似，《仙经》多用之，四镇丸亦总名太一禹余粮。[15]145

（《本草经集注》）

3.炮制

凡修事四两，先用黑豆五合、黄精五合、水二斗，煮取五升，置于瓷埚中，下太一禹余粮，著火煮，旋添，汁尽为度，其药气自然香如新米，捣了，又研一万杵方用。[24]8

（《雷公炮炙论》）

《雷公炮炙论》所载的炮制方法用到了黑豆、黄精。此炮制方法是先煮黑豆、黄精，再用黑豆黄精汁煮太一禹余粮。

禹余粮……得之火煅醋淬，复用磁钵重擂。水澄汁清，勿留沙土。[21]236

（《本草蒙筌》）

这种方法和《道藏》里记述的炮制法比较接近。

《道藏》里记载禹余粮的炮制法是醋淬，而叶天士在用禹余粮时也是用醋淬。醋淬的标准是什么？《本草蒙筌》的"磁钵重擂"，这个修治在叶天士那儿是不达标的。

105

禹余粮本身是块状，醋淬到放手里一捏即碎，这才是火候到位的标准。禹余粮经过反复醋淬之后，把能够捻成细末的成分留下，剩下的扔掉，这便是所谓"不留沙土"。

成品和杂质进一步分离，用的是水飞法。倒在水里搅拌，沉底的是杂质，把水倒出去蒸干，剩下的即禹余粮。

4.炼饵服之

《大广益会玉篇》：饵，如至切。食也，餅也，饍也。[56]46

《说文》：粉餅也。[5]112

《正字通》：饵，粉餅也。徐锴曰：释名：蒸燥屑饼之曰餈，非也。粉米蒸屑皆饵也，非餈也。许慎曰：餈，稻饼也，谓炊米烂乃捣之，不为粉也。粉餈以豆为粉糁餈上也。饵则先屑米为粉，然后溲之。餈之言滋也。饵之言坚洁若玉珥也。[54]235 册 728

关于饵，徐锴认为"餈"的释名写错了，燥屑蒸熟做成饼，应该叫"饵"，不叫"餈"。餈是滋养的意思，许慎说"餈"是煮米饭，烂了捣碎成糊状，放凉了之后成饼，而粉餈是把豆粉掺洒在餈上。"饵则先屑米爲粉，然後溲之。"又查《正字通》中有：溲，浸沃也。水调粉面也。[54]235 册 32 饵是把米磨成粉，用水调成糊，再蒸熟做成饼。

5.功效

（1）咳逆上气

咳、咳逆、咳逆上气三者的鉴别我们在白芝这味药讲过，这里不再重复了。值得注意的是太一禹余粮甘平，可以治疗咳逆上气，禹余粮甘寒，可以治疗咳逆。二者发挥作用与其各自均可通降阳明的性质有关。

（2）癥瘕

癥瘕者，皆由寒温不调，饮食不化，与脏气相搏结所生也。其病不动者，直名为癥。若病虽有结瘕，而可推移者，名为癥瘕。瘕者，假也，谓虚假可动也。[1]107

（《诸病源候论·癥瘕候》）

大家在普遍学习到的癥瘕概念，就是可移动的为瘕，不可移动的为癥。但是可能往往忽略了癥瘕的成因，即"寒温不调，饮食不化"，这个病机是非常重要的一环。

我们现在要治疗的肿瘤、身上的各种痰结、淋巴的结节、结核，这些都属于癥瘕的范畴。方子中用了许多活血破血、破积消癥的药物，大多是早期有效而后期无效，甚至有伤于人，为什么？因为这些操作都属于治标不治本，只看到了癥瘕形成后的血瘀痰凝，而忽略了根本。它的根本是"寒温不调，饮食不化"。言外之意，患者的脾胃与中焦受伤了，才是癥瘕产生的根本。那么大家就能理解鳖甲煎丸"缓中补虚"，是什么意思了。仲景之意是说攻邪要缓，补虚为重，这才是治疗癥瘕的正确思路。

回过头来看禹余粮治疗癥瘕，这一点说明禹余粮可以保护中焦、益中焦之气，同时可以开结，毕竟癥瘕就是一个结。

（3）血闭

虚邪之中人也……抟^①于脉中，则为血闭不通，则为痈。^{[2]288}

（《灵枢·刺节真邪第七十五》）

关于血闭，《灵枢》中就提到了一句，"虚邪之中人也……抟于脉中，血闭不通，则为痈。"虚邪跑到脉里，就会出现血闭不通的症状。

大家要想到《金匮要略·脏腑经络先后病》里面的内容，"一者，经络受邪，入脏腑，为内所因也；二者，四肢九窍，血脉相传，壅塞不通，为外皮肤所中也。"[4]3 病邪由外而入，人体的抗邪机制有以下几层，第一层是卫气固护肌表，卫气是最外层的抗邪机制。当卫气不足的时候，发挥作用的是第二层胃气，即中焦之气。证据大家看桂枝汤，患者卫气不足，张仲景就用了很多姜枣草。之后如果中焦之气还不够用，就开始用第三层肾气，准确来说是下焦之气。比如附子泻心汤，同样汗出、同样表虚，都是用附子来温下焦。

综合前面讲的癥瘕、咳逆可以得出这样一个结论，禹余粮治疗"抟于脉中，血闭不通"，主要补充的不是营卫的卫，而是脾胃的胃。也就是说禹余粮，可以补充胃气、补充中焦之气。《灵枢·经脉篇》载，"胃足阳明之脉……是主血所生病者"[2]227。毕竟足阳明之脉是主血生病的。

这也解释了前面咳逆、胃寒遗留的问题：胃中有寒，禹余粮是怎么把寒去掉后再降逆的？它其实不是把寒去掉了，而是把胃气补足了，使得正气能和寒邪相抗衡。而

① 原本作"搏"，为"抟"之形讹，简体字作"抟"，径改。

亦因为寒邪没有彻底去除，所以禹余粮治疗咳逆其实只是改善了症状，不能一次性治好，至其年月日时，还会复发。

这又衍生了一个关于治病大思路的问题，治病怎么才能治好？比如咳嗽，没有用下法治好的，都是用轻清上扬、宣发之法治好的，也就是说要从里治到表才能好。再比如治肾炎，其实就像治感冒，从里治到表。

我们讲禹余粮治咳嗽，还有当归治咳嗽，都只治疗了咳嗽形成路径上的一个阶段，处理的是阶段性问题。再往后就需要药物与药物之间、方子与方子之间的起承转合了。

（4）漏下

关于漏下的定义，大家可能也有误区存在，漏下和崩中是两回事。一会儿我们讲阳起石，会将二者放在一起做个比较。这里我们仅仅需要注意，若血按时而下，但是量比较大，就叫崩中；血非时而下，经间期出血，这个叫漏下。漏下大体是由虚损导致的。

> 漏下者，由劳伤血气，冲任之脉虚损故也。冲脉、任脉为十二经脉之海，皆起于胞内。而手太阳小肠之经也，手少阴心之经也，此二经主上为乳汁，下为月水。妇人经脉调适，则月下以时，若劳伤者，以冲任之气虚损，不能制其脉经，故血非时而下，淋沥不断，谓之漏下也。诊其寸口脉弦而大，弦则为减，大则为芤，减即为寒，芤则为虚，寒芤相搏，其脉为牢，妇人即半产而下漏。又，尺寸脉虚者，漏血。漏血脉浮，不可治也。[1]204

（《病源·漏下候》）

漏下的病因劳伤气血、虚，这是没错的，但是不是由于冲任气虚？这里我认为应该是中脉虚损，或者是胞脉虚损，毕竟经血是顺胞脉而下。胞脉气虚是漏下发生的必要条件，提供了容易出血的条件。冲任之气具有固摄中脉、胞脉的作用。而冲任之脉具有节律性，逢其虚，则出血，形成漏下。

大一禹余粮可以治疗漏下，我认为是因其可以补充胞脉之气。《本经》说大一禹余粮可以治疗咳逆上气，《诸病源候论》上有一候名为"久咳逆上气候"，是这么说的："肺感于寒，微者则成咳嗽。久咳逆气，虚则邪乘于气，逆奔上也。肺气虚极，邪则停心，时动时作，故发则气奔逆乘心，烦闷欲绝，少时乃定，定后复发，连滞经久也。"咳逆上气日久，邪气入心，这也是导致胞脉气虚的因素之一，可以用太一禹余粮补之。

（5）寒热

《病源·寒热候》我们已多次提及了，在阳起石处我们会具体讲讲寒热。寒热有六种情况。而禹余粮治疗的寒热是"因于露风，乃生寒热"，也就是由于表气虚、正气不足所导致的寒热病。

（6）烦满

太一禹余粮没有这两个字，这就涉及到禹余粮独有的主治了。

> 烦满者，由体虚受邪，使气血相搏而气逆，上乘于心胸，气否不宣，故令烦满。烦满者，心烦、胸间气满急也。[1]210
>
> （《病源·烦满候》）

这一段烦满的病机，对于认识禹余粮的提示意义很大。首先"体虚受邪"，说明禹余粮可以补虚，这基本已是确论，毋庸置疑。"使气血相搏而气逆，上乘于心胸"，气血相搏导致气逆，痞气下不去、消不了，于是产生了烦满。烦满的位置是"心烦、胸间气满急也"，这里很明确把烦满定位在上焦，而且可能会涉及到心。

那么上焦气痞不宣、气满的状态，该怎么泻？《营卫生会》载，"上焦出于胃上口，并咽以上，贯膈而布胸中，走腋，循太阴之分而行。还至阳明，上至舌，下足阳明。"[2]239 上焦到中焦继续往下传输的过程，是通过足阳明下降的。那么要消除上焦的气痞不宣，也要通过足阳明经。言外之意，禹余粮治烦满的作用靶点就在足阳明。这样就和我们前面讲的禹余粮治疗咳逆原理相近了：禹余粮可以厚肠胃健足阳明，且有一定开气结的效果。

（7）下利赤白

> 凡痢皆由荣卫不足，肠胃虚弱，冷热之气，乘虚入客于肠间，虚则泄，故为痢也。然其痢而赤白者，是热乘于血，血渗肠内则赤也；冷气入肠，搏肠间，津液凝滞则白也；冷热相交，故赤白相杂。重者，状如脓涕而血杂之；轻者，白脓①上有赤脉薄血，状如脂脑，世谓之鱼脑痢也。[1]97
>
> （《病源·赤白痢候》）

---

① 原本作"浓"，径改为"脓"。

"凡痢皆由荣卫不足，肠胃虚弱，冷热之气，乘虚入客于肠间，虚则泄，故为痢也。"你看，此处的病因也是营卫不足，肠胃虚弱，也印证了我们前面所讲的三层抗邪机制。"然其痢而赤白者，是热乘于血，血渗肠内则赤也；冷气入肠，搏肠间，津液凝滞则白也；冷热相交，故赤白相杂。"

此由肠胃虚弱，为风邪所伤，则挟热，热乘于血，则血[1]流渗入肠，与痢相杂下，故为赤痢。[1]97

（《病源·赤痢候》）

《病源·赤白痢候》所载"凡痢"皆由营卫不足，肠胃虚弱后冷热之气乘虚入客肠间所致，至于冷热之气具体所指为何，《病源·赤痢候》明言其病机有风邪因素，所以治疗可以从风邪入手。比如吴茱萸汤之利，仲景从风入手治疗。下利赤白有风邪的因素，言外之意，禹余粮可以泻风，再引申一步，禹余粮其实有一定摄血的功效，（风病与血症的关系问题请参考六期所讲内容）这点和代赭石非常像。代赭石也能摄血，也可以作用于肠胃，但是侧重不同。此外，禹余粮还可以作用在部分三焦层次。

阳起石

一名白石。味咸，微温。生山谷。治崩中漏下，破子脏中血，癥瘕结气，寒热腹痛，无子，阴阳痿不合，补不足。

概说：开脏结；温化子宫中瘀血；温中下焦；温阳明；散风摄血。

1.崩中

崩中者，腑脏伤损，冲脉、任脉血气俱虚故也。冲任之脉，为经脉之海，血气之行，外循经络，内荣腑脏。若无伤，则腑脏平和，而气调适，经下以时；若劳动过度，致腑脏俱伤，而冲任之气虚，不能约制其经血，故忽然暴下，谓之崩中。诊其寸口脉微迟，尺脉微于寸，寸迟为寒在上焦，但吐耳。今尺脉迟而弦，如此小肠（腹改为肠）

---

① 原本无血字，据《病源·久赤痢候》补。

痛，腰脊痛者，必下血也。[1]205

（《病源·崩中候》）

胞络绝则阳气内动。[2]92

（《素问·痿论第四十四》）

冲任气虚不能制约经血，忽然暴下，一次性量非常多，便叫崩中。前面讲漏下的时候已经说过，此处言及伤于冲任不太准确，也讲了血按时而下量多是崩中，血非时而下是漏下。两者的脉有所不同，崩中"寸口脉微迟"，漏下"寸口脉弦而大"。脉微而迟侧重阳虚，寸迟为寒在上焦嘛。《濒湖脉学》中有："寸迟必是上焦寒"[33]56，脉弦而大，侧重气虚。

"五脏六腑之气皆禀气于肺"，所以漏下的气虚从根源上讲是手太阴肺虚。手太阴肺主气、主治节，身体的节律性，主要依靠肺来调控，气虚影响到肺，漏下就表现为非时而下。于是我们在治疗经间期出血的时候，收尾在治肺。

之前治疗一个经间期出血，最开始经期是 38 天左右，例假之间会来两次小的例假，也就是经间期出血，但是量不是特别多。我的思路就是用震灵丹，加了黄芪、夏枯草，还有黄芩、北沙参等药物，总之用的是治肺的药。用量并不大，经间期出血的时候吃了 4 天，下次经间期几乎就没有出血了。这是经间期出血从肺治疗的一例应用。

2.子脏中血

阳起石可以"破子脏中血"。子脏就是子宫，意思是阳起石可以治疗子宫部位的瘀血。紫石英治"风寒在子宫中"，说明这两个药的作用靶向非常相像，这种靶向性可以让阳起石作为子宫的"的药"。而不同点在于，紫石英的温性其实不是温子宫，而是温三焦，进而通过温三焦来达到温子宫的目的，这点在讲紫石英时会具体阐明。

疝瘕之病，由饮食不节，寒温不调，气血劳伤，脏腑虚弱，受于风冷，冷入①腹内，与血气相结所生。疝者，痛也；瘕者，假也。其结聚浮假而痛，推移而动。妇人病之有异于丈夫者，或因产后脏虚受寒，或因经水往来，取冷过度，非独关饮食失节，多挟有血气所成也。诊妇人疝瘕，其脉弦急者生，虚弱小者死。又尺脉涩而浮牢，为血

---

① 原本作"令人"，为"冷入"之讹，径改。

实气虚也。其发腹痛逆满，气上行，此为妇人胞中绝伤，有恶血，久成结瘕。得病以冬时来，其鼻则赤。[1]206

（《病源·妇人杂病诸候二·疝瘕候》）

所有的癥瘕类疾病都是由于"饮食不节，寒温不调，气血劳伤，脏腑虚弱，受于风冷，令人腹内，与血气相结所生"，但是瘀血为什么单单出现子脏中？

"产后脏虚受寒，或因经水往来，取冷过度，非独关饮食失节，多挟有血气所成也。"能够造成子脏瘀血的，除了前面癥瘕积聚的一般病因，还有一个是妇女在产后或来例假之时感受寒凉。所以来例假的时候能不能吃冰棍？生完孩子之后要不要坐月子？知道了吧，这个咱们在原文中找出了依据。

子脏中血的表现是什么样的？先说脉，"尺脉涩而浮牢"，这个脉象是已经形成子脏中血后的状态，病形"为血实气虚也"：血实是邪气实，有瘀血，也可能和胎盘剥落、恶露没流尽有关；也存在气虚的成分。好些产后抑郁都是因为产后脏腑虚，又着了凉，便得了抑郁。等到产后恢复，正气起来，气血补充了一部分，浮牢的涩象一过去，郁滞的象一冲破，就好了。这就是为什么许多人的产后抑郁都是一过性的。

发病表现是"腹痛逆满，气上行"，比如，每次来例假着凉后会恶心。我的老师把这个叫"命门虚"，一见经前期恶心拉稀肚子疼的相关症状就都是命门虚，其实原因是子脏中血。当然老师的操作把这个涵盖在里面了，他直接用了四石散，药效太猛烈了。我认为其实用不上，用阳起石就可以了，用四石散打击的范围太大。这也提示我们，跟师时看到老师的操作，不应该囫囵吞枣地模仿，而应该把这个操作为何有效的原理想清楚，

"其鼻则赤"，什么意思，大家可以去观察，类似的病人冬天时鼻头会发红。这里又要问大家一个问题了，《灵枢》中说"面王以下者，膀胱子处也"[2]265，面王就是鼻子，鼻子之下，就是人中附近，是膀胱和子宫的位置；按理说这里得病的地方是子宫，应该反映在面王以下，为什么鼻头变红了呢？这其实是由于古今人们体质的差异所决定的。现在人骨弱肌肤盛，大多数是古代所说的"尊荣之人"，而以前的人，多是剽悍之人。所以虽然说是血实气虚，也相对比我们现在的人要气实一些；而且以前不像现在供暖特别充足，着凉感寒可能比现在的情况更为严重。现在人的气几乎不动，或者动起来不明显，以前人子脏中血，底下结成一个死疙瘩，上面还有气，就会表现出前面说的"腹痛逆满，气上行"。这个气直接往上顶，一开始最直接顶在脾胃，顶在脐周，到脐周的时候鼻头就红了。这是子脏中血，却可表现为"其鼻则赤"。

当然这时候，面王以下（人中穴两边）也会有红紫或青紫的血络在，这样的情况放到现在已经算是堵得比较严重的了。

3.癥瘕

癥瘕者，皆由寒温不调，饮食不化，与脏气相搏结所生也。其病不动者，直名为癥。若病虽有结瘕，而可推移者，名为癥瘕。瘕者，假也，谓虚假可动也。[1]107

（《诸病源候论·癥瘕候》）

其实刚才已经提到了，癥瘕是因为"寒温不调，饮食不化，与脏气相搏结所生"，阳起石可以治疗子脏中血，提示阳起石可以开脏结。张仲景也提到过脏结，"脏结无阳证，不往来寒热，其人反静。胎滑者，不可攻也。"所以前面"子脏中血"的典型症状只提到了结聚和腹痛发热，也没有说到寒热，和仲景所表述的一致。

4.结气

结气病者，忧思所生也。心有所存，神有所止，气留而不行，故结于内。[1]76

（《病源·结气候》）

阳起石可以治疗结气，这更说明问题。

结气是由忧思所生，忧思伤脾，言外之意结气是因脾而生。"心有所存，神有所止"同时心也出问题了。心脾共同的因素，导致了结气。

之前我们说过"二阳之病发心脾"，二阳病，也就是阳明病，可以导致心脾的症候。阳明热可以导致心脾的热证与阴虚证，反之，阳明寒证也会导致心脾寒证的，而阳起石治疗的就是这个例子。当由于阳明有寒，导致心脾功能下降，可能出现抑郁忧思的情况，这时候阳起石的作用机制其实是越过心脾，通过温阳明来治疗阳明寒证，进而治疗结气。

前面治疗子脏中血，后面治阳明，大家立刻就要想到一个问题——阳明和子脏的关系。"治痿独取阳明"，我们治疗痿证，为什么独取阳明？"阴阳揔宗筋之会"，这里会涉及到冲脉，咱们后面详谈。

5.寒热

寒热是怎么一回事？备课的时候我是放在这儿和大家具体说的。

夫阳虚则外寒，阴虚则内热。阳盛则外热，阴盛则内寒。阳者受气于上焦，以温皮肤分肉之间，今寒气在外，则上焦不通，不通则寒独留于外，故寒栗也。阴虚内生热者，有所劳倦，形气衰少，谷气不盛，上焦不行，下脘不通，胃气热，熏胸中，故内热也。阳盛而外热者，上焦不通利，皮肤致密，腠理闭塞不通，卫气不得泄越，故外热也。阴盛而内寒者，厥气上逆，寒气积于胸中而不泻①，不泻则温气去，寒独留，则血凝②泣，血凝泣则脉不通，其脉不通，脉则盛大以涩，故中寒③。

阴阳之要，阴密阳固，若两者不和，若春无秋，若冬无夏，因而和之，是谓圣度。故阳强不能密④，阴气乃绝。因于露风，乃生寒热。凡小骨弱肉者，善病寒热。骨寒热，病无所安，汗注不休。齿本槁，取其少阴于阴股之络；齿爪槁，死不治。诊其脉，沉细数散也。[1]73

（《病源·寒热候》）

"夫阳虚则外寒，阴虚则内热。阳盛则外热，阴盛则内寒。"这里说了寒热的四种分型，我们来看看这四种情况具体如何。

（1）阳虚外寒

"阳者受气于上焦，以温皮肤分肉之间，今寒气在外，则上焦不通，不通则寒独留于外，故寒栗也。"这是阳虚外寒。寒气在外导致上焦不通，上焦不通又导致寒栗，这个像不像麻黄汤证？好多人说，麻黄汤不是表实证吗？先不讨论这个事，我们仅仅讨论上焦不通，在表的寒气不解的情况。以后有机会讲《伤寒论》，再给大家系统讲。之前一位同学用麻黄时体会到，麻黄久煎喝起来其实很舒服，也不会心慌。这说明麻黄其实是可以补阳、助阳的，而真正耗散阳气的是麻黄碱。因此，麻黄久煮可以助阳，它和阳虚并不产生冲突。

（2）阴虚内热

"阴虚内生热者，有所劳倦，形气衰少，谷气不盛，上焦不行，下脘不通，胃气

① 原本作"写"，径改为"泻"，下同。
② 原本作"涘"，据《素问》改作"凝"。
③ 原本无"中寒"二字，据《素问》补。
④ 原本无"密"字，据《素问》补。

热，熏胸中，故内热也。"这句说，劳倦、虚弱、水谷之气不足，会导致上焦不流通。《说文》："脘，胃腑也。"下脘不通讲的是，由于上焦不流行，上焦到胃的通道不通畅。《营卫生会篇》载上焦之所出："上焦出于胃上口，并咽以上，贯膈而布胸中，走腋，循太阴之分而行，还至阳明，上至舌，下足阳明"[2]239。上焦津液不能进入胃系，所以会出现胃气热。胃气热向上影响胸中，便形成内热。

这是一个比较标准的小柴胡汤证。小柴胡汤的治疗效果是这样说的，"上焦得通，津液得下，胃气因和，身濈然汗出而解。"[3]75 其上焦不得通是因为中焦气虚，上焦无源，进而导致了上焦不通，津液不下阳明，胃气不和。所以小柴胡汤里面用枣十二枚，生姜三两，甘草三两，如此大剂量的药物来补充津液，补益中焦。目的是从中焦至上焦再至胃系，全过程地补充津液。柴胡升提，促进津液从中焦到上焦的输布，同时具有开三焦的作用，"身濈然汗出而解"便是津液充足、上焦恢复功能的表现。黄芩可以解决热的问题，包括胃气热，也包括胸中之热。如果内热较盛，我们可以酌情减大枣的量，换成凉润益气的东西，比如北沙参。

（3）阳盛外热

"阳盛而外热者，上焦不通利，皮肤致密，腠理闭塞不通，卫气不得泄越，故外热也。"这是因卫气不通而热的情况。

（4）阴盛内寒

"阴盛而内寒者，厥气上逆，寒气积于胸中而不泻，不泻则温气去，寒独留，则血凝泣，血凝泣则脉不通，其脉不通，脉则盛大以涩。"总结提炼出来，就是胸中有寒。

《伤寒论》：胸上有寒，当以什么药温之，宜什么？

a、附子理中丸，b、理中丸，c、甘草干姜汤。

当以丸药温之，宜理中丸。

理中丸主要是干姜发挥了作用。干姜温胸中寒，再配合等量术参草，通过补气来增强脾胃的功能。另一种思路，我习惯用干姜配合通络药，通过通络药来加强脾胃的功能。比如我一般喜欢用干姜配赤芍，15g 干姜配 15g 赤芍，胃的功能立刻就能增强起来。这两种思路前者适合纯虚证，后者适合虚实夹杂的情况，临床上都可以遇到。

现在已经讲了四种情况，大家回去对比阳起石，它适用于哪种情况呢？我们发现阳起石哪种情况都不合适。唯一一个沾边的是阴盛而内寒。但是胸中有寒最直接的应该是要温中焦呀，阳起石去温下焦温子宫了，所以这里面说的寒热又有其他方面的因素。《诸病源候论》后面对这四种情况做了补充。

"因于露风，乃生寒热。凡小骨弱肉者，善病寒热。"感受风邪，体质虚弱，还有这两方面的因素。而这两方面不是我们通常意义所讲的寒热。

《诸病源候论》里面还有三个寒热候，分别是：

劳伤则血气虚，使阴阳不和，互有胜弱故也。阳胜则热，阴胜则寒，阴阳相乘，故发寒热。[1]22

（《病源·虚劳寒热候》）

因产劳伤血气，使阴阳不和，互相乘克，阳胜则热，阴胜则寒，阴阳相加，故发寒热。凡产余血在内，亦令寒热，其腹时刺痛者是也。[1]237

（《病源·产后寒热候》）

妊①娠寒热病者，犹是时气之病也。此病起于血气虚损，风邪乘之，致阴阳并隔，阳胜则热，阴胜则寒，阴阳相乘，二气交争，故寒热。其妊娠而感此病者，热甚则伤胎也。[1]224

（《病源·任娠寒热候》）

虚劳寒热和产后寒热的病因都有脏腑虚劳、气血虚弱，而妊娠寒热除了气血虚损，还有一个原因是感受风邪。这就是阳起石的意义所在了——阳起石能散风，固摄气血。所以阳起石适合治疗气血虚损，偶感风邪导致的寒热。

金石药物相对性质比较单一，适应症方面就比较确切，留给我们纠错的余地不是很大。

6.腹痛

腹痛者，由腑脏虚，寒冷之气，客于肠胃、募原之间，结聚不散，正气与邪气交争相击，故痛。其有阴气搏于阴经者，则腹痛而肠鸣，谓之寒中。是阳气不足，阴气有余者也。诊其寸口脉沉②而紧，则腹痛。尺脉紧，脐下痛。脉沈迟，腹痛。脉来触触

---

① 原本作"任"，径改为"妊"，下同，
② 原本作"沈"，径改为"沉"，下同。

者，少腹痛。脉阴弦，则腹痛。凡腹急痛，此里之有病，其脉当沉。若细而反浮大，故当愈矣。其人不即愈者，必当死，以其病与脉相反故也。[1]92

（《病源·腹痛候》）

这就说的更直白。"腹痛者，由腑脏虚"，阳起石适用的病机已经很多次提到脏腑虚了，所以这味药用来补虚是非常好用的。而且此处还提到"寒冷之气，客于肠胃、募原之间，结聚不散，正气与邪气交争相击，故痛"，这说明阳起石通过作用于膈以下的三焦部分（偏向于中焦和下焦），起到了温肠胃、补虚的一个效果。中焦和下焦其实是连在一起的，都在膈以下。而且结合病源给的定位，"诊其寸口脉沈而紧，则腹痛"，沉是因为阳虚、气虚，紧是因为有寒。"尺脉紧，脐下痛"，跟我们刚才说的子脏，病位是一致的。

7.痿

刚才略微提到了一下，这段文字太重要了。

阳明者，五藏六府之海，主润①宗筋，宗筋主束骨而利机关也。冲脉者，经脉之海也，主渗灌谿谷，与阳明合于宗筋，阴阳揔宗筋之会，会于气街，而阳明为之长，皆属于带脉，而络于督脉。故阳明虚则宗筋纵，带脉不引，故足痿不用也。[2]93

（《素问·痿论》）

讲的是痿证和治痿为什么独取阳明。先来讲解这段文字中提到的生理概念，即冲脉和阳明合于宗筋。"阴阳揔宗筋之会"，揔是什么意思呢？

揔，《博雅》：擎也。《方言》：南楚凡相推搏曰揔。[48]24 册286

（《集韵》）

两个人摔跤，叫"揔"。意思是冲脉和阳明在宗筋之会处汇合。何为"宗筋之会"？即女性生殖器阴蒂，男性生殖器的龟头，阴阳在那里交汇，于"紫菀"处有关于宗筋之会的详细论述。"会于气街，而阳明为之长"，除了揔宗筋之会，还会于气街，阳

---

① 原本作"闰"，径改为"润"。

明为之主导。

所以痿证是以阳明为主，捎带一些冲脉的关系，同时属于带脉、络于督脉，是这四者共同作用的结果。

阳起石治痿是从哪里治的？其实它没有特别作用于冲脉、带脉、督脉这三条奇经上，而是主要作用在阳明。阳明有寒可用阳起石，这味药从耻骨联合循下往上都有作用，能起到一个温开的效果。这是阳起石治疗阳明寒。

阳起石的主要作用靶点在子宫，子宫往上涉及到膈以下的三焦层次，通过三焦层次有一定温阳明的功效。所以真正用阳起石来温阳明的时候，其实已经经过子宫和三焦层次了。换言之，当子宫三焦阳明俱寒的时候，用阳起石是很合适的；单纯阳明寒用阳起石，非常容易导致三焦热化证。这也就是为什么很多人吃了川椒一类的药物容易上火，一个道理。三焦本来没寒，越过三焦去温别的地方，会顺带把三焦烘起来。

龙 骨

味甘，平。生川谷。治心腹鬼注，精物老魅，咳逆，泄利脓血，女子漏下，癥瘕坚结，小儿热气惊痫。龙齿，治小儿大人惊痫癫疾狂走，心下结气，不能喘息，诸痉，杀精物。久服轻身，通神明，延年。

概说：三焦、气街层次；降气；把三焦气收涩到阳明；胃上通络开结。

龙骨是个特别常用的药物。说句实在话，现在买到的龙骨和龙骨本身的记载相距比较远。所以我用桂枝甘草龙骨牡蛎汤或者桂枝加龙骨牡蛎汤的时候，基本上只用牡蛎，不用龙骨。效果跟本经的记载也完全不一样。如果想追求本经的记载，在国家禁止象牙交易之前，可以用象牙硝代替。禁止之后，用马蹄屑代替，本经上有个药叫六畜毛蹄甲（不太严谨地对应到现在马蹄屑这味药），它和龙骨的主治非常相似，以后会提到。

还有一点，骨骼经过时间的处理之后所展示的药性，这是现在难以获得的。我自己在临床上试，觉得马蹄屑烧红后用醋淬过的功效，和《本经》的记载有点相似。

1.心腹鬼注

先说心腹鬼注。这一段前面的内容其实包括了一些。

注之言住也，谓其风邪气留人身内也。人无问大小，若血气虚衰，则阴阳失守，风邪鬼气因而客之，留在肌肉之间，连滞腑脏之内。[1]250

（《病源·注候》）

讲代赭石的时候强调了风邪，此处所见到的鬼怪的成分，前提条件都是气血的衰弱。昨天没有强调"留在肌肉之间，连滞脏腑之内"。它其实给出了鬼注的定位，这点其实和我们所说的气街病的部位是相似的，同时也提示，能够治疗鬼注疾病的药物，作用部位、作用靶点应该在肌肉之间，脏腑之内。换言之，就是现在通俗所讲的三焦层次，或者说气街层次。

说到气街，就要谈气街是什么。它是卫气循行的区域，从头到脚都有，头气有街，胸气有街，胫气有街，腑气有街。气街的作用是弥补经络联系的不足。不知道大家会不会有这样的疑惑，一个人小腿截肢，那他在脚趾间经脉相续接的点就没了，那他的经络会不会断？其实经脉的续接没有断，可以靠气街完成经络的重新组织和构架。说白了，它就是维护经络闭环运行的辅助机制，相当于血管的许多吻合端。那如果经络本身的状态不是特别好，当气街又受到鬼注邪气时，就会出现类似于闭症、麻木不仁、各种无规律的痛症等经络不通的症状。这就解释了为什么鬼注和老魅都有好些"乍寒乍热""心腹满""短气不能食饮"，或者"惊怖狂言"的表现，这些症状其实都是由于经络不顺畅导致的。

"虚病"临床上摸到的还是肌肉和脏腑。最开始的表现是上三焦脉，也就是中渚脉，一摸中渚脉就轻轻跳动。上完中渚脉后一般会跑到心包，之后才会流连各脏腑。根据脏腑的虚实，"虚病"流连的位置不一样，大多数人是上完三焦之后上心包，也有部分人不在心包，在心脏或者在脾上，或者在肝胆系统这个区域待着。入脏之后，它可以表现为在各经脉口上摸到，也可以在寸口脉根据形体脉法摸到。

"虚病"的脉象和积聚的脉象比较相似。这里说的积聚脉，是"细而附骨者乃积也"，它的脉位比较深沉，本身可以说是不动的，就定死在那儿，在骨头边趴着。摸上去随着病情的急缓，界限由清晰到不清晰。随着病程的延长，它的界限也是由清晰到不清晰，但基本上不动。你能摸到一个像骨头、像包块的东西，附着在脉管上。"虚病"的脉象和积聚相似，积聚是待在那儿不动，而它的脉象会随着整体的脉率有一个局部的轻微波动，在手底下的表现是两种波动叠加在一起后，似规律又似无规律的、手指下皮肤的一种麻窜感。"虚病"一般在关上见到，或者在心包脉上见到。

2.老魅

凡人有为鬼物所魅，则好悲而心自动，或心乱如醉，狂言惊怖，向壁悲啼，梦寤喜魇，或与鬼神交通。病苦乍寒乍热，心腹满，短气，不能饮食，此魅之所持也。[1]13

（《病源·鬼魅候》）

这些症状的产生与鬼注注于气街的病机类似，是一种经络不通的表现。

3.咳逆

咳逆者，是咳嗽而气逆上也。气为阳，流行腑脏，宣发腠理，而气肺之所主也。咳病由肺虚感微寒所成，寒搏于气，气不得宣，胃逆聚还肺，肺则胀满，气遂不下，故为咳逆。其状，咳而胸满而气逆，膊背痛，汗出，尻、阴、股、膝、腨①、腨、足皆痛。[1]82

（《诸病源候论·咳逆候》）

这一段我们昨天也说过，重点是咳逆本身的病机。这块儿我们要注意，一个方面是肺寒，再一个方面是胃寒，胃逆，形成肺胀，内外合邪则形成了咳逆。龙骨治疗咳逆的机制，其实不是作用在肺，更主要作用在胃。严格来讲胃也不准确，它其实是作用在整体气机层次，通过降气来降胃逆。降完胃之后，达到了治疗咳逆的效果。所以龙骨治疗的咳逆是肺寒比较轻微，甚至已经恢复，而胃逆相对严重的情况。这种情况多数发生在咳嗽病的终末期，咳的症状已经基本没有，反而变为恶心了。

这点其实与《伤寒论》治疗外邪入里的机理有点像，只不过从在表的咳嗽，到阳明胃气症状的时候，人家用的是竹叶石膏汤或者半夏粳米汤②。其实也可以用龙骨，它可以直接往下降胃气，只不过现在的龙骨根本用不出来这个效果，直接往里收了，收完之后胃气更壅盛，恶心的更严重。本经里的龙骨，降气的效果更明显一些。以前可以用象牙硝代替（现在不可），现在用炒马蹄甲还可以达到一些类似的效果。

① 原本作"踹"，当为"腨"，属形迫之论，据《素问》经论。
② 编者按：据董师经验，此由半夏秫米汤化裁，即将秫米换为粳米。

4.下利脓血

热毒甚者，伤于肠胃，故下脓血如鱼脑，或如烂肉汁，此由温毒气盛故也。[1]63

（《病源·温病脓血利候》）

此由热伤于肠胃，故下脓血如鱼脑，或如烂肉汁，壮热而腹疗痛，此湿毒气所为也。[1]56

（《病源·时气脓血利候》）

此由热毒伤于肠胃，故下脓血如鱼脑，或如烂肉汁，壮热而肠痛，此湿毒气盛故也。[1]47

（《病源·伤寒脓血利候》）

在《诸病源候论》里有这么几个情况会出现下利脓血，分别是《温病脓血利候》、《时气脓血利候》与《伤寒脓血利候》。这三个脓血利候都非常的相似，基本上都是由于热毒壅甚，伤于肠胃，于是下利脓血。病因概括的也非常相似，都是由于"湿温毒气盛"。那这一块儿是不是说龙骨可以治疗湿温热邪气呢？其实不是，龙骨本身治不了湿热邪气，或者说它治疗湿热邪气的力量没有这么明显。清湿热邪气比较厉害的，和龙骨相似的药是牡蛎。

而龙骨是在"伤于肠胃"这个阶段发挥的作用。其实龙骨具有两方面的作用，一方面是降气，另一方面是往里收。它最基本作用在三焦，从三焦往足阳明胃收气，以此达到加强肠胃功能的效果。

所以对于湿热痢，或者说对于温病导致的热痢，用龙骨的表现是短期症状会减轻，但是可能会有延长病程的风险。而温病一般也是在亡阴血虚，该用一二三甲复脉汤的时候，才会考虑用龙骨。这时候也不是单用龙骨，一般都会配合上牡蛎，用的是龙骨往里收的力量，和牡蛎开结的效果。其实严格来讲龙骨也具有一定开结的效果，但是这个作用是有条件的，而且不像牡蛎那么明显。后面会说到龙骨开结。

5.女子漏下

妇人经脉调适，则月下以时，若劳伤者，以冲任之气虚损，不能制其脉经，故血非时而下，淋沥不断，谓之漏下也。[1]204

（《病源·漏下候》）

这个我们在第一讲也说过。上次说了冲任之气虚损的表述不够全面，应该还有胞脉虚损。而胞脉虚损不能制其经脉，故血非时而下。龙骨在这个过程中，是否可以直接作用在胞脉？结合在临床上使用龙骨的体会，我认为它并不能直接到胞脉。我思考可能是因为其收涩之性，也就是说通过收经脉，进一步来达到止血的作用。经脉里面既有气行，也有血行。这个在讲癥瘕坚结的时候，会表现得更明显一些。

6.癥瘕坚结

癥瘕者，皆由寒温不调，饮食不化，与脏气相搏结所生也。其病不动者，直名为癥。若病虽有结瘕，而可推移者，名为癥瘕。瘕者，假也，谓虚假可动也。[1]107

（《诸病源候论·癥瘕候》）

大家需要注意，癥瘕的成因是寒温不调、饮食不化，而且与"藏气相抟"，说明发生的部位在脏。

积聚痼结者，是五脏六腑之气已积聚于内，重因饮食不节，寒温不调，邪气重沓，牢痼盘结者也。若久即成癥。[1]106

（《病源·积聚痼结候》）

这个说的什么意思，积聚痼结的病因在内是由于五脏六腑之气的积聚，在外是由于饮食不节、寒温不调、邪气导致的。积聚痼结久了就成为癥病，时间顺序是积聚痼结在前，癥瘕在后。

积者，五脏所生，聚者，六腑所成。五脏之气积，名曰积；六腑之气聚，名曰聚也。积，痛不离其部，聚者，其痛无有常处。皆由阴阳不和，风冷搏于脏腑而生积聚也。妇人病积经久，则令无子，亦令月水不通。所以然者，积聚起于冷，结入子脏，故令无子；若冷气入于胞络，冷搏于血，血冷则涩结，故月水不通。[1]205

（《病源·积聚候》）

"五臟之气积""六腑之气聚"，到这儿我们就要注意了，积聚所发生的层次是在气的层面，到血了吗？没有。这才是积聚，和癥瘕又完全不同。

"积者，痛不离其部，聚者，其痛无有常处。皆由阴阳不和，风冷搏于脏腑而生积聚也。"是说积聚发生的部位是在脏腑。"妇人病积经久，则令无子，亦令月水不通。所以然者，积聚起于冷，结入子脏，故令无子；若冷气入于胞络，冷搏于血，血冷则涩结，故令月水不通。"所以月水不通的原因是冷气入胞络。《素问》中说的是胞脉，这里说的是胞络，它们的意思是接近的。那么反过来，"漏下"其实也是胞络出了问题，但是原因就未必是冷气了，这点也可以为将冲任虚损易为胞脉虚损做一个佐证。

这段在时间顺序上可以得出积聚是在积聚痼结之前。所以整体顺序是先积聚，然后积聚痼结，最后再到癥瘕。我们现在基本上把积聚等同于癥瘕，这种认识是不够全面的。

龙骨治疗癥瘕坚结，表示龙骨既可以收，又可以开结。开结的作用部位是在哪里？积聚是在气分，而龙骨的作用层次比积聚要深，它开结层次在癥瘕的阶段，要知道，到癥瘕就已经可以到脏腑了。大家还要进一步细化思考，脏腑的层次也很深，龙骨能开到哪里？举个例子，肝脏的体积很大，龙骨开积聚的时候，能不能开到肝叶或肝窦里面？这个我们还要往下去看。我们现在能知道的是龙骨可以开结，可以到脏腑，而至于具体到多深，我们不清楚。

7.小儿热气惊痫

痫者，小儿病也。十岁已上为癫，十岁已下为痫。其发之状，或口眼相引，而目晴上摇，或手足掣纵，或背脊强直，或颈项反折，诸方说癫，名证不同，大体其发之源，皆因三种。三种者，风痫、惊痫、食痫是也。风痫者，因衣厚汗出，而风入为之；惊痫者，因惊怖大啼乃发；食痫者，因乳哺不节所成。然小儿气血微弱，易为伤动，因此三种，变作诸痫。凡诸痫正发，手足掣缩，慎勿捉持之，捉则令曲突不随也。[1]241

（《病源·痫候》）

这段文字首先要注意，"十岁以上为癫，十岁以下为痫"，这个是癫痫在年龄上的分界，它是很有意义的。痫有很大一部分原因是十岁以下小孩子的气血还未定，所以发的是痫。如果气血已定，再产生类似的症状就是癫了。言外之意在于，痫有很多是虚证，而癫大多是实证。

痫又有三种，风痫、惊痫、食痫。本经"小儿热气惊痫"这一条目，其实是痫证的一种。然后又有问题了，这个惊痫就是因惊怖而起的，跟小儿热气有什么关系呢？这个一会儿再说，我们先把惊痫说一说。

> 惊痫者，起于惊怖大啼，精神伤动，气脉不定，因惊而发作成痫也。初觉儿欲惊，急持抱之，惊自止。故养小儿常慎惊，勿闻大声。每持抱之间，常当安徐，勿令怖。又雷鸣时常塞儿耳，并作余细声以乱之。惊痫当按图灸之，摩膏，不可大下。何者？惊痫心气不定，下之内虚，则甚难治。凡诸痫正发，手足掣缩，慎不可捉持之，捉之则令曲突不随也。[1]241
>
> （《病源·惊痫候》）

这段说惊痫起于惊怖大啼，也就是说小儿是因为惊受伤的。如何治疗是次要的，重点在于调护，让小儿远离惊怖的诱因，不要再次受惊。

如果已经发了惊痫，治疗方法是"当按图灸之"，图就是形状，根据病形用灸法治疗。图还有一个意思是圆圈，因此还可以理解成画着圆圈灸小孩子，灸法是既可以补虚也可以泻实的。而摩膏又是何意？比如雷丸，本经上记载"作膏摩小儿百病"，意思是把雷丸做成膏，在小儿身上涂抹，做按摩推拿，能起到除小儿百病的功效。传统推拿手法中有捏皮的手法，手法轻盈而效果明显，可用于肿瘤、中风等的辅助治疗中。摩膏的意义跟治络脉其实是一样的。对于小儿因惊导致的惊痫，它的操作对象都是络脉。所以治惊痫最快的是放血疗法，在四缝、耳后进行放血，对于小儿的惊症应该是效果不错的。其实都是对络脉进行的操作。

> 小儿惊者，由血气不和，热实在内，心神不定，所以发惊，甚者掣缩变成痫。又小儿变蒸，亦微惊，所以然者，亦由热气所为。但须微发惊，以长血脉，不欲大惊。大惊乃灸惊脉，若五六十日灸者，惊复更甚，生百日后灸惊脉，乃善耳。[1]241
>
> （《病源·惊候》）

小儿受惊是因为血气不和，在里有热，心神不定所以发惊。不过里有热是小孩的正常生理，发惊也是小孩的正常生理。因为小孩的生长、发育与变蒸需要微惊，惊之后才能生长。"又小儿变蒸，亦微惊，所以然者，亦由热气所为。但须微发惊，以长血脉"，没有微惊就不会长血脉，二者是这样的关系。所以小儿体内稍有热气，稍微受一些惊，这个是正常的生理。但是如果受惊过度就成为痫病，这个就不正常了。

痫应该如何治疗？稍微用一点安神的药物，像龙骨、牡蛎、合欢皮，都可以很好地解决。这里我们再说说关于小儿抽动症的认识，这个病的典型症状之一就是小孩眼睛鼻子总是一抽一抽的。我个人认为，轻微的抽动症其实不需要治，人家再长一长，长大之后自己就能好。很多时候医者一摸尺脉是空的，整体偏弦，要么就当寒治，要么就开四逆散从少阳治，这个其实是偏颇的。孩子整体是一个虚证，一般在膈上、心包，有的还可能涉及胃口的一些部位会有热象。但这些所谓的里热都很轻微，不是治疗的重点。用不到柴胡，清热没清多少，再把阴劫了。孩子长大后可能会在筋方面出现问题，没有这个必要。

治疗小儿抽动症的思路不复杂，热不重的时候用点龙骨或合欢皮稍微安一安神就可以了。如果里面还有热，吃两颗白菜，热就清了。如果热在上焦、心包的层次，用点郁金末。郁金末有一个好处，如果小孩热比较重，就直接清热。如果热不太重，稍微吃多点其实对身体的影响并不大。

《病源》这段文字还提到了小儿大惊之后的灸法，即灸惊脉。有一种说法，新生五六十天的孩子不能灸，惊复发会更严重，生下来百天之后再灸，就能好。这个我没有实际地考察过，不具有发言权。鉴于很多人询问惊脉的位置，特附于此。

惊

脉在颡门额上印堂三处。[53]第十册574

（《古今图书集成医部全录》）

印堂和囟门好找，额上在何处？我一般是根据小儿脑袋的形状，看哪儿瘪基本上就在哪儿。一般在小儿发际处有个凹陷，灸那里就可以了。

前面提到了变蒸、热气，给大家分享一个关于脑瘫的治疗方法。小儿脑瘫，按照安徽赵老爷子的说法，小孩生下来没有脑瘫的，脑瘫都是后天的，比如可能是因为生产的时候缺氧所致。他治疗脑瘫的主要方法就是熏蒸，熏蒸的意义在于把热量补足了，让小孩产生自然的惊变，这样就有可能会好。而且在治疗过程中，他会同时配合推拿给孩子治疗，这是他自创的推拿，没有查到传承。其中就比如有拍脑瓜，孩子躺在那儿好好的，一会儿拍一下脑瓜，或者拍完一下后再拍两下，后来就连续地拍他。就像我们查体叩击的力度。有的时候拍前脑门儿，有的时候拍后脑勺。这个我觉得和惊变的道理是一样的，就是让小孩子微微受惊。

这个方法我在临床上发现还可以用来治疗五迟五软。青少年五迟五软用变蒸的方法给热量，这个热量可以来自外界，比如热敷、吹风机、艾灸，或者喝汤药。"惊"在青少年五迟五软其实意义还是很大的，核心在于促进患儿二次发育。一般哪儿软，就敲哪儿，刺激哪儿。个人体会效果是不错的。年龄大概以初中为界，成年后五迟五软用这个方法就不太好用了，初中以前是好用的，初中以后效果就不太好了，那时候就该吃什么吃什么，当病去治了。

龙骨治疗小儿热气，它本身清热的效果不太明显，更多在于通过重镇的力量向下引、往里收。收到阳明也好，三焦也好，让热不再表现出来，从而起到治疗小儿热气的作用。再者龙骨可以安神，这也是它可以治疗惊的原因。同时，它还有一定侧重于胃上通络开结的作用。

后面是龙齿的作用，龙齿就类似于大象、犀牛的牙齿化石，能治什么呢？

龙　齿

泻脏外周热，开脏结，侧重肾脏；入经络；活血
治小儿大人惊痫，癫疾，狂走，心下结气，不能喘息，诸痉。杀精物。久服轻身，通神明，延年。

1.小儿大人惊痫癫疾狂走

牙齿的作用范围要比龙骨广一些。不仅可以治疗小儿热气惊痫，它也可以治疗癫疾。

> 风癫者，由血气虚，邪入于阴经故也。人有血气少，则心虚而精神离散，魂魄妄行，因为风邪所伤，故邪入于阴，则为癫疾。又人在胎，其母卒大惊，精气并居，令子发癫。其发则仆地，吐涎沫，无所觉是也。原其癫病，皆由风邪故也。[1]11
>
> （《病源·风癫候》）

风癫与癫疾叙述类似。它的病因有三个，即风邪、血气虚、邪入于阴经，其他的癫疾则有产前的因素。

我们说邪入于阴经是因为阴皮薄，脏实阴经中的邪就会流于腑。出自《灵枢》。

> 黄帝曰：其中于阴奈何？岐伯答曰：中于阴者，常从臂胻始。夫臂与胻，其阴皮薄，其肉淖泽，故俱受于风，独[①]伤其阴。黄帝曰：此故伤其脏乎？岐伯答曰：身之中于风也，不必动脏。故邪入于阴经，则其脏气实，邪气入而不能客，故还之于府。故中阳则溜于经，中阴则溜于府。[2]215

（《灵枢·邪气藏府病形》）

"中于阴者，常从臂胻始。"臂是胳膊，胻通指的是大腿，一说大腿内侧。这里的皮薄，肉比较松弛，感受风邪后就能直接伤阴。黄帝跟我们有一样的疑问，他说这样伤阴之后，会不会伤脏呢？岐伯说身体中风不一定动脏。是否入脏要看脏气虚实与否。脏气虚则会入脏，如果脏气实，邪气就不会入脏，一般会入腑。

所以大家明白为什么说"十岁以上为癫，十岁以下为痫"了吧，十岁以下脏腑未定，虚的情况比较多，十岁以上脏气是实的，所以病大多会跑到腑上来。由癫、痫二病之不同看来，大家有必要做一个病名与虚实上的区分。

在脏应该如何治疗？"按图灸之""摩除百病"，脏在表有腧，足太阳膀胱经上就有各脏各腑的腧穴，亦有脉络直接入脏的。而像艾灸、膏摩之类的操作就是通过治疗皮部、络脉，达到最终治脏的效果。

癫疾为脏实邪流于腑，既然流于腑，就不是治脏，而是治腑。龙齿比龙骨更厉害一些，它既可以入脏也可以入腑。可以治疗腑有热的情况。言外之意是龙齿本身不泻下，它又可以治疗腑病，尤其是在腑气实的时候。龙齿泻的是脏的外周，快要到腑的过程。其实这个地方也是我们平时所说的三焦气街层次，在脏的外周，脏腑肌肉之间。

2.心下结气，不能喘息

> 结气病者，忧思所生也。心有所存，神有所止，气留而不行，故结于内。[1]76

（《病源·结气候》）

之前我们说忧思伤脾，然后会发心脾，进而影响到心，气留而不行故结于里。此处问题在于，为何结在心下，还不能喘息？

---

① 原本作"烛"，为"独"字之讹，径改。

按理说气留而不行，留在哪里都可以，甚至脚丫子都行，可为什么偏偏说结在心下？指出这个特定部位的依据何在？

积聚者，腑脏之病也。积者，脏病也，阴气所生也：聚者，腑病也，阳气所成也。虚劳之人，阴阳伤损，血气涩涩，不能宣通经络，故积聚于内也。[1]19

（《病源·虚劳积聚候》）

这句话是什么意思呢，积聚于内的成因是经络不能宣通。此处有一个猜想，我们可不可以认为积聚的病位和经络堵塞的部位有关？

肝之积，名曰肥气。在左胁下，如覆杯，有头足，久不愈，令人发痎疟，连岁月不已。

心之积，名曰伏梁。起脐上，大如臂，上至心下，久不愈，令人病烦心。

脾之积，名曰痞①气。在胃脘，覆大如盘，久不愈，令人四肢不收，发黄疸，饮食不为肌肤。

肺之积，名曰息贲。在右胁下，覆大如杯，久不愈，令人洒淅寒热，喘嗽发肺痈。

肾之积，名曰奔豚②。发于少腹，上至心下，若豚③贲走之状，上下无时。久不愈，令人喘逆，骨萎少气。[1]105

（《病源·积聚候》）

肝之积在肝经的循行区域。心之积名叫伏梁，和心包相关，和心的经筋更相关，也是经络体系内的病变。脾之积也是在脾经循行相关的区域体现。肺之积和经络的联系并不是特别紧密，没有直接的依据。其实我个人在临床上发现肺之积和肝之积长得特别像，而且多数是并见的。唯一的区别是左右的大小，我们一般以哪边大，哪边更明显来定病名。左胁下更明显就管它叫肝积，右边更明显就叫肺积。肾之积也是和肾的经筋相关的。所以由此看来，五脏的积聚其实和经络系统高度相关，同时积聚产生的部位和经筋亦高度相关，所以我们平时用经筋诊察，察的其实就是经络。

再回到龙齿治疗的症状，心下结气，不能喘息。按症状我们去看五脏积，发现其

---

① 原本作"否"，径改为"痞"。
② 原本作"贲独"，径改为"奔豚"。
③ 原本作"独"，经改为"豚"。

实更像肾之积，在解剖部位上和肾之积也是非常吻合的。肾之积的主病"令人喘逆"，龙齿的主病是喘息，二者亦有相关性，所以推论出龙齿应该可以治疗肾积。

何为肾积？出现于胸骨柄前面的积叫心积，后面的则叫肾积。肾积通常是到剑突下，如果病的时间再久，还会往下迁移，直到肚脐。在胸骨柄往下到肚脐的这一段，肾积和心积区域基本相同，都是腹白线附近的区域，但是位置层次上有区别。大家摸着腹中线附近的棍状物比较轻浅，离皮肤比较近，就是腹中线很浅的一层和两旁的阳明经筋连在一起，差不多是手臂大小，这个是心积。如果是底下的腹直肌和阳明经筋连一块儿，暖壶大小，比心积稍微沉一点的就是肾积。临床上多见的情况是心积和肾积并见，两个贴一块儿，不容易分清。

那么并见的时候如何分辨它们的前后关系、因果次序？这个时候用的就是经筋诊断。五脏之积和经筋是两回事儿，是两个完全不同的东西，千万别给混一块儿，这个点很重要。五脏积是由于经络不通、脏实，堵在外面形成的。出现五脏积的时候，对应的是该脏相对实的状态。而经筋是生理结构，不入脏腑。从诊断学的层次来说，五脏之积和五脏关系更紧密一些，而经筋和经络的关系更紧密一些。

所以前面我们说龙骨和龙齿开脏结，它们都作用在脏的外周，而龙齿更侧重于少阴，也就是在肾脏外周的区域发挥的作用。

3.诸痉

《诸病源候论》提了好多痉，比如《中风痉候》《伤寒痉候》《妊娠痉候》《金疮痉候》等等，这些痉都有一个共同特点，诸痉者皆伤在经络。比如中风痉、伤寒痉，就是伤在足太阳膀胱经。

这也提示经络是直接连脏腑的，而经络这个层次可以涉及到脏腑之外的情况。换言之，龙齿的作用部位是在脏之外，与脏比较接近的经络区域里。龙骨是作用在脏之外，肌肉之间，气街的层次。很明显龙齿走的比龙骨更深、更专，它可以入到经络，所以可以开肾积。而龙骨在开肾积的方面作用的并不是特别强。这个是龙齿开结的体现。

当然我们现在找龙骨都困难，龙骨可以用醋淬马蹄屑来代替，龙齿可以用牡蛎来代替。牡蛎也有类似的效果，而不同之处在于牡蛎更偏于走水，可以泻水。或者可以通过马蹄屑加上活血药，也可以起到走经络的作用。

我们之前讲龙骨的时候说过，醋萃马蹄屑可以当做龙骨的替代品，这里把这个关系理一下。以前的龙骨是大型远古生物的化石，在地下埋了很多年，挖出来叫龙骨。但是它的存量太有限了，远不及现在人用的这么多。我们现在如果想用到《本经》上龙骨的药效，应该用什么去代替呢？现在可以用六畜毛蹄甲代替，最常见的是驴、马、骡的蹄甲。它们的蹄甲跟人的指甲一样，会生长，定期要清理，我们用的就是这个东西。

我们对比一下六畜毛蹄甲和龙骨所治疗的症状。

六畜毛蹄甲

味咸，平。主鬼疰，蛊毒，寒热，惊痫，癫痉，狂走。骆驼毛尤良。

概说：开三焦，散风邪；可用于虚人，养肾阴浅层；养经脉。

六畜毛蹄甲是哪六畜呢？

陶隐居云：六畜，谓马、牛、羊、猪、狗、鸡也。骡、驴亦其类，骆驼，方家并少用。[32]534

（《证类本草》）

现在最常用的是牛、马、骡、驴，我个人感觉用起来很有效果，与以前的龙骨最接近。

1.鬼注蛊毒

注之言住也，谓其风邪鬼气留人身内也。人无问大小，若血气虚衰，则阴阳失守，风邪鬼气因而客之，留在肌肉之间，连滞腑脏之内。[1]250

（《病源·注候》）

抛开怪力乱神不谈，其实病因就是气血衰弱，感受了风邪。

2.寒热

寒热病的发病部位多在腠理之间，还有小骨弱肉之人易生寒热，因于露风乃生寒热。所以就提示了六畜毛蹄甲能够治疗病位多在三焦层次的风邪，而且虚人也是可以用的。

所以我的一位老师习惯于用龙骨开下焦、化痰，道理也是基于此。但是大家要知道，这味药不是用来化痰，而是用来开三焦的。

3.惊痫

之前说过痫分三种，食痫、惊痫、气痫。痫都是因为小儿气血微弱，易于伤动，所以容易出现惊痫的症状，这也提示六畜毛蹄甲可以用在虚人身上。能不能补虚现在不好说，我个人觉得应该是可以的，可能跟二价钙离子的作用类似，都偏向于养肾阴的效果。在中药领域中说，有点像水芹、玄参，去了寒劲儿之后的养阴效果。

4.痉

这个之前我们也说过，因于津液亏虚，因于风，因于热，故而生痉。痉的作用部位也是在经络上。

5.癫疾

癫疾的病因和痫是一致的，也是由于风邪导致的。此处是说六畜毛蹄甲可以治风。

风癫者，由血气虚，邪入于阴经故也。人有血气少，则心虚而精神离散，魂魄妄行，因为风邪所伤，故邪入于阴，则为癫疾。又人在胎，其母卒大惊，精气并居，令子发癫。其发则仆地，吐涎沫，无所觉是也。原其癫病，皆由风邪故也。[1]11

（《病源·风癫候》）

6.狂走

狂走是癫更进一步，精气并居，如果并于四肢，会出现四肢气实的表现。这个时候表现出来的症状就是打人毁物，不避亲疏，上房揭瓦，表现出一种气实且暴躁的状态。

治疗四肢气实有很多种办法，最常见的是从阳明去泻，用的是大柴胡、大承气这类的方子。还有一种方法是从足太阳膀胱去治，用的是汗法，如果津液不亏可以考虑，汗法也是治疗痉病的主要思路。

7.Ca^{2+}

最后说一下钙离子。我们讲过许多由钙离子发挥作用的药物，比如乌贼骨、龙骨、牡蛎、文蛤等。那么在我个人的中医视角下钙离子有哪些作用？

第一个是比较普遍的作用，即偏向于养肾阴。西医所讲的钙离子缺失，应该属于中医的肾阴虚，但是虚的层次是比较浅的。中医偏向于肾精层次的肾阴虚，用钙离子是补不到的。另外一个作用，是钙离子可以清三焦、养经脉，也就是说它能够有一定解痉的作用。

所以平时如果主要用钙离子的话，哪个药没有都可以用其他的代替，比如龙骨可以用乌贼骨、瓦楞子、牡蛎等药物替代。它们大方向差不多，但是侧重根据来源不同，配伍不同，又有一些差别。

当 归

一名干归。味甘，温。生川谷。治咳逆上气，温疟寒热洗洗在皮肤中，妇人漏下绝子，诸恶疮疡，金创，煮饮之。

概说：养阴；温子宫，温阳明；通血脉；护场。

1.咳逆上气

当归这个药也非常好玩。第一个就是治疗咳逆上气。咳逆我们之前已经讲过很多遍了，病因病机在于：肺寒、胃寒、胃气上逆、肺胀，产生咽喉部症症状，久咳逆上气邪气入心。当归治疗咳逆上气的靶点如何，我们还需往后看。

2.温疟寒热

夫温疟与寒疟安舍？温疟者，得之冬中于风寒，寒气藏于骨髓之中，至春则阳气大发，邪气不能出，因遇大暑，脑髓烁，脉肉消释，腠理发泄，因有所用力，邪气与汗偕出。此病藏于肾，其气先从内出之于外，如此则阴虚而阳盛，则热衰，则气复反入，入则阳虚，阳虚则寒矣。故先热而后寒，名曰温疟。[1]67

（《病源·温疟候》）

岐伯曰：温疟者，得之冬中于风，寒气藏于骨髓之中，至春则阳气大发，邪气不能自出，因遇大暑，脑髓烁，肌肉消，腠理发泄，或有所用力，邪气与汗皆出，此病藏于肾，其气先从内出之于外也。如是者，阴虚而阳盛，阳盛则热矣，衰则气复反入，入则阳虚，阳虚则寒矣，故先热而后寒，名曰温疟。[2]77

（《素问·疟论》）

我们把这两段比较类似的描述综合起来看，温疟的第一个特征就是先热而后寒。这个疾病的病因是由于冬天感受了风寒，风寒藏于骨髓之中，到了春天阳气生发，邪气还出不来。必须等到更高的温度，因遇大暑，还得在干活或有所用力的时候，邪气才能与汗一起出来。从这些描述来看，说明邪气伏藏的位置非常深。而问题在于，为何前面说藏于骨髓，此处又说藏于肾呢？我们接着往下看。

邪气和汗先从内出之于外，这两段都对这个过程做了同样的解释，即"阴虚而阳盛"。何故阴虚？汗出是其一，其二是夏天有所用力汗大出，气机是由内向外输布的趋势。此时气在内是虚的，在表盛就会发热，一发热邪气就和汗一起散掉了，但在邪气出来的同时阳气也随着汗在耗散。当阳盛的阶段消失，或干完活儿到阴凉地儿一待，邪气就会随着阳气回来。因为它大部分所处的层次比较深，不能一次耗散干净。当邪气和正气开始往回收的时候，在表就处在阳虚的状态，阳虚就会恶寒。所以先热后寒，名曰温疟。

概括一下，温疟的病邪藏得比较深，病在肾和骨髓，症状表现是先热后寒。温疟的发生多数是在盛夏且汗出多的时候。所以我们治疗上要解决什么问题？

因遇大暑，有所用力，邪气往外出，这是好事，因此我们在治疗上要防止气反复入，邪气出去了，就别再回来了，这是其一。其二是邪气的位置非常深，在骨髓和肾上有病根。所以治疗上要注意透散的过程连续，力量适宜。第三点是因为有汗大出的成分，要考虑阴虚的问题。

这是通过《素问》《病源》概括出的几点治疗上的线索。

《金匮要略》中还有一个温疟，它和《素问》上的温疟有所不同。

温疟者，其脉如平，身无寒但热，骨节疼烦，时呕，白虎加桂枝汤主之。
白虎加桂枝汤方
知母（六两）　甘草（二两，炙）　　石膏（一斤）　粳米（二合）　　桂（去皮，

三两）

上剉（为末改为剉），每五钱，水一盏半，煎至八分，去滓，温服，汗出愈。[4]16

（《金匮·疟病脉证治四》）

《素问》上的温疟是先发热后恶寒，而《金匮要略》是无寒但热，这是区别之一。《金匮要略》上的温疟是其脉如平，正常的疟病应该是"疟脉自弦，弦数者多热，弦迟者多寒，弦小紧者下之差"为什么金匮的温疟其脉如平呢？这是区别之二。

正常的疟病"疟脉自弦"，可以说因为它有个疟母，它是一个寒邪，所以说疟脉自弦。"弦数者多热"，就是说这个热不足以掩盖原始的寒，或者是说热和原有的寒病机层次不在一个层面上。所以寒体现出来的是脉弦，而热体现的是脉数，这两个寒热的位置是不一样的。比如《素问·热论》上说的"先热而后寒"，寒可能在骨髓，而热在腠理、在表、在三焦。

无寒但热提示了什么呢？如果它是像《素问·疟论》中说的邪气是在肾、在骨髓，随汗跑出来会发热，表热散掉会恶寒，就不会身无寒但热。所以白虎加桂枝汤治疗的是温疟将要终了，骨髓和肾层次的邪气所剩不多，同时邪气基本与阳气层次相仿的阶段。

所以白虎加桂枝汤证在治疗上主要考虑三个方面。第一个是本身有热，身无寒但热，说明本身已经自己化热了。第二个是有阴虚的部分，第三个是气反复入，邪气在肾和骨髓不是很多的时候，邪气往外出的过程就会出现其脉如平。所以我们依然要考虑不让气反复入，此时得逐个层次、逐个线索去考虑这个问题。

先去考虑气反复入。因为病人虚了，出汗太多导致表气虚，所以会使得气反复入。最直接的一个思想，我们让他表气不虚就可以了。有很多种办法，恶寒补阳，不恶寒补气。张仲景用的是桂枝，桂枝有助阳的作用。《别论》说桂枝可以治疗霍乱转筋，说明它是可以作用在胃肠道的。而卫气出于下焦，又说明胃肠系统的腐熟是卫气产生的原因。所以桂枝本身为助阳的药物，又通过加强胃肠道的功能，最终达到助卫气的效果，使气不再复入。

但是用桂枝会有一个问题，此处的温疟已经化热了，正处在阳盛的阶段，用桂枝则会助热。此处张仲景清热用的是石膏，而石膏用到了一斤，它的意义为何？刚才我们说了桂枝下气能够下到胃肠道，胃肠道包括胃、小肠、大肠，而石膏是干什么的？我带大家看一看。

　　石膏，味辛，微寒，生山谷。治中风寒热，心下逆气惊喘，口干舌焦不能息，腹中坚痛，除邪鬼，产乳，金创。

（《神农本草经》）

　　产乳是什么概念？叶天士以产乳为产后乳汁不通。之前讲漏下时提到，叶氏说"少阴心与小肠，此二经上为乳汁，下为月水"，所以这就说明，石膏能清心或小肠的热。大家偏向于认为石膏是清阳明热的。那么我再带大家看。

　　龙齿讲心积的时候，讲到了伏梁。

　　伏梁者，此犹五脏之积一名也。心之积，名曰伏梁，起于脐上，大如臂。诊得心积脉，沉而芤，时上下无常处。病悸，腹中热而咽干，心烦，掌中热，甚即唾血，身瘦疭。夏瘥冬剧，唾脓血者死。又其脉牢强急者生，虚弱急者死。[1]107

（《病源·伏梁候》）

　　这段说了"伏梁"的症状。大家自己对比一下伏梁候和石膏的主治，说明张仲景在此处石膏是为了清小肠热、开心积，言外之意是为了护心。再加上石膏本身是清胃热的药物，大家做个加减法，桂枝下气，可以帮助胃肠的作用，助胃、助小肠、助大肠，石膏是清胃、清小肠、清心热护心。看看里面漏了哪个？漏了大肠对不对。而大肠主液，前面说温疟寒入骨髓，为骨髓病，而骨髓来自于液。大肠所主之液要通过骨空这个解剖位置才能入骨进而补充骨髓，所以桂枝还可以帮助骨髓的生成促进寒邪外泄。仲景的想法真是太美妙了！

　　知母和甘草所做何事？之前讲高尿酸血症时，我曾讲过一个降尿酸的通用基础方，同时这也是治疗肾病的通用基础方，大体制方思路就是益气、利尿、养阴。而知母"治大水身面四肢浮肿，下水，补不足，益气"，所以治疗肾病的方子知母一味药可以解决很大一部分了，此处白虎加桂枝汤中用知母来解决温疟本身阴虚的问题。但知母养阴的效果还是弱一些，所以加了二两炙甘草。这是张仲景的思路，无比精妙。

　　以上我们讲了温疟的一些特征。而当归治疗温疟给我们什么启示呢？当归其实是温性比较强的药物，像当归生姜羊肉汤，起到温性作用的不仅是羊肉，还有当归。我的一位老师跟我说他小时候用的当归可以当大料使，这个当归的温热效果可想而知。而且同时当归还具有很好的通络作用，因此在治疗温疟上也有一定的帮助。

135

3.寒热洒洒在皮肤中

寒热我们之前讲过，总结一下要点有三，一是病机层次主要体现在三焦腠理层次；二是"因于露风，乃生寒热"；三是"小骨弱肉者善病寒热"。洒洒为恶寒貌。联系起来，便是虚人、受风、出现了皮肤腠理层次的恶寒症状。这体现了当归的温性、温养腠理的特征。

4.妇人漏下绝子

漏下病机在于胞脉、冲任气虚，胞脉不养胎则无子。当归能治疗漏下绝子，说明当归可以营养胞脉冲任，其中以胞脉、冲脉为主，任脉当归能涉及的力量很少。

回过头来我们看当归是如何治疗咳逆的呢？首先当归温性明显，可以温阳明，改善胃寒的情况；可以营养冲脉，改善冲脉因虚而上冲的状态。"久咳不已，三焦受之"，当归可以通养三焦腠理，截断邪气流传三焦的进程。当归还可以营养胞脉，进而增强心系，避免久咳逆上气传心的发生。

5.诸恶疮疡，金创，煮饮之。

这其实就是当归护场作用的体现，它既可以养阴，又可以补阳，还可以通血脉，也可以说它是一味非常好的金疮药。

蘗　木

一名檀桓。味苦，寒。生山谷。治五脏肠胃中结气热，黄疸，肠痔，止泄利，女子漏下赤白，阴阳蚀疮。

概说：通过足阳明泻热；清三焦热；经络热、血热、五脏热、六腑热；消炎；利尿。

讲黄柏之前，我要硬性地给大家清除一个观念，就是关于黄柏清下焦热这个概念。这个概念在历史上有所提及，但具体是谁提出来的，我没有找到，但应当是晋以后的人提出来的。黄柏可以清下焦热，但我认为它的功用和范围不局限于下焦热。为什么呢？我们来一起看看。

1.治五脏肠胃中结气热

（1）五脏热

先说五脏热。五脏俱热时该从哪里治疗，怎么治疗？其实从哪里治都可以，怎么治也都行，只要辨清了寒热用药就可以了。依据何在？

> 脾移热于肝，则为惊衄。肝移热于心，则死。心移热于肺，传为膈①消。肺移热于肾，传为柔痓。肾移热于脾，传为虚，肠澼死，不可治。[2]80
>
> 　　　　　　　　　　　　　　　　　　　（《素问·气厥论》）

大家看，五脏热的辗转相移其实是一个圈，肝心脾肺肾之间，热是可以相移的，成为一个完整的闭环。当然从另一个方面来看，说明五脏热其实不是特别好治，因为可以相互移动。这里有两个可以致死的情况要格外注意，第一个是"肝移热于心，则死"。不过这也不是必然，我在临床见过没死的，之后就心移热于肺，传为膈消去了。第二个是"肾移热于脾，传为虚，肠澼死"。也见到没死的，之后就脾移热于肝，则为惊衄。

但要知道，热移动到心脾两脏可能会出现死证。所以这也是为什么很多五脏积热都是用的大柴胡、大承气这些方子，用的阳明药去治。因为二阳之病发心脾，阳明病会导致心脾的疾病，或者说阳明的热证会加重心脾的热证。所以治疗五脏热的时候为了降低死亡率，多选择从阳明去泻五脏热。

黄柏治疗五脏肠胃中结气热，也有从胃泻热的意思在。

其实五脏热从哪儿治都行，就是用药的力度、治疗周期的长短不一样。在环上的任意一点，从哪个脏去论治五脏热都可以，也都有道理，但都不是最优解。因为五脏热有一个共同的来源，来源在于血。我们讲的热可能在体表、肤腠还表现为寒，但是随着入经络、入里之后就会化热。以经络为界，经络上的热可以传至脏或腑。传至腑就变为腑热，从大便或者从小便走，传至脏就会变为脏热。在经络热和脏热之间有一个阶段，就是血热。所以治疗脏热可以从脏入手，也可以从治疗血热入手。

---

① 原本作"鬲"，径改为"膈"，下同。

（2）肠胃中热

肠胃中热，包含三个腑，胃腑，大肠腑，小肠腑，属于腑热。腑热相移也有前后传接的次第。

胞移热于膀胱，则癃溺血。膀胱移热于小肠，膈肠不便，上为口糜。小肠移热于大肠，为虙瘕，为沉。大肠移热于胃，善食而瘦入，谓之食亦。胃移热于胆，亦曰食亦。胆移热于脑，则辛頞鼻渊，鼻渊者，浊涕下不止也，传为衄衊瞑目，故得之气厥也。[2]80

（《素问·气厥论》）

顺序就是胞移热于膀胱，膀胱移热于小肠，小肠移热于大肠，大肠移热于胃，胃移热于胆，胆移热于脑。这是一条线，不是一个圈，是一个顺势的过程。那么我们看从膀胱到小肠，走到肠胃系之后，如果没把热解决掉，热还可以到胆和脑。

刚才也说了脏热，以及从经络到脏之间的血热，正好肠胃热是能影响血热的一个因素。所以这几个方面综合起来，我们治疗血热与脏热可以从治疗胃热和肠热来入手。这是对五脏热治疗的拓展。"足阳明胃经，主血所生病者"，就是一个例证。

这里面还涉及到黄柏究竟清哪里的热，这么一说五脏热都可以清，大肠、小肠、胃的热也可以清，因为热是相移的，也可以清胆热和脑热。治疗脑热肯定是要走膀胱的，从膀胱泻下来。那你说膀胱热黄柏可不可以清呢？也是可以的。这么看来，黄柏治疗热的范围其实非常广泛，所以用黄柏不要局限于下焦热上。这部分要学习张景岳，凡是大热、热势急甚的，他都喜欢用黄柏，请参考大分清饮，在其化裁中提到"如内热甚者，加黄芩、黄柏、草龙胆之属"。大家要知道它不只清下焦热，更主要是通过足阳明胃去泻热。李东垣于《脾胃论·君臣佐使法》中说："石膏善能去脉数疾。"[45]20

2.黄疸

这也是黄柏泻脾胃热的一个体现。有一次老师问黄疸是什么病，学生说是肝病。而在我的观念中，黄疸其实是脾胃病。

黄疸之病，此由酒食过度，腑脏不和，水谷相并，积于脾胃，复为风湿所搏，瘀结不散，热气郁蒸，故食已如饥，令身体面目及爪甲、小便尽黄，而欲安卧。[1]71

（《病源·黄疸候》）

凡诸疸病，皆由饮食过度，醉酒劳伤，脾胃有瘀热所致。其病，身面皆发黄，但立名不同耳。[1]72

（《病源·九疸候》）

这几句话的核心内容是，黄疸是由于酒喝多了、脏腑不和、水谷相并，种种积于脾胃化热所导致的。

所以和刚才黄柏治疗脏热与肠胃热是一致的，但是此处还有脾热的环节。进一步来说，脾胃热不仅提示热在脾与胃，还提示了热在中焦，也就是脾胃之间。所以黄柏清脾胃肝胆热，更能清中焦热。又因为中焦与下焦有连属，故还能清下焦热。所以对于三焦大热、五脏大热、肠胃中热、身体上各种热，都可以用黄柏。

3.肠痔

肠痔就是我们平时所说的痔疮。这是黄柏作为消炎药的用法。

诸痔皆由伤风，房室不慎，醉饱合阴阳，致劳扰血气，而经脉流溢，渗漏肠间，冲发下部。[1]183

（《病源·诸痔候》）

虚劳之后经脉破了，流到肠间就产生了肠痔。所以这个疾病的根本原因是虚，因虚而致经脉败漏。还有一种病的病因与之相似，就是女子漏下。女子漏下还真可以用黄柏。之前我治过一位病人，她一个月 30 天，可能 21 天都在来例假。当时首先用的是藕节，有效，但是效果不彻底，可能从 21 天变到十几天，但还是崩漏。然后用阿胶，当时看着舌头也不像，脉上摸着没根了，就想着试一试，无效。又看她舌头偏大偏嫩，就想炒白术直接上，拿阳气往上托，也无效。最后有用的是四物汤打底加阿胶，重用补气药，然后加了 15g 黄柏，起效了。所以根本的问题是经脉破了，要补血补气，向上面托，然后要养血，更重要的是要用黄柏对病治疗。

对于痔病来说，不光表现在肠痔，还有鼻痔与各种痔。这些疾病的治法可以参考《佛说疗痔病经》，专门有一本经书，大家回去可以看一看。关于肠痔，《病源·肠痔候》还说：

肛边肿核痛，发寒热而血出者，肠痔也。[1]183

（《病源·肠痔候》）

这里描述的肠痔是肛周有核肿，还比较硬，疼痛，换言之，肠痔还没溃破，这时候用黄柏是最合适的。不仅在肠道，只要是肿物还硬、未溃破的时候，用黄柏都比较合适。

如果痔疮开方子治疗，把握前面说的那几个病机就可以了。第一个是素体虚人，第二个是经脉败漏。所以痔疮的治法就是升提、补中益气，再考虑到经脉漏溢这个在血分上的问题。升提可用柴胡、升麻，补中可用黄芪、白术、山药，治疗血分可用当归、赤芍、丹皮之类。补中的药剂量必须得大，一般党参、白术基本都是30g起步，对于六七十岁的老年人基本都是60~70g起步。只要血压不是特别高，都可以用，如果怕血压升高，加荆芥、防风、生姜等风药升阳散火即可。

局部外用的用法是给我的一位老师做痔疮栓的时候体会到的。有一次去老师那里，看见大师兄在摆弄钢笔帽，我就问："你这是干啥呐？"大师兄就说："给师父做痔疮销呢。"我记得痔疮销里有象牙硝、槐花、生地、百部、黄柏、丹皮、赤芍，还用了点儿麝香，和的是松香、蜂蜡、香油。先用油把所有药都炸一遍，然后在里面放上药粉，细料和粗料分开放。植物药就直接下油炸了，象牙硝、麝香之类的是后面单放的。炸完之后放上赋形剂，蜂蜡与松香。掌握软硬度的火候，要达到拿手捏着不化，放在手心里能化成油的这种程度就行。我个人体会，这时候蜂蜡和香油的比例大概在1：2左右，再做成子弹壳大小。

痔疮销属于对痔疮的局部处理，思路就是清热活血再往下消。君药就三个，黄柏、象牙硝、麝香。往下消用的是象牙硝，透皮用的是麝香，清热消炎用的是黄柏，活血用的是赤芍丹皮，自己搭配，有钱就放血竭、蝎子。外用药中的透皮药，一般用巴豆霜，但是在肠道里千万不能用，用了肠道会烂的，于是此处换成麝香，其实用芒硝也可以。

扩展一下，任何痈包括肿瘤的治疗分两个阶段。第一个是硬痛热阶段，思路就是清热活血。另一个是溃破阶段，这时候活血清热的意义不大，重点是要托举排脓。具体用药看局部症状，如果创面发青、发暗、发紫，就是内陷了，需要用阳药，附子、鹿角盘等阴证出阳。如果颜色没有变暗，仅是瘪进去，溃破、脓液比较多，用补气药，最常用的是黄芪，同时还需要排脓利水，基本上利尿药都可以，最常用薏苡仁。

大家记住这两点，基本上外科的痈病就都能有思路去解决了。

4.止泻利

关于泻利的记载在《诸病源候论》上有两条，这两个又如出一辙。

此由热气在于肠胃，挟毒则下黄赤汁也。[1]56

（《病源·时气热利候》）

此由热伤于肠胃，故下脓血如鱼脑，或如烂肉汁，壮热而腹疗痛，此湿毒气所为也。[1]56

（《病源·时气脓血利候》）

泻利大部分情况是热利，由热在肠胃所致，用黄柏来清热。

5.漏下赤白

漏下的案例在肠痔处已经说了，这里再说一下。之前我们讲漏下赤白都在强调中脉损伤，气血不足，风中少阴。这里我们要注意一句话：

而手太阳小肠之经也，手少阴心之经也，此二经主上为乳汁，下为月水。[1]204

（《病源·漏下候》）

心经、小肠经局部的热导致的崩漏可以用黄柏，这是黄柏在这个层面上的应用。

所以黄柏的应用范围又加了，其清热的范围可以从胃、大肠、小肠，中焦和下焦，到心、胆、脑。难怪张介宾用黄柏的范围特别广，而且剂量非常大。黄柏是一味非常好的药物。

胞脉和中脉的关系，我在临床看到中脉有症状的一些朋友，感觉它俩的位置应该是差不多的。只有一个初步的想法，还没有从《素问》《灵枢》中找到依据，此处和大家做一个交流。

中医的经脉系统像一个网兜，有前后左右空间的概念，这是经脉的特征。胞脉的范围要比中脉小一些，是比较集中的，上连心，下连子宫。中脉比胞脉要长，可以上到巅顶，下到会阴。换句话说，中脉包含了胞脉，是胞脉的外周。

中脉涉及的相关脏腑非常多，脾胃、心肝、子宫，都可以说和中脉相关。

对于冲任虚损，可以用龟板、人工虫草和蛤蚧搭配。这样搭配的原理是，龟板补任脉，人工虫草补肾气，蛤蚧往里收，收到冲脉上。补肾气的药很少，人工虫草是一个，蛤蚧是一个。但是蛤蚧补肾气的效果我认为没有人工虫草明显，而且效价比不高，如果嫌贵的话，可以换作芡实或者益智仁代替，但人工虫草就要相对加量，一般来说是 60～90g 这个量。

总结一下黄柏清热的用法，凡是热比较急骤的都可以用黄柏，按照经文的描述，黄柏主要是清胃肠系统的热，同时可以顾及到三焦、胆、脑，心和小肠。作用范围非常广泛。黄柏还有利尿的效果，因为它可以清膀胱热，从而有利尿的表现。

木 香

味辛，温。生山谷。治邪气，辟毒疫温鬼，强志，治淋露。久服不梦寤魇寐。

概说：消食，健脾；开附睾结；助眠。

1.毒疫温鬼

治邪气，辟温鬼是迷信的说法。辟毒疫的作用可能是有的，每年湿气到来的前两三个月，我就特别喜欢用木香。之前中焦不开，纳谷不香，都用的是陈皮、半夏、枳壳来开中焦。那段时间却特别喜欢用木香，我也不知道为什么。后来反思，明白木香山楂是健脾壮胃化湿所以引以用来预防，而陈皮半夏是处理湿的堆积是病已成，力量是往下推的。

2.强志

《说文》：志，意也。从心士，士亦声。[5]502 大徐本：志，意也。从心之声。[28]216

木香能够加强心的功能，怎么加强心的功能？这还要看淋露，二者是相关的。

3.淋露

①释淋

诸淋者，由肾虚而膀胱热故也。膀胱与肾为表里，俱主水。水入小肠，下于胞，行于阴，为溲便也。肾气通于阴，阴，津液下流之道也。若饮食不节，喜怒不时，虚实不调，则府藏不和，致肾虚而膀胱热也。膀胱，津液之府，热则津液内溢而流于睾，水道不通，水不上不下，停积于胞，肾虚则小便数，膀胱热则水下涩。数而且涩，则淋沥不宣，故谓之为淋。其状，小便出少起数，小腹弦急，痛引于脐①。又有石淋、劳淋、血淋、气淋、膏淋。诸淋形证，各随名具说于后章，而以一方治之者，故谓之诸淋也。[1]83

（《病源·诸淋候》）

此处说明，各种淋都是由于肾虚膀胱热导致的。后面讲的是生理，膀胱与肾都是主小便的，过程是水入小肠，下到膀胱，行于阴，为小便。其实从小肠到膀胱是下焦的功能，可以说是别回肠，入下焦，注于膀胱。后面说，肾气可以下达于阴，阴是津液下流之道。这里面说的"阴"大概率是阴茎。而饮食不节，喜怒不时，虚实不调，腑脏不和，这些原因会导致肾虚膀胱热。

"膀胱，津液之府，热则津液内溢而流于睾，水道不通，水不上不下，停积于胞，肾虚则小便数，膀胱热则水下涩。数而且涩，则淋沥不宣，故谓之为淋。"后面这一段又说了，膀胱是津液的宅子，津液待在膀胱里。当膀胱有热时，津液内溢，流于睾丸，注意此处没有说外溢。此时，正常由小肠到膀胱到阴的通道不通，所以水不上不下。

不上不下是何意？后面又说"停积于胞"，这里的胞是膀胱之胞，为储水之用。水道不通，膀胱充盈胀满可知。但要注意，病位不是局限在膀胱，而是影响了"睾"。大家不要把"睾"具象地理解为睾丸，这里的睾应当指的是阴囊，包含了睾丸，包含阴囊内睾丸外属于三焦的部分。所以在膀胱充廓、津液外溢，影响睾的时候，阴囊肿胀可知，肾子作痛亦有可能。

"其状，小便出少起数，小腹弦急，痛引于脐。又有石淋、劳淋、血淋、气淋、

---

① 原本作"齐"，径改为"脐"。

膏淋。诸淋形证，各随名具说于后章，而以一方治之者，故谓之诸淋也。"最后又说可以用一个方子把诸淋都治了，是用什么方法治的呢？木香又是怎么治疗淋露的？

我在用木香的时候发现，许多男性在附睾上会有结节，大概黄豆粒大小，多数是因为忍精不射导致的，用木香可以把这个通开。之前我用的是荔枝核，后来用了一段时间木香后，发现它还有这个功效。这点其实就和上面说的淋证的成因非常相关了，"膀胱，津液之府，热则津液内溢而流于睾"，在睾丸处水道不通，木香把睾丸的结节通开之后，水道就通了。这个是古人的观点，和现代的医学观点不相关，我只是解释一个现象。

②释露

覆露萬民。[52]2296 如淳曰：覆，蔭也。露，膏澤也。[52]2297

（《前漢·鼌錯傳》）

"露"是膏泽，人有脂、有肉、有膏，"带角者脂，无角者膏"，像梅花鹿，羊，这些动物都有角，所以将它们的脂肪称作脂，比如鹿脂、羊脂等。而没有角的动物的脂肪叫膏，像螃蟹有蟹膏。人虽然没有犄角，但是有头角，所以用脂或膏来代称都可以。

露，膏泽也，是何意？露就是脂肪的精华。这也是露在中医里的解释。

小兒乳哺不調，傷于脾胃，脾胃衰弱，不能飲食，血氣減損，不榮肌肉，而柴辟羸露，其腑臓之不宣，則吸吸苦熱，謂之哺露也。[1]252

（《病源·哺露候》）

这段讲，小儿乳哺时调养不当，脾胃受伤，导致吃不进东西，进而出现了膏泽减弱的情况，也可能会出现一定的热证，这种疾病谓之哺露。

所以综合起来看，哺露病症可能由于脾胃衰弱，不能饮食所致，也可能是由于血气的衰减所致，它最终会出现不荣肌肉兼伴发热的症状。

木香治疗淋证说明它能散结节，而能治疗露又说明它能消食、促进脾胃的吸收，能够长膏泽。

4.魇

木香可以使人不梦寤魇寐。

卒魇者，屈也，谓梦里为鬼邪之所魇屈。人卧不悟，皆是魂魄外游，为他邪所执录，欲还未得，致成魇也。忌火照，火照则神魂遂不复入，乃至于死。而人有于灯光前魇者，是本由明出，是以不忌火也。其汤熨针石，别有正方，补养宣导，今附于后。[1]127

（《病源·卒魇死候》）

突然做噩梦称作屈，为什么人会屈，躺着醒不来呢，是因为魂魄外游，被其他的东西钻进去了，这时候你的魂想回来，但是回不来，就成了魇了。有点像电视剧《想见你》中的"铁拐李"，但是他掉的不是魂，他是出阴神，找到一个拐拐的躯壳钻进去，就成了"铁拐李"。这个魇只是魂飞，神没有飞。

我们再回到前面综合来看，木香能够治疗毒疫温鬼，也就是说在古人的世界观里，木香是确确实实能够辟邪、辟鬼魅的一个东西。所以我们看前面的"志者，心之所之也"，这个其实有魂魄的作用在里面。《病源》中的魇候大家了解即可，我们不再展开讨论，但就木香这味药来说，它确实有助眠安神的功效。

这些就是我们本讲的内容，本讲把漏下部分全部讲完了。

桑上寄生

一名寄屑，一名寓木，一名宛童。味苦，平。生川谷。治腰痛，小儿背强，痈肿，安胎，充肌肤，坚发齿，长须眉。其实，明目轻身通神。

概说：除风寒湿邪气；通络，修复络脉；阴虚可用。

桑寄生这味药挺常用，但是它的有些功效并不常用。

1.腰痛

腰痛是一个临床常见的症候。

145

肾主腰脚。肾经虚损，风冷乘之，故腰痛也。又，邪客于足太^①阴之络，令人腰痛引少腹，不可以仰息。诊其尺脉沉，主腰背痛。寸口脉弱，腰背痛。尺寸俱浮，直下，此为督脉腰强痛。[1]28

（《病源·腰痛候》）

这里说腰痛的原因有肾经虚损，但它不是单一的原因。邪客于足太阴之络，也可以令人腰痛，且引少腹。这个就是我们平时所说的太阴连少阴，也可以把它理解成胸腰肌群出现的问题。比较常见的是腰大肌和腰方肌，腰肌劳损导致的。

"诊其尺脉沉，主腰背痛"，这个是脉诊上的对应。这里尺脉的定义与《黄帝内经》中尺脉的定义吻合。"关"是个有界无量的概念，董老师的"关"，相当于后世脉法所说的"关上"的位置，后世的寸关交界处，是我说的关。董老师讲的"尺"，其实是后世书上的"关"。尺脉沉是腰背痛，这个是形体脉。膈肌是关，关以上为寸，关以下为尺，后世脉法的尺，其实属于"长尺"的范畴。

"寸口脉弱，腰背痛"，这个概念就比较笼统与模糊了。寸口指寸关尺三部的脉，"脉弱"即气血不足，可理解为因气血不足而腰背痛。腰背痛还有一个可以展示的点，其实是在虎口的位置。以合谷穴的定位为基准，合谷穴是头，腕关节是腰，可以把整个人体投射到自合谷到前臂的皮肤上，轻柔合谷穴，微微做一个转弯的动作，凡是腰有问题的人，在腕关节区域是变白的，会有一条白线出来。这个既是诊断的点，也是治疗的点。

针法得练几年，得知道循经摸穴是怎么做到的，第二得把针刺手训练得更灵敏一些，这个没几年的功夫下不来。有的时候鼓起来的是一根筋儿，这个就不好处理了。而我的办法是在腕关节上做一个处理，这个最直接。见到，治到，这个病就会改善或者治愈。

"尺寸俱浮，直下，此为督脉腰强痛"，《脉经·卷二·平奇经八脉病第四》作"尺寸俱浮，直上直下，此为督脉。腰背强痛，不得俯仰，大人癫病，小儿风痫疾。"[49]29又说："脉来中央浮，直上下痛者，督脉也。"[49]29所以我们能知道督脉腰痛的脉象特征是脉浮、脉中直。这其实包含了两方面，脉浮其实是邪气涉及足太阳的方面，脉中直才是督脉本病的脉象。大家要知道生理上督脉与太阳的气血是联动的，所以在疾

---

① 原本作"少"，误。据《素问·缪刺论》、《甲乙经》卷五第三、《医心方》卷六第七，径改为太。

病状态下，二者亦是会互相涉及的。最开始督脉连足太阳膀胱的时候，它是脉浮直上直下，也可以理解成是"少阴病始得之，反发热，脉沉"的前一个阶段，脉还是浮的，此时用汗法就解了。如果不解，说明正气是虚的，邪气就会入里，变为经典的麻黄附子细辛汤证了。入里后就不是督脉连太阳，而是少阴连太阳了。

　　凡腰痛病有五：一曰少阴，少阴肾也，十月万物阳气伤，是以腰痛。二曰风痹，风寒著腰，是以痛。三曰肾虚，役用伤肾，是以痛。四曰臀腰，坠堕伤腰，是以痛。五曰寝卧湿地，是以痛。其汤熨针石，别有正方，补养宣导，今附于后。[1]28

（《病源·腰痛候》）

　　腰痛的成因有五个，第一种是夏天天热，出汗出太多了，伤津液伤血然后伤到肾了。普通人在伤津液到伤肾之间有伤血的阶段，但如果这个人素来血虚或者素来肾虚，就会跳过伤血，直接表现为伤肾。第二种是风寒邪气客于腰间，会产生痛证。这种就用外治法即可，如艾灸或热敷一下就好。第三种和第一种情况相近，第一种是因为发汗太过，伤阳伤津导致的。二者都在少阴上，只不过路径不太一样。第四种是由于外伤所导致的腰痛，第五是由于湿导致的腰痛。何为臀腰，我们再看一眼。

　　臀腰者，谓卒然伤损于腰而致痛也。此由损血搏于背脊所为，久不已，令人气息乏少，面无颜色，损肾故也。[1]29

（《病源·臀腰候》）

　　此段言明，虽然臀腰是外伤所致，但是时间久了也会伤肾。
　　《病源》总结腰痛的病因有五，我们再将其整合一下，分为两个方面。外感，感受风寒湿邪气。内伤，伤了肾和足太阴，治法上也可以从这两方面考虑。
　　桑寄生的药性特别擅长除风寒湿邪气，肾虚兼湿、兼寒、兼风，都可以用桑寄生治疗。之前我们讲的少阴中风，也可以用桑寄生。桑寄生可以补肾是后世的观点，至于能不能补，我们后面再看，我个人感觉不能，一般在补肾精肾阴方面董老师不用桑寄生。而内伤足太阴脾络用桑寄生我感觉效果亦不明显，或者说这味药它只是作用在络的层次。

2.小儿背强

看到这一条要想到，大人背强可不可以用呢？这个要考虑。背强一般发生于两个病，一个是痫证，成因是小儿气血未定，因为受惊、饮食、风邪所致，此病会有背强的症状。另一个是痉证，它的病机就是热、津液亏虚，外在感受风邪，进而出现了痉证。

病发时，身软时醒者，谓之痫，身强直反张如弓①，不时醒者，谓之痉。[1]242

（《病源·风痫候》）

其实痫与痉在症状上是具有一定相似性的，清醒了身体就变软是痫，不清醒兼时时强直是痉。

桑寄生治疗小儿背强，可以反映出两个方面。第一个，桑寄生可以治风，这个前面已经说了。再一个，气血未定的小儿可以用桑寄生，也可以用在津液亏虚所致的痉证上，说明阴虚的情况下是可以用桑寄生的，言外之意桑寄生通络是不伤气血的。

3.痈肿

痈肿的治疗之前也说了，大致就分两个阶段，一个是未溃，一个是溃破后。未溃时清热活血，溃破后要想着护场。桑寄生是通络的，可以在痈肿没破的时候做辅助治疗，溃破后就不建议使用了。其实在痈肿桑寄生用的少，基本就用赤芍、桃仁这些药了。

4.安胎

桑寄生治疗胎动出血的效果是不错的。如果只是疼、胎动、子宫口开大，但是不出血，这个时候就要根据疼的性质去选药治疗了。像《素问·举痛论》中说到，痛多是由寒引起的，那么针对寒治疗就可以了。

胎动出血的原因是胞脉破了，桑寄生可以修复络脉。

5.充肌肤

肌就是肉，肤是皮下纹理。通俗来讲，桑寄生可以让人长肉。肌肉由脾所主，所

---

① 原本作"尸"，当为"弓"，径改。

以有好些注家说桑寄生可以补脾，我觉得此条和补脾关系不是很强，因为脾可以实四肢，但这个路径必须要经过经络的体系。经是大经，即气血运行的大通道，而络是经上的一些分支。其实肌肤的层次包含了肉和皮，所以充肌肤就体现了"络"的作用。这也是说明桑寄生可以修复脉络。

牛　膝

一名百倍。味苦，平。生川谷。治寒湿痿痹，四肢拘挛，膝痛不可屈伸，逐血气，伤热火烂，堕胎。久服轻身耐老。

概说：经脉层次；活血；引气血下行。

牛膝这个药，乍一读文字，就觉得非常有意思。它是一个堕胎的药，但是又说久服轻身耐老。这是一个矛盾点。

还有一点，大家要把怀牛膝和川牛膝的区别拿掉，这两个药在实际应用的区别并不是像中药书上宣传的那么明显。我个人觉得并非是怀牛膝以补为主，川牛膝以活血为主，这两个药都是牛膝，大方向上是一致的，可能功效上略有差别，但也不像宣传的那么显著。

1.寒湿痿痹

痹，我们之前说过很多次了。不通即为痹，风寒湿三气杂至，合而为痹。寒湿痹就是寒湿因素相对较重的痹。没有寒湿痿这个名词，不过一些痿的成因与寒湿相关。

痿即不用。一说痿，大家肯都会想到虚证，但是虚证标在何处，本在何处。《素问·痿论篇》开篇讲，"五脏使人痿，何也？"[2]92 开门见山，直截了当地表明五脏才使人痿。言外之意，在经络、气血层次上，是不会令人痿的。而与寒湿相关的痿叫肉痿，也是出自《素问》。

有渐于湿，以水为事，若有所留，居处相湿，肌肉濡渍，痹而不仁，发为肉痿。故《下经》曰：肉痿者，得之湿地也。[2]92

（《素问·痿论》）

149

脾气热，则胃干而渴，肌肉不仁，发为肉痿。[2]92

（《素问·痿论》）

第一段讲肉痿是因为在湿的地方待的时间长，先痹而不仁，然后成为肉痿。后面讲到脾主肌肉，是脾出了问题，才成了肉痿。

"居处相湿，肌肉濡渍"，两条相合，肉痿的病因和病机有两个方面，一方面是居处环境相对潮湿，寒湿较重，另外一方面是脾气热，胃中津液不足，发生肉痿。

那么牛膝怎么治疗寒湿痿痹呢？留着这个疑问，咱们接着往下看。

2.四肢拘挛

什么叫四肢拘挛？刚才我们讲了痹，其实痹就有四肢拘挛的症候。

凡痹之类，逢寒则虫，逢热则纵。[2]92

（《素问·痹论》）

"虫"字《甲乙经》作急。痹症受寒就会出现四肢筋肉拘急的症状，受热就会出现四肢筋肉驰纵的症状。一些注家认为四肢拘挛的病因主要是寒，其实不是。痹在寒的条件下会出现四肢拘急的症状，并不是说四肢拘急就是因寒而起。举个例子，猪皮熬五六个小时，是软软的，筷子一捅就破，但是捞出来大风里晾一两天之后就硬了。你能说猪皮硬了是因为猪皮有寒吗？

那么四肢拘挛的病因是什么呢？

此由体虚腠理开，风邪在于筋故也。春遇痹，为筋痹，则筋屈，邪客关机，则使筋挛。邪客于足太阳之络，令人肩背拘急也。足厥阴，肝之经也。肝通主诸筋，王在春。其经络虚，遇风邪则伤于筋，使四肢拘挛，不得屈伸。诊其脉，急细如弦者，筋急足挛也。若筋屈不已，又遇于邪，则移变入肝。其病状，夜卧则惊，小便数。[1]3

（《病源·风四肢拘挛不得屈伸候》）

此段说，四肢拘挛，是因为腠理开、风邪在筋导致的。风邪在筋之后，复感于邪，就会入于肝。跟痹症病因比较相似，但主要原因更侧重于风邪。

小儿肌肉脆弱，易伤于风，风冷中于肤腠，入于经络，风冷搏于筋脉，筋脉得冷即急，故使四肢拘挛也。[1]256

（《病源·中风四肢拘挛候》）

此句也说了四肢拘挛是由于风。而牛膝可以治疗四肢拘急的原因也是在于牛膝可以治风。大家想一想，我们治风，治的真是风吗？比如桂枝汤说是治疗太阳中风，可是你看看桂枝汤干的啥，化阴化阳调和营卫。似乎真正意义的治风是穿严实点，而当风侵袭人体后，我们治疗的其实是风产生的结果。风性开泄，所以风造成的结果大多是经络、血脉的败漏，同时伴有气、津、血的流失，和身体抗邪产生的代谢产物。比如筋痹，其实是风在筋的层次上产的结果；"邪客于足太阳之络，令人肩背拘急也"，也是风在络脉层次的结果。牛膝可以活血通络，可以化痰开结，所以对风有效。但纠正风造成的基础物质减少和修复经络、血脉则需酌加配伍。

3.膝痛

膝为筋之府，这也是牛膝治疗经脉的体现，此外还体现了牛膝有引气血下行的作用。之前我们讲过痛症的原因，引的是《举痛论》，痛症一方面是寒，一方面是虚，虚就会导致气血过不去。此处我想补充一点，阴和阳不应该分离，气和血也不应该分离，血是气的载体，气行则血行，而我们现在把这两个概念分隔的太远了。所以当血不下行的时候，气就不下行，二者是一致的。牛膝治疗膝痛体现在因虚致痛的方面，它能起到使气血下行的效果。

4.逐血气

《说文解字》：逐，追也。[5]74
追就是一个人在前面跑的快，后面一个人在后头跟着。
逐血气，就是指血气的运行不协调。可以用牛膝促进气血的下行，以起到逐血气的作用。

5.伤热火烂

这个和前面逐血气是一致的。出现热的原因朱丹溪已经说的很明确了，气有余，便是火。也就是说，气聚集的太多，气血的周流出现了问题，就出现了火。所以大家看好些痈肿还未溃的时候，这时候是气伤形，形伤肿的状态，用活血药就是通过行血来达到治气的目的。原理就是气血是绑在一块儿的，不能分离。分离就阴阳离决，这人要去世了。

6.堕胎

养胎和堕胎，都离不开胞脉。它也提示了牛膝在经脉的层次有活血和下行的作用。

瞿 麦

一名巨句麦。味苦，寒。生川谷。治关格，诸癃结，小便不通，出刺决痈肿，明目去翳，破胎堕子，下闭血。

概说：清小肠热，清三焦热；散剂开痰结；通络。

1.关格

关格者，大小便不通也。大便不通，谓之内关；小便不通，谓之外格；二便俱不通，为关格也。由阴阳气不和，荣卫不通故也。阴气大盛，阳气不得荣之，曰内关。阳气大盛，阴气不得荣之，曰外格。阴阳俱盛，不得相荣，曰关格。关格则阴阳气痞①结，于腹内胀满，气不行于大小肠，故关格而大小便不通也。又风邪在三焦，三焦约者，则小肠痛内闭，大小便不通。日不得前后，而手足寒者，为三阴俱逆，三日死也。诊其脉来浮牢且滑直者，不得大小便也。[1]86

（《病源·关格大小便不通候》）

腑脏不和，荣卫不调，阴阳不相通，大小肠痞结，名曰关格。关格，故大小便不通。自有热结于大肠，则大便不通；热结于小肠，则小便不通。今大小便不通者，是大小二肠受客热结聚，则大小便不通。此止客热暴结，非阴阳不通流，故不称关格，而直云大小便不通。[1]215

（《病源·大小便不通候》）

① 原本作"否"，径改为"痞"，下同。

《诸病源候论》上说，"关"是指的大便不通，"格"是指的是小便不通，二便俱不通就叫关格，而病机是"由阴阳气不和，荣卫不通故也。"但是要真的把关格的病机和"阴阳气不和，荣卫不通"画等号，那就错了。大范围的关格有"阴阳气不和，荣卫不通"，这个情况太广泛，后面介绍了二者的病机，所以前面讲的"阴阳气不和，荣卫不通"可以说是个幌子。真正的关格病机，或者说小范围的关格病机，第一是大小肠不通，第二是"三焦约"。所以最狭义的关格是因为小肠有热、小肠气不通，导致其泌别清浊过程受到影响，此热量影响到三焦——即小肠与膀胱之间的通路，继而影响了膀胱的功能，所以这个时候就容易出现大小便不通，而这个过程中小肠有非常严重的热症。所以瞿麦能治关格是因为它能够泻小肠与三焦热，二者之中更侧重于清小肠热。

2.癃结

"癃"是属于隆部韵的汉字。隆部韵汉字的共同特征是广阔深远貌，所以"癃"在疾病中，有身体部位膨大的意思。现今普遍认为小便淋漓涩痛是"淋"，小便点滴不出为"癃"，这个解释我觉得稍有偏颇。比如，淋有五淋，"癃"只有一个，就是"气淋"，又名"气癃"，就是指小便不通兼伴有膀胱膨大的特殊表现。这种疾病叫"气癃"，就是因为症状上有膨大貌。"诸癃结"的意思就是小便不通导致膀胱产生了膨大。

三焦者，足少阳、太阴之所将，太阳之别也，上踝五寸，别入贯腨肠，出于委阳，并太阳之正，入络膀胱，约下焦，实则闭癃，虚则遗溺。遗溺则补之，闭癃则泻[1]之。[2]213

（《灵枢·本腧第二》）

"贯腨肠"指的是腓肠肌。这段是从经络的角度探讨，三焦是太阳之别，它有约下焦的功能。邪气盛会产生癃闭的症状，虚时会产生遗尿的症状，而在虚的时候我们用补太阳的方法，能够让遗尿改善。比如夜尿频多，并不直接代表肾阳虚，其实是膀胱气虚了，治疗的时候用一点儿热药就可以。附子用 1g 足矣，或者睡前吃半丸附子理中丸就够了。用很少的量，目的不是去温肾，而是去助膀胱气化，温的是膀胱。"实则闭癃"，对于"闭癃"也可以通过泻膀胱来治疗。可以泻膀胱药很多，利尿的药大

① 原本作"写"，径改为"泻"。

153

多数都可以泻膀胱。

> 足少阴之别，名曰大钟。当踝后绕跟，别走太阳；其别者，并经上走于心包下，外贯腰脊。其病气逆则烦闷，实则闭癃，虚则腰痛。[2]231
>
> （《灵枢·经脉第十》）

此段讲"足少阴之别"也能入膀胱，所以少阴的阳虚也可以导致膀胱的阳虚，然后出现腰痛的症状。相反，比如少阴寒或少阴病的实证，也可以导致膀胱的实证，然后出现"闭癃"的症状，这个是从小便的角度看"癃"。还有一点要注意，就是《灵枢·五癃津液别第三十六》讲的是水液代谢出现的问题，所以把"癃"扩大来看的话，水液代谢出现的问题都可以叫"癃"。只不过我们从字音和训诂的角度去讨论这个字，它应该是有身体膨大的症状出现的。

3.小便不通

这里把先前治疗关格的说法做了进一步的解释，说明瞿麦主要针对于小便不通，去小肠热。我们刚才讲水道不行而膨大，就叫癃结，三焦胀则肤腠满，而《灵枢·营卫生会篇》有："下焦者，别回肠，注于膀胱"[2]239，瞿麦走的路径就是通过小肠、下焦，入膀胱，从小便把热量排出，故瞿麦有清三焦热的作用在里面。

4.出刺决痈肿

我看过某些注家说骨刺用瞿麦就能化掉，我个人对此不敢苟同。

此条其实说的是瞿麦的入药部位，它的麦穗在成熟之前，有一个出麦芒刺的过程。

> 决之则行，塞之则止。[27]585
>
> （《管子·君臣下第三十一》）

文谏之事，可以放到这里来做参考。决和塞是相对的，塞是塞住，决是使流通。"决痈肿"是指麦芒的刺可以当针使，把痈肿挑开，促进排脓，可以说本条是一个外治的引流手术。

5.明目去翳

（1）去翳

阴阳之气，皆上注于目。若风邪痰气乘于腑脏，腑脏之气，虚实不调，故气冲于目，久不散，变生肤翳。肤翳者，明眼睛上有物如蝇翅者即是。[1]147

（《诸病源候论·目肤翳候》）

此言肝脏不足，为风热之气所干，故于目睛上生翳，翳久不散，渐渐长，侵覆瞳子。[1]147

（《诸病源候论·目肤翳覆瞳子候》）

息肉淫肤者，此由邪热在脏，气冲于目，热气切于血脉，蕴积不散，结而生息肉，在于白睛肤睑之间，即谓之息肉淫肤也。[1]148

（《诸病源候论·目息肉淫肤候》）

白黑二睛无有损伤，瞳子分明，但不见物，名为青盲，更加以风热乘之，气不外泄，蕴积于睛间，而生翳似蝇翅者，覆瞳子上，故谓清盲翳也。[1]148

（《诸病源候论·目青盲有翳候》）

"明目，去翳"是何意？《诸病源候论》上有《目肤翳候》《目肤翳覆瞳子候》《目息肉淫肤候》《目青盲有翳候》，这些目翳候都有个共同特征——要么是风邪痰气，要么是风热之气，要么是邪热在脏，总之都有风、痰、热在里面。瞿麦能治风和风的产物，也能够治痰、治热，所以它也是一味能够开痰结的药。瞿麦做散剂开痰结的效果要比入煎剂好，而在同一层次其实有比瞿麦治痰效果更好的药，就是米糠。米糠是一味化皮里膜外之痰非常好的药。但是用药时要对米糠加一个方向，看邪气是从大便排出来还是从小便排出来。例如加瞿麦，它给的方向就是从小便排邪。

（2）明目

瞿麦是一味苦寒的药物，用寒性药去明目很常见。我之前一直用的明目外用方，药物组成是黄柏、枳壳、陈皮、青皮，这四位药。这个方子用来明目是非常好用的，但至于去翳好不好使，还要另作讨论。翳证在老辈医者的分类里属于外障眼病。在外表现可能为寒，可能为热。据我临床上的体会，在里表现一定为寒。所以治疗翳证我一般用的办法是升散法，从里往外直接散去，散尽陈寒。瞿麦是针对翳在外化热的部分，如果眼周有翳，用寒凉药物暂时能够取效，但是翳是去不干净的。可能去掉五分之三，留下五分之二，再用原方就很难消了。这是因为在里的陈寒没有散干净，津液又亏少了，所以总消不下去。

所以大家就要有个认识，外障眼病，比如青光眼、白内障，包括眼部干燥症等，在里全都是寒，无一例外，在外可能表现为热证或阴虚。而瞿麦这一寒凉药物在外障眼病的治疗上，属于局部的对证治疗。

6.破胎堕子

这个是古人的认识。古人认为瞿麦长的麦芒像针尖，可以把胞胎刺破，所以可以破胎堕子。其实主要是它能够清热，所以能够破胎堕子。

7.下闭血

"下闭血"其实就是下血痹。

问曰：血痹病从何得之？师曰：夫尊荣人骨弱肌肤盛，重因疲劳汗出，卧不时动摇，加被微风，遂得之。[4]21

（《金匮要略·血痹虚劳病脉证并治第六》）

这类体质的人，微风吹之，就出现了血涩、瘀血。脉中虚邪，比如脉中的瘀血，可以用瞿麦去治。病在脉，调之血，病在血，调之络[2]125。这也说明瞿麦是一味可以通络的药物。

8.栝楼瞿麦丸

淋之为病，小便如粟状，小腹弦急，痛引脐中。[4]51
趺阳脉数，胃中有热，即消谷引食，大便必坚，小便即数。[4]51
淋家不可发汗，发汗则必便血。[4]51
小便不利者，有水气，其人若渴，用栝蒌瞿麦丸主之。
栝蒌瞿麦丸方

栝蒌根二两　茯苓　薯蓣各三两　附子一枚，炮　瞿麦一两

上五味，末之，炼蜜丸梧子大，饮服三丸，日三服。不知，增至七八九，以小便利，腹中温为知。[4]51

（《金匮要略·消渴小便不利淋病脉证并治第十三》）

我们看张仲景的这张方子——栝蒌瞿麦丸。

好些人都只看这一句"淋家不可发汗，发汗则必便血。小便不利者，有水气，其人若渴，栝蒌瞿麦丸主之。"

我们先单看这句，"淋家不可发汗，发汗则必便血。"本来有可能是一个小便不利、津液不足的情况，发汗之后会出现便血。这个便血可能是小便血，也可能是大便血，要看发散的津液来自于何处，何处造成了热量的聚集，从而灼伤血络而出血，因此二便都可能便血。"小便不利者，有水气，其人若渴，栝蒌瞿麦丸主之。"栝蒌瞿麦丸只从这一条有效信息上看，主治就是小便不利，里面有水，并且兼有口渴的症状，有可能是水气阻碍了津液输布导致的。如果如此看，"淋家不可发汗"，那干脆利尿就可以了，看样子用四苓散、用茯苓甘草汤也是可以的。

那问题来了，此方用栝蒌根治津液不足，茯苓利尿，薯蓣补气补津液，瞿麦利尿兼活血，放在栝蒌瞿麦丸里都合适，但是附子（一枚，炮）是干什么用的？按理说小便不利，身渴的病人，很可能有津液伤的成分在，栝蒌、茯苓、薯蓣、瞿麦这个组合多漂亮，何必加个附子？我们得往前面去看，仲景所言何为"淋"。

"淋之为病，小便如粟状，小腹弦急，痛引脐中"，为何症状如此？小便点滴艰涩而出，形如粟米，"小腹弦急"很明显是一个肌肉拘急的状态。"痛引脐中"说明拘急的肌肉是和脐中相连的，这么看来，几层腹肌都有可能是"淋之为病"所描述的形态，它们的紧张都有可能存在于淋病中。"趺阳脉数，胃中有热，即消谷引食，大便必坚，小便即数"。趺阳是脉数的情况，指示胃有热，故后面说有消谷善饥的情况出现。"大便必坚，小便即数"大便是硬的，小便是频数的，这个也提示胃里有热。

所以综合起来看，栝蒌瞿麦丸所治疗的淋病，一是有腹肌的紧张在，另外是胃中有热、津液不足。也就是说，虽然胃里面有热，但是还有腹肌紧张的情况存在，为何要强调这点？

经筋之病，寒则反折筋急，热则筋弛纵不收。[2]236

（《灵枢·经筋篇第十三》）

得寒则挛，得热则纵，此处症状有"小腹弦急，痛引脐中"，那么用附子的目的是为了改善腹肌的情况，也就是说，是为了让紧张的腹肌得到疏解松弛。所以栝蒌瞿麦丸的煎服法中特意强调"以小便利，腹中温为知"，小便通了，肚子里能感受到热乎气儿了，以此为知，而不是以此为愈。因为在腹中温之后小腹才能舒张，然后痛引脐中的情况才能解除。

石 膏

味辛，微寒。生山谷。治中风寒热，心下逆气惊喘，口干舌焦不能息，腹中坚痛，除邪鬼，产乳金创。

概说：泻阳明热；浮在经络之外的热。

我记得在本期第二讲的时候，提过一次石膏。说石膏可以开心积，至于为何石膏可以开心积，我们此节会讲到。

1.中风

中风者，风气中于人也。风是四时之气，分布八方，主长养万物。从其乡来者，人中少死病；不从其乡来者，人中多死病。其为病者，藏于皮肤之间，内不得通，外不得泄。其入经脉，行于五脏者，各随脏腑而生病焉。心中风，但得偃卧，不得倾侧，汗出，若唇赤汗流者可治，急灸心俞百壮；若唇或青或黑，或白或黄，此是心坏为水。面目亭亭，时悚动者，皆不可复治，五六日而死。[1]

（《病源·中风候》）

此段说首先要判断何为中风，何为虚风。判断方法即在冬至之时看斗建，以判断正南正北与八风的方向，然后再去感受风的方向。而风的太过不及如何判断？举个例子，冬至之时少阳起，此时应该刮东风，如果刮的是东北风，这个就是属于至而不至，应该到而还没到，气不足，就属于虚风，而虚风中人是会生病的。如果刮东南风，这个就是不至而至，不该到就到了，气实，这个就属于实风。"从其乡来者，人中少死病；不从其乡来者，人中多死病"，正风死的人少，从其他方向来的风，或实或虚，中人多病。而虚风中人比实风的问题更复杂一些，会入血脉。不从其乡来的风藏于皮肤之间，可能还会入经脉、入五脏，走的比较深。

石膏如何治疗中风？这里先打一个问号，我们往下看。

2.寒热

此处寒热特别指出来一个证型，"因于露风乃生寒热"，即因为受风而出现了寒热的症状，那么此条也是因为风。

3.逆气

夫逆气者，因怒则气逆，甚则呕血，及食而气逆上。人有逆气，不得卧而息有音者；有起居如故，而息有音者；有得卧，行而喘者；有不能卧、不能行而喘者；有不能卧，卧而喘者，皆有所起。其不得卧而息有音者，是阳明之逆。足三阳者下行，今逆而上行，故息有音。阳明者，为胃脉也；胃者，六腑之海，其气亦下行，阳明逆，气不得从，故不得卧。夫胃不和则卧不安，此之谓也。夫起居有如故，而息有音者，此肺之络逆，络脉之气不得随经上下，故留经而不行。此络脉之疾人，起居如故而息有音。[1]78

（《病源·逆气候》）

逆气说的是因为情志因素导致的气逆，症状重的会有呕血的情况。也有因为饮食而气逆。气逆的症状各有不同，一呼一吸为息，息有音即伴随着呼吸会有声音，可能是哮鸣音、湿啰音，具体不清楚。不得卧而息有音，《病源》告诉我们是阳明经脉上逆所导致的逆气。起居如常但呼吸有声音，是肺络出现了气逆。

所以逆气大概就两种情况，一个是阳明经出现气逆，再一个是肺之络气逆。而我个人认为石膏更偏向于治疗阳明经的气逆。我们平时说的阳明热、阳明实是病因，而导致的阳明气逆是果。

我们再回过头来看中风寒热。中风在经络上是有分属的，如漏下赤白就偏向于少阴中风，而石膏治疗的中风就偏向于阳明中风。风中阳明之后是会入脏入腑的，原文为"各随脏腑而生病焉"，而不是随各经而生病焉，入腑之后会产生一系列症状。这就说明石膏对于阳明腑热的一系列症状有一定作用。这点与后世伤寒学派总结的石膏治疗阳明热，可以说是异曲同工。

4.惊

我们之前也讲过，惊是由于热引起的。小儿变蒸本来就需要热，因热而生惊，微惊之后才能长血脉。但是受惊太大可能会出现问题，就形成病了。石膏是清热以治惊，但是这个清热的范围就比较广谱了，它不分三焦，直接泻热。这点用张锡纯总结的话来说就是"石膏善去脉急数"，都是一个道理。用我的一位老师的话说，就是石膏可以自找病位。大家要注意，石膏治的是经络之浮气，也就是经络之外的气，如果想要治疗经络之内的气，就需要分经了，此时要求比较精确地用药，这个马虎不得。综上，石膏治的是浮在经络之外的热。

5.喘，不得息

《说文解字》：喘，疾息也。[5]56

喘即呼吸非常快。这里面的喘可以跟不得息放在一块儿，就是喘的频率太快了，没有办法呼吸。此条说石膏能够降低呼吸的频率。

一般心肺功能出现异常才会喘，二阳之病发心脾，心热后会移热于肺，进而出现喘的症状，而石膏治喘其实也是从阳明入手。大家去做腹诊，摸到阳明筋变硬兼有脉急数时，用石膏是没有问题的。还要注意，若老年人喘，阳明筋硬，伴有发热的症状，这时候要跟足太阴气虚所导致的膈肌下沉鉴别诊断。方法在于，用手托着膈肌往上提，如果喘有所减轻，其实就是膈肌掉了，而不是有热。这时候应该用补中益气、升陷汤之类的思路。

回到最开始的那个问题，石膏如何开心积？心积属于心的周围病变，当心有热、心阴虚时，容易出现心积。它上至剑突，下到肚脐，从上往下慢慢蔓延。不夸张地说，大多数人应该都有心积，只不过轻重程度不一。石膏治心积其实也是从阳明泻热来开心积的，但大家不要理解成只有石膏能开心积，开心积的药物有很多，比如菖蒲、远志、柏子仁、桂枝，在某些特定情况下都可以开心积，但是它们作用的靶点不一样。石膏开心积针对的是心热产生的心积，从阳明泻热来治疗心热。

6.口焦舌干

手少阴，心之经也，其气通于舌；足太阴，脾之经也，其气通于口。腑脏虚热，气乘心脾，津液竭燥，故令口舌干焦也。诊其右手寸口名曰气口以前脉，沉为阴，手太阴肺之经也。其脉虚者，病苦少气不足以息，嗌干，无津液故也。又，右手关上脉，浮为阳，足阳明胃之经也。其脉虚者，病苦唇口干。又，左手关上脉，浮为阳，足少阳胆之经也。其脉实者，病苦腹中满，饮食不下，咽干。[1]159

（《病源·口舌干焦候》）

口舌干焦主要是心脾少津液，如果分开来说，口唇干是脾津液干燥，舌干是心津液干燥。

左关浮一句中提到的症状就有点像少阳病篇的小柴胡汤证，虽然言明病位在胆经，但是它引起的是一系列阳明的症状，如默默不欲饮食等，治疗也是从阳明去论治。

我们之前也讲过，二阳之病发心脾，阳明病本来就会产生心脾的症状。也就是说，阳明热下一步就会传心、传脾，进而导致心热或者脾热。热不去除，接下来会导致心阴虚、脾阴虚，这是自然的病程。

而石膏治疗的口舌干焦是从阳明进行干预的。石膏通过泻阳明热，以达到泻心脾热的作用。但大家要知道，本身石膏是不具备滋阴功效的。

玄　参

一名重台。味苦，微寒。生川谷，治腹中寒热积聚，女子产乳余疾，补肾气，令人目明。

概念：养胃阴，清胃热；清润开结，清三焦；津液层面，血分浅层。

1.腹中寒热积聚

大家先要破除玄参清上焦热、养肺阴的观点，在我看来，玄参是一味补肾气的药。本经已经将玄参治疗的靶点明确告诉大家了，它治疗腹中的寒热积聚。

那么大家回想一下，《诸病源候论·寒热候》何处提到了"腹中"？只有一条，即"上焦不行，下脘不通，胃气热，熏胸中"[1]73，"下脘不通"指的是胃的下部堵塞不通，导致胃气热，影响了上焦进而出现一系列病症。玄参之所以可以治疗"腹中寒热积聚"，是因为它滋养胃阴、清胃热的功效卓著，我个人认为玄参甚至比生地清胃热的力量还要好一些。因为玄参的作用靶点就在胃上，能直接养到胃阴，它的作用层次比麦冬深，比生地浅。所以据此条来看，玄参清上焦热的观点略失中正。

说完寒热，再来讲讲积聚。邪气抟于五脏，与脏气相抟，谓之积聚。积聚复感风寒外邪，就变为癥瘕。故积聚病在气的层次，而且位置较浅，多数是发生在脏腑的外周或表层。此时若兼有寒热的症状，则提示其病位主要在三焦、经络层次。要知道，腹中膈以下除了脏腑的区域，都是隶属于三焦的部分。而玄参这味药通过开经络之结、清三焦兼以入脉等功效来治疗腹中寒热积聚。其实不单是玄参，许多药都可以清三焦，但是清的机理各不相同，拿玄参举例，它是通过清润进而起到的开结、清三焦的作用。

另外一方面，本条不应与下一条割裂地看待，"腹中寒热积聚"也要站在"女子产乳余疾"的角度上思考。"产乳余疾"为产后诸疾，应该是一个非常广泛的症候群。而既然能统称为"产乳余疾"，说明这些"余疾"具有某种共性。

> 因产劳伤血气，使阴阳不和，互相乘剋，阳胜则热，阴胜则寒，阴阳相加，故发寒热。凡产余血在内，亦令寒热，其腹时刺痛者是也。[1]237
>
> （《诸病源候论·产后寒热候》）

为什么产后有寒热？首先因为有瘀血，再一个新产妇人大多都是虚人。大家在临床上注意观察，津液虚、血虚的人，就很容易一会儿热一会儿寒。"产余血在内"是指有余血在身体里排不出去，也会出现寒热的症状。"其腹时刺痛者是也"是指腹部经常刺痛。所以从这段来看，玄参一方面可以养阴，把阴分补足了，因虚所致的寒热往来症状就会有所减轻；另一方面玄参是一味开的药，可以治疗"余血在内"。

> 积者阴气，五脏所生；聚者阳气，六腑所成。皆由饮食失节，冷热不调，致五脏之气积，六腑之气聚。积者，痛不离其部；聚者，其痛无有常处。所以然者，积为阴气，阴性沉①伏，故痛不离其部；聚为阳气，阳性浮动，故痛无常处。产妇血气伤损，

---

① 原本作"沈"，径改为"沉"。

腑脏虚弱，为风冷所乘，搏于脏腑，与气血相结，故成积聚也。[1]237

（《诸病源候论·产后积聚候》）

前半部分与《诸病源候论·积聚候》所讲相同，只不过是在其基础上加了一个产后的状态。产后气血损伤，整体是虚的状态，再感受风冷，然后就会"搏于脏腑"。此处告诉我们这个"积聚"是在脏腑的外周，离脏腑很近。玄参可以治疗产后积聚，一方面是因为它具有补虚的作用，此处偏于阴虚；另外一方面是它能够把"风冷所乘，搏于脏腑，与气血相结"的这个结打开，所以这里面体现了玄参更重要的作用——开结。而此时"搏于脏腑"的病位是在脏腑的外周。我们之前说过脏腑的外周是三焦，所以这也是玄参可以清三焦的一处佐证。临床上我个人发现，三焦热快要影响脏腑的时候，用玄参效果最好。

2.女子产乳余疾

"乳"就是产，"产乳余疾"就是生产之后出现的诸多病症，即妇人产后病。我觉得张仲景于《金匮要略》中总结的产后病比较到位。

问曰：新产妇人有三病，一者病痉，二者病郁冒，三者大便难，何谓也？师曰：新产血虚，多汗出，喜中风，故令病痉，亡血复汗，寒多，故令郁冒；亡津液，胃燥，故大便难。产妇郁冒，其脉微弱，不能食，大便反坚，但头汗出。所以然者，血虚而厥，厥而必冒。冒家欲解，必大汗出。以血虚下厥，孤阳上出，故头汗出。所以产妇喜汗出者，亡阴血虚，阳气独盛，故当汗出，阴阳乃复。大便坚，呕不能食，小柴胡汤主之。[4]79

（《金匮要略·妇人产后病脉证治第二十一》）

开篇提问的这个概括非常全面，目前我临床看到的产后病，就没有出这三者之外的。这三病是如何形成的呢？

新产血虚，又多汗、感受风邪，就出现了痉病。所以痉病病因是风动经络导致津亏或者有热，进而出现了痉的症，此病以经络病为主。郁冒是在血虚的基础上，又感受了寒邪，此处寒也可能指既往体质偏寒。此处牵出一个话头，如何治疗产后抑郁？普遍思路是甘麦大枣汤，而我一般用的是养血温散的办法。我个人认为此病可以操作的空间太大了，而甘麦大枣汤只不过借了一个巧劲儿，这点稍后详细展开。大便难是亡津液、胃燥所出现的病证。此时大便硬，堵塞胃肠道会化热，而热透上去也会出汗。《金匮》原文非常精准，没说产妇此时是亡血，而是亡津液。所以我们就可以推断出，治疗产后大便难比较好的方法是养胃，补充胃的津液。食疗比如石斛泡水、荸荠炖梨汤，都能够最直接、最快速地缓解大便难。而比如像猪蹄汤等各种补到血的层次来治疗大便难，都是下一个步骤了。临床上如果产后直接吃了后者那些食物反而会加重大便难，因为中间隔着步骤，滋补之物没有化开。

手足冷谓之"厥"，"血虚而厥"是在血虚的时候出现了手足冷的症状，体现出患者此时阳虚，或者说患者处在一个寒的状态。而血虚加阳虚再加寒，所以说"血虚而厥"就是"必冒"。后面说冒家欲解，必须要大汗出。"冒"不是"亡血"，亡血之后寒多，把寒排出去，要通过"大汗出"，而这个过程也会更伤津液，更伤血。所以这句话带给大家一个启示，对于产后郁冒的病人，解表发汗的治则没有问题，但是解表发汗的同时要时刻注意养血及补充津液，避免生变。

"以血虚下厥，孤阳上出，故头汗出"，这一句描述的是一个极虚的状态，此时人的阳气是飘着的。所以好多郁冒和血虚的病人，会感觉脚是凉的，头是热的，或者头上出汗，脸上油光锃亮的，这都是一类问题。

"所以产妇喜汗出者，亡阴血虚，阳气独盛，故当汗出，阴阳乃复。"这句话是说产后的病人亡阴血虚，喜欢出汗。"亡阴血虚"是因为"阳气独盛"，那么此时如果患者的阴虚不严重，想出汗就让她出吧，随着出汗阳气就会泄越，阳气泄了之后就可以回到"阴阳乃复"的状态。所以张仲景判断病好不好，原则是"阴阳自和者必自愈"。张仲景治愈的标准不是完全康复，完全康复是阴阳自和，并且阴与阳都至少达到匹配患者年龄的级别。张仲景的临床治愈是"阴阳自和"，阴阳相匹配了就可以自愈，不同之处就在于此。

"大便坚，呕不能食，小柴胡汤主之"，出现了"大便坚、呕不能食"的症状，用小柴胡汤。因为小柴胡汤的病机是上焦不通、津液不下、胃气不和的一个状态。此处胃气不和是因为胃中津液不足，而上焦不通也是因为胃中津液不足所以输送不上去，所以胃中少津还是问题的核心。而对于产后亡阴血虚的状态，即阳气盛、阴气少，下脘不通又兼津液不足，用小柴胡汤正合适。

所以综上，产妇的三病——病痉、病郁冒、大便难，其实都是基于津液不足，亡阴血虚的本底，然后继发了不同的病机，引起了不同的病机。"痉病"是因为风，"郁冒"是因为寒，"大便难"是因为胃燥。既然都是产后亡阴血虚，那么言外之意，用玄参是可以补的。但是还要注意产后的状态，产前为实，产后为虚，这个虚也有阳虚的意思在里面，多少也需顾及一下。

我们说玄参是凉的，大家要注意它是微寒，凉性有，但并不是特别重。在临床上很多熬夜的病人与产妇的状态其实有相似之处，都需要养津液，对于熬夜之后的虚火我有两个常用的办法，一个办法是用枸杞子的热量冲击，冲到脑门有汗，此时代表已经重新建立了一圈代谢，让能量重新走一圈，就精神焕发了；另外一个办法是泡点玄参喝，然后安静一会儿。大多数情况下喝完玄参就想睡觉了，这其实是因为微寒的玄参把津液补足之后，阳气得以潜藏的效果。

概括来讲，妇人产乳余疾就包含了三个方面，两个是因为血虚，或中风病痉，或中寒郁冒。还有一个是因为胃中津液不足，所以大便难。而玄参能够补血，也能够补充胃的津液。至于治中风还是治中寒，这个需要在不同的配伍下发挥效果。

3.补肾气

玄参的这个应用非常广泛，我个人用的最多的是治疗很多手淫的患者。此类患者下元亏虚，精气不足，非常容易有欲望产生。此时如果用黄柏、知母去泻下焦火，年轻的小伙子也许还受的住，如果四十多岁再用这个路子，很有可能会出现泻完就硬不起来的情况了，所以应该换个思路。

治肾，应该调肺，也就是金水相生的道理。所以这里用的就是金生水的通路，肺能够生肾。那玄参如何益肺生肾？我们前面讲玄参可以养胃阴，而胃阴足了之后自然上焦津液就足了，津液足了，自然肾阴也就足了，这是第二个路径。肾上津液足了再加上自身正常的气化功能，就能补肾气。方子可用玄参、生地、麦冬加肉桂，用的是我习惯用的补肾汤的思路。君药是玄参和肉桂，一个清热养阴，一个从阴化阳、从阴化气。用这样的方法来治疗肾气不足兼泻下焦热。此时热不是用知母黄柏泻下去的，而是通过滋肺阴，进而起到制约下焦热的作用。当阴补进去之后，再从阴化气，来达到补充肾气的作用。单独用玄参补肾气的效果不明显，再加上细辛、肉桂这类阳药，补肾气的作用就体现出来了。

另外一方面，玄参能养阴，它补的是津液这个层次。像津液、血都是构成人的基础物质，换言之各脏腑都需要用。把全身的津液补足了，那么肾上津液自然也就足了。如果补肾气津液足了之后，通过自身肾阳的气化，也能达到一个补肾气的作用。

4.令人目明

我们讲眼睛时会说，目接受的不是血，而是津液到局部气化的产物，正好玄参可以补充脉络中的津液与气。玄参也能养血，但是它更侧重于补充津液层面的物质。如果按照气血水的层次来分，玄参主要的功能在于补充津液的方面，血分浅层也能发挥一些作用。比如它的凉性会透一部分到血，也有一定的补血的功效，但是不像补充津液的力量那么强大。

杏 核

味甘，温。生川谷。治咳逆上气雷鸣，喉痹，下气，产乳，金创，寒心贲豚。

概说：降胃气；修复黏膜。

1.咳逆上气雷鸣

这里面就很有意思，咳逆上气，以至于都出现雷鸣了，可是《本经》的条文里就是没提到喘字。如果大家翻开《伤寒论》，就会看到杏仁和喘有非常高的契合关系，治疗喘的方子里基本都有杏仁。比如麻黄汤，"身疼腰痛，骨节疼痛，恶风无汗而喘者"[3]36，里面有杏仁七十枚。小青龙汤也有喘，也有杏仁。再比如桂枝加厚朴杏子汤。张仲景用杏仁似乎跟喘密不可分，几乎有喘的地方就有杏仁。

这里就有个问题了，《本经》所记载的杏仁的功效里，为什么不言喘呢？

《说文解字》：喘，疾息也。[5]56

喘就是呼吸很快。

伤寒太阳病，下之微喘者，外未解故也。夫发汗后，饮水多①者必喘，以水停心下，肾气乘心故喘也。以水灌之，亦令喘也。[1]45

（《病源·伤寒喘候》）

---

① 原本无"多"字，据《伤寒论》补。

太阳病用下法出现喘的症状，是因为还有表证没解所导致的。发汗后饮水多必喘，是因为水停心下。所以《伤寒论》中喘大多为两种情况，一种是表邪未解，下之则喘，另外一种是水停心下。这两种情况杏仁是否都适用？结论是未必，原因我们在后面说。

《伤寒论》治疗喘证为何频频出现杏仁，杏仁在治疗中起到了什么作用？

我们之前说过，因为肺有寒，胃也有寒，内外合邪，胃气上逆，就出现了咳逆。雷鸣说明痰鸣音非常重，痰很多。杏仁是一味甘温的药，它治疗的其实是胃气上逆。

太阳病，下之微喘者，表未解故也，桂枝加厚朴杏子汤主之。[3]38

（《伤寒论》）

大家看此条，前后文意都没有说是喘家得了太阳病，即此处"下之微喘"，一方面是由于表邪仍在，一方面是由于误用下法，上焦阳气津液不足，心肺超负荷工作所致。用桂枝汤打底并加入厚朴、杏子两味药的道理何在？

因为此时患者的呼吸太快了，可以说患者现在处于上焦阳虚、心肺气虚的状态。其实本来应该用小建中汤作为底方，因为小建中汤是一张补虚的方子，虚人亦可服。但是顾及到病人上焦阳虚，所以就在小建中汤的基础上，去饴糖，减白芍，加桂枝，就变成了桂枝汤。之前我们讲过桂枝汤，它多是用于津液外越的情况，如感受风邪所致的津液外泻。所以桂枝汤在调和营卫的同时还有一定滋阴助水、养阴的效果。而对于心肺功能不足的人，本来心肺负担就很重了，再给他用大剂量的养阴药，很可能会出现变证。张仲景的谨慎就在这里体现得淋漓尽致。他加厚朴和杏子的道理在于，杏子是降阳明的，厚朴入肺，可以降肺气，也可以降上焦的水饮。加了这两个药之后，就把多余的水液分两个途径泻掉了，一个从阳明走，一个从肺到三焦，从三焦泻的。这样就不会补过了。

所以，杏仁通过降胃气来治疗咳逆上气。

2.喉痹

喉痹者，喉里肿塞痹痛，水浆不得入也。人阴阳之气出于肺，循喉咙而上下也。风毒客于喉间，气结蕴积而生热，致喉肿塞而痹痛。脉沉者为阴，浮者为阳，若右手关上脉阴阳俱实者，是喉痹之候也。亦令人壮热而恶寒，七八日不治，则死。[1]160

（《病源·喉痹候》）

这里面说，阴阳之气出于肺，循喉咙而上下，这个上下很有意思。阴阳之气自肺出后，通过什么途径循喉咙上、循喉咙下的呢？"上焦出于胃上口，并咽以上，贯膈而布胸中……上至舌。"所以是通过上焦的循行路径而完成循喉咙上下的。阴阳之气出于肺经，走大肠经，到喉咙了，再通过脾上至舌，接着通过脾下足阳明，这是上焦完整的过程。其实喉痹就可以理解为上焦不通，导致热蕴结在喉咙，不得上下。所以治疗喉痹就要想办法把上焦的热泻下去。具体方法可以通过足阳明这个上焦到中焦的通路，泻降足阳明，来达到泻上焦热的作用。

我们上一条说杏仁可以治疗胃气上逆，而它是通过降胃气，把上焦的热泻到中焦来，进而治疗的喉痹。

3.下气

此处降的就是阳明之气。

4.产乳

两个字放在一块儿，就是产生乳汁的意思。乳汁来源之前涉及过，心与小肠二经上为乳汁，下为月水。分泌乳汁主要依靠的是心和小肠的功能，它们如何从原来的主血脉、主津液，过渡到分泌乳汁了？这其实也是上焦发挥的作用。乳房在皮肤之下、胸肌筋膜的外层，其实也在皮里膜外，属于三焦的层次。通过上焦与心肺的功能，乳汁就可以正常地产生。

假如上焦有热，乳汁自然分泌不足，可能还会热腐成脓，产生泌乳方面的问题。而杏仁通过降阳明来加强上焦的功能，进而产生乳汁，可以说它是在路径上做的文章。

之前所讲的产后津液不足、血虚导致的泌乳不畅，属于原料不足，用玄参、猪肤汤都可以，而杏仁是在路径上帮助乳汁的形成。

5.金疮

杏仁治疗金疮是在排脓散里用的，我没单独用过。我个人认为排脓散里面的君药应该是薏苡仁。我前期开方套用方子的时候，还用过几次，但是后期临时组方的时候，我就不用杏仁了，一般单用薏苡仁来处理这种问题。其实我觉得杏仁有一定修复黏膜的作用，可能对它治疗疮痈有一定的帮助。

6.寒心

此条就要想一想，"寒心"两个字有两种不同的理解方式。那么是说杏仁可以治疗心寒，还是杏仁可以使心寒？

心中寒者，其人苦病心如啖蒜状，剧者心痛彻背，背痛彻心，譬如蛊注。其脉浮者，自吐乃愈。[4]41

（《金匮要略·五脏风寒积聚病脉证并治第十一》）

这里面说了心中寒、脉浮的情况，其实是可以自愈的，通过吐法自己就能好，所以我觉得这里应该不是治疗心寒。那杏仁就是可以使心寒。言外之意，心原来有热，杏仁治疗了心热。原因何在？心移热于肺，所以杏仁是通过从上焦下到阳明，治疗心热。

7.奔豚

夫奔豚气者，肾之积气。起于惊恐、忧思所生。若惊恐，则伤神，心藏神也。忧思则伤志，肾藏志也。神志伤动，气积于肾，而气下上游走，如豚之奔，故曰贲豚。其气乘心，若心中踊踊如车所惊，如人所恐，五脏不定，食饮辄呕，气满胸中，狂痴不定，妄言妄见，此惊恐奔豚之状。若气满支心，心下闷乱，不欲闻人声，休作有时，乍瘥乍极，吸吸短气，手足厥逆，内烦结痛，温温欲呕，此忧思奔豚之状。诊其脉来触祝者，病奔豚也。肾脉微急，沉厥，贲豚，其足不收，不得前后。[1]76

（《病源·奔豚气候》）

肾之积，亦名奔豚，它起于脐，上至剑突下，病因多为惊恐忧思。奔豚是其气乘心，可能是因为伤动，可能是因为惊恐，可能是因为肾虚，继而出现了一系列的症状。乘心的气有两种转归，可能化热，也可能没化热。

所以我们总结一下奔豚，其实这个病就是气逆乘于心，进而出现了一系列的症状。它的病因分为两种，一种是阳气不足，水饮、气、津液等等上冲；另一种可能仅仅是下元不足所致的气上冲。但总之是乘于心了，在心的局部形成一个实证，可能化热了。

所以就转化成了前一个问题，杏仁通过降阳明治疗上焦，进而起到治疗奔豚的作用。

大家看《伤寒论》中治疗奔豚的方子，治疗方法是有水饮的时候去其水饮，无水饮的时候直接用桂枝降冲，当下元阳气不足的时候就温下元，这些思路是从根本去治的。而杏仁治疗病在心的奔豚是通过肺、上焦再下到阳明，等于走了一圈儿。所以在治疗奔豚上杏仁其实并不常用，但是这个思路我们要知道。

蒺藜子

一名旁通，一名屈人，一名止行，一名犲羽，一名升推。味苦，温。生平泽。治恶血，破癥结积聚，喉痹乳难。久服长肌肉，明目轻身。

概说：通络，治陈年老瘀；开经络、脏腑外周、脏气分结。

蒺藜子是很常用的一味药，它入散剂、煎剂都可以。

1.恶血

若有所堕坠，恶血在内而不去。[2]270

（《灵枢·贼风》）

有所堕坠，恶血留内，若有所大怒，气上而不下，积于胁下，则伤肝。[2]215

（《灵枢·邪气脏腑病形》）

邪在肝，则两胁中痛，寒中，恶血在内，行善掣，节肘①脚肿。取之行间以引胁下，补三里以温胃中，取血脉以散恶血，取耳间青脉，以去其掣。[2]240

（《灵枢·五邪》）

恶血的产生首先是因为外伤，然后加上一些情致因素就会出现变证。《灵枢》举的例子是有所大怒，恶血积于胁下而伤肝，我觉得这只是一部分的情况。如果推广开来，身上有瘀血，突然遭受情绪或其他指向性的刺激，就可能产生相对应的变证。

---

① 原本作"时"，径改为"肘"。

恶血的治疗分为"取血脉以散恶血，取耳间青脉，以去其挈"，与"补三里以温胃中"这两个方面。一个是治恶血要侧重于治络，"补三里以温胃中"则提示治疗时需要保持患者气足，换言之，气足是治疗瘀血的一个条件。

蒺藜子治恶血反映这味药具有通络的性质。蒺藜子在治疗恶血、跌打损伤之血、陈年老瘀上是非常好用的，它善于解瘀血来调达肝气。其实蒺藜子并不直接作用在肝上，或者说它更多是从肝气伤的病因——恶血着手，表现出在肝上的作用是身体本身的能量所为。现在一部分人用蒺藜子疏肝，认识其实略有偏颇。

2.癥结积聚

我们讲过瘤结积聚，此处略作复习。

积者，五脏所生，聚者，六腑所成。五脏之气积，名曰积；六腑之气聚，名曰聚也。[1]205

（《病源·积聚候》）

积聚瘤结者，是五脏六腑之气已积聚于内，重因饮食不节，寒温不调，邪气重沓，牢瘤盘结者也。若久即成癥。[1]106

（《病源·积聚瘤结候》）

癥瘕者，皆由寒温不调，饮食不化，与脏气相搏结所生也。其病不动者，直名为癥。若病虽有结瘕，而可推移者，名为癥瘕。瘕者，假也，谓虚假可动也。[1]107

（《诸病源候论·癥瘕候》）

从前两条看，积聚在前，积聚瘤结在后。从后两条看，积聚瘤结在前，癥瘕在后。所以我们大概能得出一个脉络，积聚到癥瘕的发展，是由积聚到积聚瘤结再到癥瘕，这样的一个过程。

至于本条"癥结积聚"，结又是什么意思？

《说文解字》："结，缔也。"[5]647
《说文解字》："缔，结不解也。"[5]647

解不开的结叫缔，也叫结。所以癥结要比癥瘕更深、更硬。蒺藜子治疗癥结积聚，也是它能够开结的表现。蒺藜子的作用相当于拿个小针去挑线头，把聚集的节给弄散了，蒺藜子处理的病位非常广泛，从经脉上的瘀闭，到脏腑的外周，甚至包括脏腑本身的结都能顾及到。但是要注意，经络中的恶血淤血蒺藜子可以处理，但是在脏的层次，它仅限于开气分上的结聚，脏层血分之结用蒺藜子效果就不好了。

或者可以再换一个角度去思考，举个例子，治疗结节病时，蒺藜子这类药用上去之后，我们会发现这个结节并不会直接变小，好比原来这个结节周围是光滑的，蒺藜子用上一段时间后，会发现结节边缘相对来说变模糊了。不知道的人以为自己治坏了，其实不然，这其实是治疗的一个必由过程。这个例子也说明蒺藜子并不是直接去消的。结节的生长、恶化，或者说癌细胞的增殖，大多都需要丰富的血流供应，治疗也是同理，没有血流，没有正气去到局部，就无法将病治好。所以结节边缘不清晰不一定是坏事，关键在于用蒺藜子这种所谓的散结药时，一定要注意把补气药的力量跟上。

类似的情况还可能出现在治疗甲状腺结节时，开方子用夏枯草、炒橘核等药，上之后会发现这个结节变大了，这是怎么一回事？其实原因在于那些药也具有散结的作用，散结其实就是在局部开始建立起一个用于治疗的营养共用系统，所以B超一扫会可能会发现底下血流信号会相对变多。但是也不应该变得特别多，稍微多一点是没问题的。如果血流信号变得特别多，这个就不属于蒺藜的功效了，要从疾病本身去考虑。

我们还用甲状腺结节来举例子吧，往下消所用何药？炒橘核、夏枯草之类不往下消，是散。真正往下消的是黄药子、象牙硝这些药。所以对于这种实质性的病证，或者身上、脏器中实质性的占位，我们用药时其实考虑的就是两方面，一方面是补，一方面是消。消补消补，二者达到一个动态平衡即可。黄药子有毒，用时注意不可久服，不可用量过大。

3.喉痹

蒺藜子是一味苦温的药物，它是如何治疗喉痹的呢？

喉痹者，喉里肿塞痹痛，水浆不得入也。人阴阳之气出于肺，循喉咙而上下也。风毒客于喉间，气结蕴积而生热，致喉肿塞而痹痛。脉沉者为阴，浮者为阳，若右手关上脉阴阳俱实者，是喉痹之候也。亦令人壮热而恶寒，七八日不治，则死。[1]160

（《病源·喉痹候》）

我们之前讲喉痹是上焦出了问题，气结在喉中。上焦出于胃上口……循太阴之分而行。还至阳明，上至舌，下足阳明。"还至阳明"的阳明是手阳明，可是你去看看小肠的经脉循行，它不到舌。所以到舌这一段过程，有足太阴脾经在参与。所以喉痹"风毒客于喉间"，首先要区分风毒热是客于何处，是在三焦层次还是在脾的层次？如果在三焦层次，宣通解散三焦就可以了。如果在脾的层次，比如脾经上有堵塞化热，影响到咽喉，此时用的就是半夏散、苦酒汤这一类方子的思路。而其中主要发挥作用的是半夏，半夏是可以开脾经邪气的。

蒺藜子对于喉痹很明显是一个局部用药，因为局部有结，气机蕴积，积而化热，最终导致喉痹。因为蒺藜子开结的作用太厉害了，所以它治疗喉痹就是直接在局部开的结。至于其他方面，病位是在上焦还是在其他地方，排邪途径是从表走还是把在经上的邪气卸掉，这个就不在蒺藜子考虑的范畴内了。

4.乳难

乳难即产难。此病病机在于胞脉有热或者不通，导致产道干涩，胎儿生出来就会比较费力，所以出现难产。治疗难产的时候，一定是想办法让产道湿润，刺蒺藜治疗难产的道理在于它可以作用到胞脉上，发挥通过的作用。在配伍上注意把胞脉的津液补足就行了。

到胞脉上的药我们之前也讲过，最具代表性的就是川芎与川牛膝，今天再加一个刺蒺藜。其实刺蒺藜不独作用在胞脉上，它是一味可以作用在全身络脉上的药。

说到产道干涩，还有一个病比难产在平时生活中更常见。就是很多姑娘有心绞痛，这是因为吃饭不规律、来例假的时候感受风冷，或者各种各样的原因导致了胞脉不通，进而也就会导致产道干涩，在夫妻生活的时候她可能会感到心绞痛。

所以这二者治疗的思路一样，也就是畅通胞脉，此外还要考虑的因素就是心与上焦的津液是否充足。比如最直接能够补到心的药，像麦冬、五味子。所以治疗方子可以上面配个生脉饮，下面加个川牛膝或者川芎之类的药，效果就会比较不错。

5.久服，长肌肉，明目轻身

其实我们之前说过，久服的意义多是指小剂量，让药力能跟得上身体正常营养物质的吸收代谢。也就是说，久服药是与身体消化吸收的代谢能力高度相关的，所以这就是说它受年龄影响。小孩子代谢能力强，吸收东西多而快，所以相对来说一些行气药、破气药、通络药、开结药，临床上可以稍微多用一些。但是上了年纪了，就应该决定如何酌情减量，变成一个小火慢煨的事儿，千万不能用过了。用过了之后，这些快利药也会伤人伤身，这是久服的意义。

蒺藜子适量久服长肌肉。肌肉分为两部分，即肌和肉。肌是肤以下筋以上的中间区域，同时它也是腠理，是经脉浮沉的区域。所以刺蒺藜能长肌肉，也说明它能改善经脉（特别是络脉）在筋以上到体表的输布状态，换句话说它能够通络。

肌肉的能量来源于"脾为胃行其津液"。所以健身的人想长肌肉，比较合理的方法是多吃然后多动，多动就能帮助脾胃的运化。蒺藜子可以帮助筋以上到体表的输布，此外，菟丝子也有类似的作用。

明目主要是两个路径，一个是从太阳经到眼系，一个是从宗脉上去。蒺藜能明目，其实也是蒺藜通脉络在全身上的表现，只不过当这个功效体现在宗脉上与眼系上，就表述为蒺藜子久服明目。亦或者蒺藜子再加上一些升阳的药，还能到头部。

从上面很多条我们能看出，蒺藜子是一味能到全身的药，那么也就是说，我们给刺蒺藜加一个方向，它是能够随着整体的药性到我们所要的方向上的。这个思路就是我们经常说的"的药"所发挥的效果，关于"的药"我此处不给大家详细展开了，大家可以去看"的药"学说创始人张元素的相关书籍。

轻身就是身体感觉轻飘飘的。因为服快利药，经络相对来说会比较通畅，所以能够有轻身的效果。但是如果服太多导致伤气伤津液了，那个时候身体可就轻不起来了。因此一定要把握经络通畅，但是没有伤及气和津液的这个度，限度范围内是能够轻身的，伤了就该沉了。

贝　母

一名空草。味辛，平。治伤寒烦热，淋沥邪气疝瘕，喉痹乳难，金创风痉。

概说：广泛开结（不局限于下焦、小肠、膀胱、睾、胞脉、喉、肌肤、太阳经），止血不留瘀，续脉。

还是请大家辩证思考贝母滋阴润肺的观点，我个人认为贝母并不是这么一个肤浅的药物。

1.伤寒烦热

我们之前讲过，冬天感受凛冽之寒邪，即病者为伤寒，不即病者至春变为温，至夏变为暑。伤寒和春之温病、夏之暑病，它们都是非时行之气。时行之气就是跟自然气候因素相关的致病因素，所以即病者叫伤寒，不即病者即非时行之气，这是我们之前讲的伤寒的内容。

伤寒烦热是相对比较局限的症候，只是伤寒一系列症状表现的其中一个方面。换句话说，在伤寒的全病程过程中，会出现烦热的症状。烦热的原因是什么？

此由阴气少，阳气胜，故热而烦满也。少阴病，恶寒而拳，时自烦，欲去其衣被者，可治也。病脉已解，而反发烦者，病新瘥又强与谷，脾胃气尚弱，不能消谷，故令微烦，损谷即愈。少阴病，脉微细而沉[1]，但欲卧，汗出不烦，欲自吐，五六日，自利后，烦躁不得卧寐者死。发汗后下之，脉平而小烦，此新虚不胜谷气故也。[1]44

（《病源·伤寒烦候》）

这一段说伤寒烦的原因是阴气少，阳气多。第一种可能性是病在少阴，阴气少，又有邪热，所以会自烦，欲去衣被。后面又说另一个烦的原因，是因为疾病刚愈，气血尚未恢复，故阴气少，热气盛是因为强与谷。人体消化是要聚集能量的，也会消耗人体的正气，而正气与谷气相抟结，就形成了阳气盛，所以才会微烦。最后一个例子和前两条是比较相似的，少阴病汗出后想吐，又过了五六天，自利之后出现烦躁不得卧，此时出现了一个脱证，津液随自利而去，故形成了一个热盛阴气少的状态，也会致烦。

所以伤寒烦候提示的病机就是阳气盛，阴气少，至于导致的原因就会很多。贝母治疗的阳气盛、阴气少，其作用靶点应该是有针对性的，仅仅从《伤寒烦候》我们看不太出来。也就是说，通过这一段我们还不能判断出贝母是养阴的还是泻热的。

2.淋沥

诸淋者，由肾虚而膀胱热故也。膀胱与肾为表里，俱主水。水入小肠，下于胞，行于阴，为溲便也。肾气通于阴，阴，津液下流之道也。若饮食不节，喜怒不时，虚

① 原本作"沈"，径改为"沉"。

实不调，则腑脏不和，致肾虚而膀胱热也。膀胱，津液之府，热则津液内溢而流于睾，水道不通，水不上不下，停积于胞，肾虚则小便数，膀胱热则水下涩。数而且涩，则淋沥不宣，故谓之为淋。其状，小便出少起数，小腹弦急，痛引于脐[①]。又有石淋、劳淋、血淋、气淋、膏淋。诸淋形证，各随名具说于后章，而以一方治之者，故谓之诸淋也。[1]83

（《病源·诸淋候》）

　　本段先阐述了小便产生的生理，即小便产生的通路是，水经小肠到下焦再到膀胱最后从尿道排出的。"下于胞"的"胞"是膀胱之胞，生理上是肾与膀胱主水，病理上则是肾虚膀胱热。"饮食不节""喜怒不时""虚实不调""则腑脏不和"，均可导致肾虚而膀胱热。膀胱热津液会"内溢而流于睾"，这句字面意思是津液会向内流向睾丸，实际表达的意思是小便不通会导致阴囊胀满。"流于睾"实际上是津液流于阴囊，此时病位其实是在下焦气街的范围内，即下焦被水液郁遏住了。而正常的津液走小便的路径是经由下焦到膀胱，在前阴形成小便。而现在肾虚导致小便数，膀胱有热表现为小便涩，也就是说，膀胱包括下焦中的水液下行的路径是不通畅的，而人体生理结构又不支持这些水液向上排布，所以原文说水"不上不下，停积于胞"，这就是淋的过程。而随着病情的进展、病程的迁延，下焦的积水也会有可能向上蔓延，比如从阴囊发展至腹部、全身，但这部分过程已经超过淋症的范围，因其更具有水肿病的病因病机特征，应该在水肿病的范畴里讨论。原文亦未展开，我们把这部分背景给大家说明，也不在此赘述了。

　　淋证的病机虽在于肾虚膀胱热，但这不是导致淋的直接原因。相比之下，小肠、下焦（睾）、膀胱路径的不通才是淋证更直接的原因所在。其实贝母治疗淋沥应用的是它开结的性质。临床个人体会，其开结的应用还是比较广泛的，可以但不局限于小肠、下焦、睾、膀胱。

3.疝瘕

　　诸疝者，阴气积于内，复为寒气所加，使荣卫不调，血气虚弱，故风冷入其腹内而成疝也。疝者，痛也。或少腹痛，不得大小便；或手足厥冷，绕脐痛，自汗出；或冷气逆上抢心腹，令心痛；或里急而腹痛。此诸候非一，故云诸疝也。脉弦紧者，

① 原本作"齐"，径改为"脐"。

176

疝也。[1]110

（《病源·诸疝候》）

疝的病机是素体阴气盛，又外感寒邪，进而形成了了营卫不调、血气虚弱，风冷入于肚子就形成了疝。

疝者，痛也；瘕者，假也。其病虽有结瘕，而虚假可推移，故谓之疝瘕也。由寒邪与脏腑相搏所成。其病，腹内急痛，腰背相引痛，亦引小腹痛。脉沉①细而滑者，曰疝瘕；紧急而滑者，曰疝瘕。[1]111

（《病源·疝瘕候》）

疝瘕病因在于风寒入腑，与脏气相抟结所成。虽然前面有营卫不调，血气虚弱的因素存在，但是大家看《伤寒论》中，贝母用在三物白散里面，它并不是一个调理营卫、补气血的方子，它治疗疝瘕的机制在于开风寒邪气与脏腑相抟形成的积聚，这也是贝母开结的体现。

贝母是一个辛平的药物，有些本草书说它是辛寒的药物。它的开结作用不拘寒热，寒热之结都可用。

4.喉痹

喉痹者，喉里肿塞痹痛，水浆不得入也。人阴阳之气出于肺，循喉咙而上下也。风毒客于喉间，气结蕴积而生热，致喉肿塞而痹痛。脉沉者为阴，浮者为阳，若右手关上脉阴阳俱实者，是喉痹之候也。亦令人壮热而恶寒，七八日不治，则死。[1]160

（《病源·喉痹候》）

这一块儿我们说过。喉痹也是一个结。《本经》上贝母的功效一条条捋下来，不断印证它是一个善于开结的药物。

5.乳难

因为风寒客于胞络，气血虚弱，产道干涩，形成了产难，此病病机也有一个风寒

---

① 原本作"沈"，径改为"沉"。

客之的意义在。

所以我们看到这里会发现，贝母的功效重在开结。前面我们讲了引起伤寒烦热的原因是阳气盛，阴气少，也就是说在阴阳流动的路径上有了阻碍，就会出现阴阳分布不均的情况。本来应该是阴阳如影随行，好比气和血、气和津液一样，本身是不能分开的。如果分开便是是阴阳相隔、或阴阳离决的状态。在还没有分隔的时候会出现阳偏盛、阴偏盛的状态，阳气多、阴气少，此时就可以用贝母来开结，来治疗阴阳输布的不均衡。

因为贝母味辛平，一说味辛寒，所以可以用来治疗热证。如果表现以寒为主，比如出现了厥证，厥者，手足逆冷是也。这时候用的就不是贝母了，而是用四逆散，它和用贝母的意义差不多，都是重在开结。

6.金创

贝母擅长止血。之前讲明朝的一本兵书《虎钤经》的时候，就讲到对金疮的处理，有几个禁忌症。一曰不得食辛辣之物，以免血沸。血一沸腾，就不利于止血。贝母善于止血，又善于开结，所以用它止血还不太容易留瘀。所以偶尔擦伤出血，用贝母粉敷调不太容易留疤。

7.风痉

风痉者，口噤不开，背强而直，如发痫之状。其重者，耳中策策痛；卒然身体痉直者，死也。由风邪伤于太阳经，复遇寒湿，则发痉也。诊其脉，策策如弦，直上下者，风痉脉也。[1]2

（《病源·风痉候》）

这个体现为风邪伤太阳经，风伤经络的表现是经脉败漏，会出现类似于出血、津液流失的症状。所以这里此处用贝母还有一个续脉的作用。此条可以作为之前贝母开结的佐证，虚邪入于脉中，会形成血闭，血闭也是局部的结。这里既体现了贝母续脉，也是它开结作用的一个旁证。

总结一下，贝母的主要功效体现在开结上。身上有结，而且这个结偏于从阳热化的时候，都可以用贝母而不拘泥位置，上下里外都可以用。

续　断

一名龙豆，一名属折。味苦，微温。生山谷。治伤寒，补不足，金创痈伤折跌，续筋骨，妇人乳难，久服益气力。

概说：通经，续经脉；益气力；治形的损伤。

续断在很多人眼里是补肾的药，果真如此吗？续断功效如何，我们现在开始说。

1.伤寒

我们之前讲了，冬天感受寒邪，其即病者为伤寒，不即病者非时行之气。

其时行者，是春时应暖而反寒，夏时应热而反冷，秋时应凉而反热，冬时应寒而反温，非其时而有其气。是以一岁之中，病无少长，多相似者，此则时行之气也。[1]41

（《病源·伤寒候》）

这段讲述了时行之气。
而伤寒的路径又是什么？

夫伤寒病者，起自风寒，入于腠理，与精气交争，荣卫痞①隔，周行不通。病一日至二日，气在孔窍皮肤之间，故病者头痛恶寒，腰背强重，此邪气在表，洗浴发汗即愈。病三日以上，气浮在上部，胸心填塞，故头痛、胸中满闷，当吐之则愈。病五日以上，气深结在脏，故腹胀身重，骨节烦疼，当下之则愈。[1]41

（《病源·伤寒候》）

此段描述的是伤寒的机理和路径。风寒入于腠理，导致营卫痞塞周行不通，进而出现一系列的症状。续断如何治的伤寒？续断味苦微温，其疗伤寒之义有二：一为用其气，二为行经行气之功效。续断真正治伤寒用的是它味苦温的气，沸水浸泡，顿服，

① 原本作"否"，径改为"痞"。

而且量还不能小，还是有一定效果的。其实这个道理与喝一碗酸辣汤或者喝麻黄桂枝的意思是一样的。

另外一个治伤寒的路径是阻断伤寒入里的途径。伤寒入于腠理，导致营卫痞塞，周行不通。续断能防止营卫痞塞，使营卫的运行更顺畅一些，这就体现了续断通的作用。

2.补不足

不足的方面太多了，精不足、形不足、气不足，仅凭这点我们不好解释续断的特性。

3.金创痈伤折跌

金疮就是被刀斧所伤出血，痈伤就是从红肿热痛到破溃的过程。续断能够治疗金疮痈伤折跌，体现的是续断通经脉的作用。

4.续筋骨

很多人认为续断可以补肾就是来自这种逻辑，认为肾主骨，而续断能续筋骨，所以这味药就能够补肾。《内经》有言，在筋治筋，在骨治骨。病在骨，治骨即可，为何又要去治肾？

如果我们忠实于经义，续断续筋骨可能与补肾没什么关系。

5.益气力

此条明言，续断补充的更偏向气的层次，它可以长力气。

所以此处就说明前面的补不足，更偏向于补气之不足。形不足者，温之以气。续断更侧重于治形伤，比如腰间盘突出这类椎体方面的病变都可以考虑。总之，当形体受伤的时候用续断是不错的选择。在实践中我其实经常将续断与后面的一味药共用，它叫钩吻，等到讲解时再说。

当我们抛弃续断单纯补肾的认识，我们要知道续断可以通经、行经，益气力。它偏向于补形的损伤。

地　榆

味苦，微寒。生山谷。治妇人乳痉痛，七伤带下病，止痛，除恶肉，止汗，疗金创。

概说：作用靶点在经络到经之间的层面；清细小的络脉；行水气，利尿；止热痛；泻实不伤正。

1.乳痉痛

有的学者认为乳痉是乳腺结节，偶尔伴有乳腺抽搐。但是，"乳"在《本经》中不指乳房，而是生产之意。故乳痉其实是指生产的时候出现了痉病，"因逢身之虚，感于风邪，中于经络"，生产的时候体虚中风，风伤太阳之脉，出现角弓反张、四肢拘挛、昏厥等症状，这是乳痉。

前面讲过痛的原因只有两种，第一是寒，第二是虚；而乳痉的病因中既有寒又有虚，所以此病通常会伴随着痛症。

地榆不是一味补虚效力很强的药，因此它短时间内补不起来这么严重的虚。此处用地榆发挥的是通经络的效果，它作用在经络的层次，缓解经络因为风邪与津液亏虚而出现的拘挛。地榆的作用靶点在由经络到经这个层面上，而乳痉痛出现了痛症，地榆本身也是一味非常好的止痛药。止痛要注意一点，地榆对于热病所致的痛，比如疮疡、金疮等的效果是非常好的，而对于因寒而痛的病症，地榆就不是那么对症了。

刚才说乳痉有寒的因素，地榆如何兼顾这一点？它味苦微寒，不是以寒治寒，而是其行水气、治经络，进而起到治疗痉病的作用。

2.七伤

七伤者，一曰阴寒，二曰阴萎，三曰里急，四曰精连连，五曰精少、阴下湿，六曰精清，七曰小便苦数、临事不卒。又，一曰大饱伤脾，脾伤，善噫，欲卧，面黄。二曰大怒气逆伤肝，肝伤，少血目暗。三曰强力举重，久坐湿地伤肾，肾伤，少精，腰背痛，厥逆下冷。四曰形寒寒饮伤肺，肺伤，少气，咳嗽，鼻鸣。五曰忧愁思虑伤心，心伤，苦惊，喜忘善怒。六曰风雨寒暑伤形，形伤，发肤枯夭。七曰大恐惧，不节伤志，志伤，恍惚不乐。[1]17

（《病源·虚劳候》）

七伤的详细解析可参考第四期第四讲，此处仅做简单概述。七伤是以五脏为基础的虚损性疾病，和生殖系统关联比较密切。那么地榆能否补五脏？我个人经过临床实践认为，它补五脏的作用非常微弱。

五劳六极七伤，到七伤这个地步，病机总是虚实夹杂的。地榆是一个擅长通经络的药物，它处理的是因虚致实的部分，也就是说地榆可以做到泻实而不伤正。

3.带下病

带下者，由劳伤过度，损动经血，致令体虚受风冷，风冷入于胞络，搏其血之所成也。冲脉、任脉为经络之海。任之为病，女子则带下。而手太阳为小肠之经也，手少阴心之经也，心为藏，主于里，小肠为府，主于表。此二经之血，在于妇人，上为乳汁，下为月水，冲任之所统也。冲任之脉既起于胞内，阴阳过度，则伤胞络，故风邪乘虚而入于胞，损冲、任之经，伤太阳、少阴之血，致令胞络之间，秽液与血相兼，连带而下。冷则多白，热则多赤，故名带下。[1]201

（《病源·带下候》）

此段我们特别说一说，带下和崩中漏下比对来看。

先说带下病，大家看这段文字，不要被它唬住，我们把几个要点整理一下。

带下的病因也是劳伤，感受风冷。风冷入于包络，与包络之血相抟结，最终形成了带下。后面又说，带下是任脉为病。之后讲冲任管的是小肠经和心经中血的状况，又提了一句小肠和心二经形成乳汁和经血的过程。然后把冲任和胞脉做了一个联系，大概意思是体虚之时感受风冷，影响了冲任太阳小肠的状态，进而导致胞络堵塞，胞络里面的秽液和血相兼，就形成了带下。所以大家看这一段的核心在于，胞络不通，里面有风和血相抟结，故形成了带下。

为什么带下要与漏下崩中互参？崩中和漏下的病因其实都是体虚感受风邪，胞络受损。漏下是经间期出血，经血不以时下；崩中是经血按时下，但是量比较大。所以漏下偏向于气虚，以脉大为主；崩中偏向于阳虚，脉以小沉细为主。总之，崩中漏下和带下三个病的主要过程都在胞脉上。

所以大家就知道妇科看病时要特别注重胞脉的情况。很多病不在五脏，不在子宫就在胞脉。这其实是点对点靶向操作的意义所在，解决了胞脉的问题，疾病就会改善，反之就不可以。

对于胞脉病，比如当时枚举张仲景关于带下的方子，我们会发现用的都是川芎，也就是说川芎是主要针对胞脉的。地榆治疗带下病，不是说地榆只针对胞脉，而是它对于经脉、甚至是比较主要的络脉，都有一定开结养阴的功效。

地榆可以通过利尿来通胞脉。当心脏有热而胞脉不通的时候，热从心脏通过心包传到膀胱，地榆在此时可以把热泻下来，间接起到通胞脉的作用。

4.止痛

其实地榆止痛最经典的跟槐实有点相似，主要是用在性交痛上。包括产难、生产痛，都是因为胞脉不通，心阴不得下至子宫、下至产道，所以产道干涩，对于正常的性生活，就是性交痛，生产的时候就会变成难产或者生产痛。

这是地榆止痛，也就是它可以开络脉之结。意义在于降心火，某种程度上可以缓解胞脉热盛的趋势，起到保护津液的作用。其实就是通过凉血治疗热证，起到止痛的作用。

平时我们用地榆治疗性交痛、产痛，效果是不错的。

5.除恶肉

恶肉者，身里忽有肉如小豆突出，细细长，乃如牛马乳，亦如鸡冠之状，不痒不痛。久不治，长不已。由春冬被恶风所伤，风入肌肉，结瘀血积而生也。[1]166

（《病源·恶肉候》）

恶肉即丝状疣，它是由于感受风邪，风邪入于腠理，侵犯肌肤，最终形成淤血所致。

地榆治风，与它治疗乳痉痛的道理是一样的，即因为二者都有血瘀的成分在。风在经脉上形成瘀血后大多会化热，而可以通过泻热、活血，达到治经脉的作用。某种程度上来讲，地榆是一味既利尿又活血的药物，而且它泻实而不伤正，虚人可用。

其实也提示了地榆作用的靶点是在络脉层次。因为经脉大多数情况在体内，缘关节才会浮出体表。到体表产生作用的是络脉，所以地榆可以清细小络脉瘀血。

对于皮肤比较浊，脸上总有一层浊气的患者，地榆是一个比较好的让皮肤变得透亮的药，灵芝孢子粉也有类似的作用，都是对络脉产生的作用。再比如南瓜子、白瓜子，黄瓜子也同样，它们都可以通过清络脉让皮肤变得更加透亮。

龙　胆

一名陵游。味苦，寒。生山谷。治骨间寒热，惊痫邪气，续绝伤，定五脏，杀蛊毒。久服益智不忘，轻身耐老。

概说：清热（作用范围涉及了络、经、三焦和筋）；开气结。

龙胆我们常以为是清肝胆热的，这么用就局限了，清肝胆热需要15～30g，但这时寒凉之性对其他脏腑的影响很大，常用1～3g就够了。

1.骨间寒热

讲"骨间寒热"之前，我们先要讲一下什么是"骨寒热"。

骨寒热，病无所安，汗注不休。齿本槁，取其少阴于阴股之络；齿爪槁，死不治。诊其脉，沉[1]细数散也。[1]73

（《病源·寒热候》）

病无所安，汗注不休：感觉不自在，出大汗，这是体表气虚。这是因为气分、血分、甚至到精，到骨髓都没有足够能量抗邪，故出现汗注不休。

齿本槁：牙齿枯槁了，齿为骨之余，提示骨这个层次的营养是空虚匮乏的。

取其少阴于阴股之络：《素问·皮部论》载："欲知皮部以经脉为纪者，诸经皆然。"诸皮部皆在阳经之阳，阴经之阴。阴股之络即足少阴肾经在大腿内侧的皮部上显现的络脉，"病在血，调之络"[2]125，取阴股之络，治的其实是血。此时齿槁而爪未槁，说明少阴肾系虚，而厥阴尚有能量可供使用。故可以通过络脉调血，从而加强少阴系的能量来治骨寒热。

齿爪槁，死不治：牙齿和指甲都枯槁了就不可治了。齿为骨之余，爪为筋之余；肝藏筋膜之气，肾藏骨髓之气，"齿爪槁"说明骨和筋的精气都不足了，也说明肝肾

① 原本作"沈"，径改为"沉"。

所藏的生命需要的基础物质已经虚到一定程度。

　　骨寒热者，病无所安，汗注不休。齿未槁，取其少阴于阴股之络；齿已槁，死不治。骨厥亦然。骨痹，举节不用而痛，汗注烦心。取三阴之经，补之。[2]240

（《灵枢·寒热病》）

　　《灵枢·寒热病》中亦记载了"骨寒热"，出现了类似的三种病名。骨寒热、骨痹、骨厥。骨厥和骨寒热的判断标准一样，也是看齿和爪的情况，但骨痹治法是不一样的，"取三阴之经，补之"。这里取的是经，操作在经上。

　　取经治骨痹，其实和痹的特征有关。《灵枢·经筋篇》载有十二经筋病，分别称为仲春痹、孟春痹、季春痹、孟秋痹、仲秋痹、季秋痹、仲夏痹、季夏痹、孟夏痹、仲冬痹、孟冬痹、季冬痹。经筋病可以用痹命名，则知痹主要发生的层次与经筋所在的层次大致相当，即在筋的层次上。又据《素问·痹论篇》讲痹病的特点，"凡痹之类，逢寒则虫，逢热则纵。"[2]92经筋病如是，筋病亦如是。所以可以知道痹症主要体现在筋上。

　　《灵枢·寒热病》中提到："气口治筋脉"[2]241，既然痹主要发生在筋的层次上，则"取三阴之经，补之"所取当为气口，所补为脉病和筋病。

　　厥、痹、寒热，三者之间的关系：

　　《灵枢·寒热病》讲："厥痹者，厥气上及腹。取阴阳之络，视主病也，泻阳补阴经也。"[2]241这里没说厥痹到底是厥还是痹，我的看法是既是厥又是痹，发病的过程既有厥气上冲到腹，也有厥气上冲的过程中筋受病产生的痹。治疗上采取的措施是"取阳明之络"和"泻阳补阴经"，在经和络都进行了操作，说明是经和络同病的状态。刚才讲的病理传变过程，从络上经，就是这个过程。所以我们可以总结出：骨寒热在络，骨厥是从络上经的过程，包含在络和在经的部分，骨痹就过了经络的层面，上到筋的层次了。《素问·痹论篇》载："岐伯曰：其入藏者死，其留连筋骨间者疼久，其留皮肤间者易已。"[2]91虽然痹病主要体现在筋的层次上，可是在传变过程中，可以入脏、可以留在筋骨间、可以留在皮肤间，和寒热病、外感病的传变过程有一定的相似之处。

　　从名称上可以知道，骨间寒热的病位在骨间。在骨寒热从络到经到筋这种顺承性的传变过程中，骨间是很容易受到影响到的。比如骨间通过韧带相连，韧带即在筋的层次；就关节整体而言，筋、血、经络、三焦都在关节受到濡养的过程中发挥了作用。

龙胆可以治疗骨间寒热，是因为它的作用范围涉及了络、经、三焦和筋。

2.惊痫邪气

龙胆可以治疗惊痫邪气。提问：什么是惊，什么是痫？

痫者，小儿病也。十岁已上为癫，十岁已下为痫。其发之状，或口眼相引，而目睛上摇，或手足掣纵，或背脊强直，或颈项反折，诸方说癫，名证不同，大体其发之源，皆因三种。三种者，风痫、惊痫、食痫是也。风痫者，因衣厚汗出，而风入为之；惊痫者，因惊怖大啼乃发；食痫者，因乳哺不节所成。然小儿气血微弱，易为伤动，因此三种，变作诸痫。凡诸痫正发，手足掣缩，慎勿捉持之，捉则令曲突不随也。[1]241

（《病源·痫候》）

痫跟癫讲的是一回事，不同点在于年龄，"十岁以上为癫，十岁以下为痫"。症状是"目睛上摇，手足掣纵，脊背僵直"。发病之源有风痫、惊痫、食痫三种，惊痫其实是其中一种。也就是说痫有三种病因：一个是风，这是外感；一个是受惊；一个是因为饮食。惊痫就是因惊而起，如外面打雷而作痫。

惊痫者，起于惊怖大啼，精神伤动，气脉不定，因惊而发作成痫也。初觉儿欲惊，急持抱之，惊自止。故养小儿常慎惊，勿闻大声。每持抱之间，常当安徐，勿令怖。又雷鸣时常塞儿耳，并作余细声以乱之。惊痫当按图灸之，摩膏，不可大下。何者？惊痫心气不定，下之内虚，则甚难治。凡诸痫正发，手足掣缩，慎不可捉持之，捉之则令曲突不随也。[1]241

（《病源·惊痫候》）

这一段讲的是惊痫起于惊，及惊痫的调护和治疗。小儿为什么容易惊？

小儿惊者，由血气不和，热实在内，心神不定，所以发惊，甚者掣缩变成痫。又小儿变蒸，亦微惊，所以然者，亦由热气所为。但须微发惊，以长血脉，不欲大惊。"[1]24

（《诸病源候论·惊候》）

小儿生长发育很迅速，《病源·惊候》认为小儿身体常有热气，有正常的生理变蒸，会"微发惊，以长血脉"，无热就不做变蒸、停止发育了。有的时候热太过，聚集在心、在脾，就容易大惊，这是小儿的生理所决定的。

惊怎么治呢？"当按图灸之，摩膏。"《慧琳音义·卷八十》"图识"注："图，模样也"。"按图"即按照模样，放在按图灸之的语境下，当释为依照病形行灸法。"按图灸之"，灸的热量首先传递到皮肤，透了皮才能到经络，才能往里走，是在络脉上的操作。"摩膏"是什么呢？"摩"就是一种手法，我们常说的按摩，"摩"是水平方向上的移动。"膏"是什么？《神农本草经》里有个药叫雷丸，讲"作膏摩小儿百病"，把雷丸做成膏，然后作为润滑油也好，作为药物也好，通过"摩"治疗小儿百病，这对小儿病非常好使。其实用什么膏不重要，用点凡士林、推拿油都可以，重点是"摩"，水平用力，力量不大，作用在肌肤层次：换言之摩膏其实是对皮部络脉的操作。所以大家可以看到，小儿惊痫邪气，治的是络脉。所以龙胆可以治疗络脉有热的情况。

3.续绝伤

这个前文说了，是经络系统病，不再作详细说明。

4.定五脏

龙胆还可以定五脏。刚才我们讲疾病由表到里的过程，从经络可以下传脏腑。在传到脏腑之前会形成什么呢？比如肾着汤，虽然叫肾着汤，其实跟肾没有关系，是治疗水气在三焦层次，要传入肾还没到肾的时候。

龙胆定五脏同理，邪气影响到经络系统，还没有影响五脏的时候，用龙胆起到一个定五脏的作用，量不能大，3g 以内就够了。说白了它是开三焦的，因为五脏是被三焦包绕着。

"积聚者，由阴阳不和，府藏虚弱，受于风邪，抟于腑脏之气所为也。"[1]105 可以知道积聚是在气的层次，还没有把脏结得太死，这时候可以用龙胆，有一定开气结的效果。

5.杀虫毒

我们先来探讨一下虫病。

虫病其实代表的是可以引起痈疽、出血、侵蚀机体等病理过程和特征性病因病机的总称。在病因上，可分为有形之虫与无形之虫。

有形之虫，如蛲虫，《病源·三虫候》载："蛲虫至细微，形如菜虫也，居胴肠间，多则为痔，剧则为癞，因人疮处，以生诸痈、疽、癣、瘘、疬、疥、䘌虫，无所不为"[1]103。《病源·谷道虫候》："谷道虫者，由胃弱肠虚而蛲虫下乘之也。谷道、肛门，大肠之候。蛲虫者，九虫之内一虫也，在于肠间。若腑脏气实，则虫不妄动，胃弱肠虚，则蛲虫乘之。轻者或痒，或虫从谷道中溢出，重者侵食肛门疮烂。"[1]100可知蛲虫可以引起痔、癞、痈、疽、瘘等疮痈病，症状上会有出血的情况产生。亦可知蛲虫发病需以肠胃虚弱为基础。

《三虫候》载蚘虫"长虫，蚘虫也，长一尺，动则吐清水而心痛，贯心即死"[1]103，《蚘虫候》载蚘虫"蚘虫者，是九虫内之一虫也。长一尺，亦有长五六寸。或因腑脏虚弱而动，或因食甘肥而动。其发动则腹中痛，发作肿聚，去来上下，痛有休息，亦攻心痛。口喜吐涎及吐清水，贯伤心者则死。"[1]103可知蛔虫病因中有脏腑虚弱的成分，且发病有一个攻心、贯心的过程，即是侵蚀人体的表现。

《寸白虫候》载："寸白者，九虫内之一虫也。长一寸而色白，形小褊。因腑脏虚弱而能发动。或云饮白酒，以桑树枝贯串牛肉炙食，并食生粟所成。又云，食生鱼后，即饮乳酪，亦令生之。其发动则损人精气，腰脚疼弱。"[1]104寸白虫发病亦是以脏腑虚弱为基础，发病会损人精气，这也是侵蚀机体的表现。

《病源·九虫候》对肠胃间寄生虫病的病机、致病过程做了很好的总结："此诸虫依肠胃之间，若腑脏气实，则不为害，若虚则能侵蚀，随其虫之动而能变成诸患也。"[1]103可知肠胃间寄生虫病发病需以脏腑气虚为基础，发病过程会侵蚀机体。

无形之虫，《病源》载有龋齿，病源认为龋齿也属于虫病，也有侵蚀的特征，但主要发生在牙齿。《牙齿虫候》载："牙齿虫是虫食牙，又食于齿，亦令牙齿疼痛。皆牙齿根有孔，虫居其内，食牙齿尽，又度食余牙齿。"[1]155

还有一种虫，表现在病理过程上。《病源·虫瘘候》载："诸瘘皆有虫，而此独以虫为名者，是诸疮初本无虫，经久不瘥，而变生虫，故以为名也。"[1]182可见，瘘病本来是没有"虫"的。有两层意思，一是，瘘病开始没有形之虫，比如蛲虫。这点符合《病源》记载，蛲虫病发生在瘘病之前。二是，瘘病发生发展过程中产生"虫"。

但瘘病之生，或因寒暑不调，故血气壅结所作；或由饮食乖节，野狼鼠之精入于腑脏，毒流经脉，变化而生。皆能使血脉结聚，寒热相交，久则成脓而溃漏也。其生身体皮肉者，亦有始结肿，与石痈相似。所可异者，其肿之中，按之累累有数脉，喜发于颈边，或两边俱起，便是瘘证也。亦发两腋下，及两颞颥间。初作喜不痛不热，若失时不治，即生寒热也。所发之处，而有轻重。重者有两种：一则发口上腭，有结核，大小无定。或如桃李大，此虫之窠窟，止在其中。二则发口之下，无有结核，而穿溃成疮。又，虫毒之居，或腑脏无定，故瘘发身体，亦有数处，其相应通者多死。其瘘形状、起发之由，今辩于后章。[1]179

（《病源·瘘病诸侯》）

据《病源·瘘病诸侯》载，瘘病的病因在于因寒暑不调、血气壅结、饮食乖节，与虫无关。虫出现的时间可以据"虫之窠窟"来判定。我们知道瘘病进展会溃烂成脓出血，如原文所载"久则成脓而溃漏也"。而"虫之窠窟"出现时是"有结核……止在其中"，说明还没有溃烂出脓。所以我们能判定，虫出现后，方才成脓溃烂出血。

再如恶风这个症候，始动因素是风，后来才生"虫"。《病源·恶风候》载："复有诸恶横病，诸风生害于人身，所谓五种风生五种虫，能害于人。黑风生黑虫，黄风生黄虫，青风生青虫，赤风生赤虫，白风生白虫。此五种风，皆是恶风，能坏人身，名曰疾风。入五脏，即与食。人虫生，其虫无量，在人身中，乃入骨髓，来去无碍。若食人肝，眉睫堕落；食人肺，鼻柱崩倒；食人脾，语声变散；食人肾，耳鸣啾啾，或如雷声；食人心，心不受触而死。"[1]114 可能由于外风，也可能由于内风，可能由于外邪，也可能由于内邪，引起虫动，之后会啃食人体。

可见疾病发生发展过程中，产生的疮、痈、疽、出血等病理产物侵蚀机体的过程，也可被称为"虫"。

综前所述，病因上，虫病可以是有形之虫，也可以是无形之虫。致病过程中，虫病代表的是痈脓、痈疽、出血、侵蚀机体等病理过程和特征。

个人对虫毒的理解，觉得可代指有形无形之虫对身体影响，如症状有成脓出血的症状，病位可在脏腑、在血脉、在经络。龙胆可以杀虫毒，其实是通过清热来治疗虫毒造成的结果，比如疮痈。这是龙胆杀虫毒的本质。

6.久服益智不忘，轻身耐老

先解释"智"。《灵枢·本神》说："因虑而处物谓之智"[2]222。"虑，谋思也"[5]501（见《说文》）。说的是，通过谋划思考去处理事物叫做智。所以我们能知道，"智"是谋划思考在具体做事上体现出的能力。在"因虑而处物谓之智"之后，讲的是"故智者之养生也，必顺四时而适寒暑，和喜怒而安居处，节阴阳而调刚柔。如是则避邪不至，长生久视"[2]222，很明显这是智者养生的方法，也是一个具体的事。

许多人认为"肾主智",考之《灵》《素》均不见肾、智相关的记载和论述,则知"肾主智"当为讹传。智其实和脾关系密切。《释名·释言语》:"智者,知也。"《素问·刺法论第七十二》载:"脾为谏议之官,知周出焉"[2]307。这也是符合实际情况的,在临床和生活中我观察到,脾的功能正常的人大多做事更周到。

所以"益智不忘"讲的不是智商和记忆力的问题,而是处事的能力和做事情的条理性。即这里的"忘"更侧重因办事能力欠缺导致的遗漏、拖沓。

"久服"提示龙胆发挥"益智不忘"的作用需长时间服用。龙胆苦寒性明显,说明龙胆久服益智不忘主要适用于脾有热的情况,用时需注意不可过量反至脾寒。所以这里久服一定用的是少量,甚至需要热药的反佐。我的方法是龙胆打粉,每天的量大约 0.05g。

菟丝子

一名菟芦。味辛,平。生山谷。续绝伤,补不足,益气力,肥健。汁,去面黖。久服明目轻身延年。

概说:通经;清三焦浊气;补三焦之气,续接气街;入汤剂开结(在肾系从肾到附睾),偏泻;入散剂引经、补肾,拓宽经脉的通道,加强气血向肌肉的输布。

1.续绝伤、补不足

菟丝这个植物很常见,好像现在也是保护植物了。

《说文解字》:绝,断丝也。[5]645

先说什么叫"绝伤"?《说文解字》里说"绝"是断丝,一根线断了,这叫"绝"。放到身上,绝伤病大多指的是经络上出的问题,经络不通,可以称之为"绝伤"。所以"绝伤"涉及两个方面,一个是经病,一个是络病。当然我并不提倡把经络严格的区分,其实经络是一体的,不应该存有分别心,但是为了表述方便,还是要分个"经"和"络"。

之前有个学生是虚劳病,脸色偏黑,身上的肉偏紧偏硬,我们管这个叫厥阴体质治的时候我心里清楚了才缓缓图之。猝然见效意义不大，缓缓图之才能补进去。那个时候我在着力研究怎么把方子、药量开的小，基本上每副药追求五味药以内，给那个同学开的就是菟丝子、玄参、生地、肉桂。小补肾汤的意思一方面是从肺、一方面是从血的层次往里去补。这里涉及到一个金生水的问题。全身的津液补足了，包括肾上的津液也给足了，之后再用细辛，是给一个气化的力量，气化之后输布到大经，到大经之后转化成生命力，是这么一个思路。但是因为他看的是失眠，要给他往里封藏，我就把细辛换成肉桂了，也是为了往里藏，让这个药更有针对性，我就把麦冬换成玄参了。但是我那个时候突然想到了菟丝子，有的时候就是开药开着，突然间脑子里会冒出来一个药，这个只能说是一种缘分机缘，有人可能会迷信这个，不要迷信，有的是给你解脱迷津，有的是引你入迷津的。本来想用菟丝子做一个引经药到肾上，让速度加快一些。因为用小补肾汤（玄参、生地、肉桂）去补肾，效果有点慢，想通过加30g菟丝子直接开到肾上，做的药使用。用上之后，人家不但没有补肾，反而出现了遗精，连着用了三天，连着遗了三天。我纳闷这为什么？小补肾汤的思路我觉得没问题，估计问题就出在菟丝子身上。于是就去翻方书，发现用菟丝子补肾，比如九子衍宗丸，不是煮汤，而是打成粉。所以大家注意，菟丝子是水煎剂和粉剂药性完全不同的一个药。在煮汤的时候，其实是发挥通开的作用，临床上用的体会是它开的是睾丸、附睾、输精管附近的位置。做汤剂的时候，因为通路扩宽了，反而成为一个偏泻的药。打成粉之后，引经、补肾的效果才会出来，这是二者的不同。

之前还治过一个病人，附睾结节，大多附睾有结节是因为忍精不射。我用的也是菟丝子，开结就开的不错。这种就属于"绝伤"，经脉不通堵着了，用菟丝子开的不错，所以我总结菟丝子在肾系开的是从肾到附睾，就是从肾到前阴这一区域上的不通。菟丝子入散剂的作用是补的，这个一定要注意。

2.益气力

问：气力的来源是什么？可以理解成脾胃运化的水谷精微发散到全身吗？

这个解释没有问题，因为人的能量来源就那么几个，吃饭睡觉，还有一部分是由精气化生。但是更直观地讲，力气其实是来自于筋，有骨头没筋，就没有力气。

《说文解字》："筋，肉之力也。"[5]178

"之"是有的意思，筋即"有力的肉"。所以我们说长劲儿，它其实长的是肌肉，长的是骨骼肌，骨骼肌在中医里对应筋的层次。所以"益气力"补的是筋的力量，筋的能量来源是经络。在身体的骨骼肌循行处，脉是贴着筋的边循行的。这里"益气力"发挥的是菟丝子通经的作用，通过通经，来达到养筋的目的。要达到长肌肉增肌的目的，一方面是用菟丝子把分布到骨骼肌的通路给打开；另外一方面要使劲儿往里补能量。补充能量应该用什么？这就很多了，食疗方面例如大枣、白术，也是从脾胃上给的能量来源。我们现在健身只侧重于补能量，通经的方面是通过训练，通过用、通过折腾。这也是一种方式，但是我们把通路考量进去效果会更好一些。

益气力还可分为两类，一类是一过性的，另外一类是持久的。一过性的益气力其实就是神在一点的停留，导致气血的输布集中，从而产生益气力的效果。武术的精髓是什么？李小龙说的，瞬间把身体的能量集中到一点，然后释放。像太极拳讲究的内三合：心与意合，意与气合，气与力合。菟丝子明显不是干这事的。用菟丝子益气力需要的是一个相对持久的过程。发挥这个作用，用散剂而不用煎剂很关键。

3.肥健

《说文》：肥，多肉也。[5]171

"肥健"是什么意思？"肥"是多肉，"健"就是多肉并且有力量的一个状态，和我们刚才讲的"益气力"原理是一致的。这里面菟丝子是拓宽经脉的通道，加强气血向肌肉的输布，通过养筋，达到益气力的效果。

以前一直没找着治疗肌萎缩的办法，后来找着了，能有一点效果。首先，为什么会有肌萎缩这个病？一方面是能量输送不过来，有的可能是因为血管嵌顿，血管神经受压迫，导致肌肉萎缩了，这是西医的看法，中医的看法就是经络不通。另一方面，肌肉这个层次有邪气出不去，堵着了。老年性肌萎缩是因为身体机能下降，经脉不通，营卫之行涩，治疗要补中益气，然后拓宽脾为胃行其津液的通道，补中益气汤加九子衍宗丸加养筋的药，如黄芪、白术、党参、菟丝子、生地、玄参。肌萎缩虚的多见，也有实性的病人，好多人把它归结成大实有羸象。为什么大实有羸象？实所在的部位阻断了营养来源向肌肉输布的过程，出现了虚羸的状态。实性的就要从通经去考虑，关键是通经怎么通？如果局限于某一经、或者病位的层次更偏向于腑的时候，这时候从通腑的角度是没有问题的。更多时候，比如全身性的肌萎缩，一般不在腑，广泛在经，进而影响到肌肉。这时候用的就是辛温散发，一方面是通，一方面是邪气从汗解。把这个思路理清楚，大家就知道好些症状上有肌肉萎缩的疾病应该怎么治疗。前几天刘清国老师有位跟诊的学生发来的一个方子，也是一个肌萎缩的病人，清国老师用麻黄30g，荆芥30g，防风30g，这就是从汗解。菟丝子也是可以用的，这里面体现了菟丝子通经脉的作用。我们之前讲过"经"有三个层次：只行气不行血、既行血又行气、只行血不行气，要看是在哪个层次出的问题，有针对性地用药。有人比较局限，说用全蝎，全蝎是在第三个层次。赤芍、丹皮、红花在既行气又行血的层次。最上面的层次其实就是诸多比较迅猛的行气药。有人说肌萎缩他用马钱子，马钱子在哪个层次，只行气不行血的层次。大家把层次分清楚了，把药进行归类，就好比用抽屉装文件一样。这是肌萎缩的治疗思路。

4.去面䵎

《说文》：䵟，面黑气也。[5]122

这里特别提到"汁：去面䵎"，我怀疑"汁"是菟丝植物的汁，常作外用。䵟和䵎是通的。面䵎好多人理解成脸上的黑色色斑，我给别人试过很多次，并不好使。面䵎本意是面上黑气，面上感觉有一层黑黑的东西，这个用菟丝子可以治。还可以用萝卜，可以去浊。这种黑气本质一方面是因为身体的阳气打不上来，身体阳虚或者是阳气堵着，脸上没有阳气，所以会发黑。把这层阳气通开之后，脸黑就会有改善了。所以有时吃补气药吃足了，脸上红光满面的，就是这个道理，能量能上来。如果身体不虚，用药外敷之后脸上黑气能退掉，这说明病位在面部的络脉上。通过外用药把面部的络脉打开之后，能起到去除黑气的作用。

这里面体现的是菟丝子可以清三焦浊气。在发现菟丝子之前，我一直用的是桑叶、菊花、荷叶，取其轻轻上扬而化浊，但是慢，用菟丝子要快一些，泡酒效果会更好。三焦是什么东西？"腠者，是三焦通会元真之处，为血气所注；理者，是皮肤脏腑之纹理也。"[4]4用上焦举例子，"上焦出于胃上口，并咽以上，贯膈而布胸中，走腋，循太阴之分而行，还至阳明，上至舌，下足阳明"[2]239。它讲的是一个路径，所以三焦本身就具有经络的属性，和前面菟丝子通经络，其实道理是一样的，所以菟丝子也可以作用到三焦层次。

5.明目

这个体现的是菟丝子在经络和在三焦的共同作用。明目基本都是通过两个路径：

一支叫眼系，是从眼睛入脑，出于后项中；还有一支是从宗脉上去的。菟丝子是一个通经的药，一方面能通肾经，再一方面也能通宗脉，是一个相对来说作用比较广泛的药。

目和耳都是宗脉之所聚，宗脉典籍上记载的不多，但是有告诉你宗气的循行："宗气积于胸中，出于喉咙，以贯心脉，而行呼吸焉。"[2]280 "上焦出于胃上口，并咽以上，贯膈而布胸中，走腋，循太阴之分而行，还至阳明，上至舌，下足阳明。"[2]239，宗气在宗脉中循行，从胃出来，在上焦转了一圈，总体在膈肌以上，脖子以下。怎么就从宗脉跑到眼睛上去了？这个其实通过的就是三焦系统，严格意义上讲是气街。头气有街，胸气有街，腹气有街，胫气有街，气街在身体上和三焦的层次是一气贯之的。所以这里面也体现了菟丝子可以补三焦之气，有续接气街的作用。把通路打开之后，脾胃运化出的能量通过上焦，通过胸气街，到头气街，上到眼睛上，起到明目的效果。

栝 楼

一名地楼。味苦，寒。生川谷。治消渴，身热烦满，大热，补虚安中，续绝伤。

概说：指栝楼根。走经络；生津液；广谱清热药，清下焦热，入散剂清可阳明热。

栝楼我们平常用两部分，一个是栝楼根，再一个是栝楼的果实。

栝楼根擅长生津。小青龙汤加减法"若渴，去半夏，加栝楼根三两"[3]37，小柴胡汤加减法"若渴，去半夏，加人参，合前成四两半，栝楼根四两"[3]46，用的都是栝楼根生津液的作用。全栝楼功擅化痰开节，小陷胸汤、瓜蒌薤白半夏汤、瓜蒌薤白白酒汤里全瓜蒌发挥着化痰开结的作用。本经的栝楼其实偏向于栝楼根，有的用法是我们常见的，像治疗消渴、烦满、大热都是。对于补虚安中，续绝伤而言，并不常见，也用不出来。为什么呢？我们用的栝楼品质不行。好栝楼和普通的栝楼区别就在年份上，30年以上的栝楼，能有五六岁的小孩那么大，很粗壮，这种栝楼根具有比较明显的补虚安中、续绝伤的性质。我们现在用的栝楼根，能到10年的都很少见，补虚安中的效果几乎就没有了。

1.消渴

　　夫消渴者，渴不止，小便多是也。由少服五石诸丸散，积经年岁，石势结于肾中，使人下焦虚热。及至年衰，血气减少，不复能制于石。石势独盛，则肾为之燥，故引水而不小便也。其病变多发痈疽，此坐热气，留于经络不引，血气壅涩，故成痈脓。诊其脉，数大者生，细小浮者死。又沉①小者生，实牢大者死。有病口甘者，名为何，何以得之？此五气之溢也，名曰脾瘅。夫五味入于口，藏于胃，脾为之行其精气。溢在脾，令人口甘，此肥美之所发。此人必数食甘美而多肥，肥者令人内热，甘者令人中满，故其气上溢，转为消渴。[1]30

（《病源·消渴候》）

　　消渴和渴其实是有差别的。大家记着，只要身体有热，导致了津液亏虚就会渴。说白了，渴的病因是因为热，是因为津亏。而消渴是有所特指的，这一段讲了消渴的两种情况。

　　第一种，年轻的时候吃五石散吃多了，导致热量结在肾里，随着年龄的增长，也会有其他各种原因进一步导致下焦虚热，只要产生下焦虚热，就形成了消渴的基本特征。糖尿病跟消渴病情轻的联系不大，病情较重、糖尿病患病日久，其实就是所谓的下消。用六味地黄丸稍微加点附子，从阴引阳，不加也行，通过滋养下焦之阴治疗下焦虚热。

　　后面讲的就不是严格意义的消渴了，而是消渴的一个继发病症。在下焦虚热、肾脏津液相对充足的时候是消渴病，标准的消渴是口渴、小便多，而当下焦虚热而肾脏的津液不足的时候，就是肾燥了。此时饮水而不小便，肾脏的阴分不足继发肾系的津液不足，肾脏的热气流于肾经，于是出现痈疽和痈脓，比如糖尿病足。

　　"诊其脉，数大者生，细小浮者死，又沉小者生，实劳大者死。"脉沉小表示热气不甚，津液亏乏。脉数大就是表示有热，清热复津液就可以。这两种情况预后比较好。脉细小浮和实牢大都是阴不涵阳的表现，前者侧重厥阳上浮，后者侧重向阴不涵阳发展。

　　第二种，吃多了脾的功能跟不上，会产生脾瘅的症状。"肥者令人内热，甘者令人中满，其气上溢，转为消渴。"脾瘅还不是消渴，只是有渴的症状，有内热，其气

① 原本作"沈"，径改为"沉"。

上溢后会转为消渴。上溢到哪儿？其实它是影响了肺，出现了肺热。肺有热之后，肾的津液就会不足，就变成前面那个路径了，转为消渴。

所以消渴的病机总体来说是下焦虚热，肾系津液亏乏。栝楼根走于经络，可以缓解肾经中津液亏虚的状态，它是一个相对广谱的清热药，所以对下焦热有一定作用，但是它不能补下焦津液，对于下焦虚的作用并不明显。

2.烦满

烦满者，由体虚受邪，使气血相搏而气逆，上乘于心胸，气痞^①不宣，故令烦满。烦满者，心烦、胸间气满急也。[1]210

（《病源·烦满候》）

烦满主要表现为心烦、胸间气满。正邪相击于心胸，气痞不宣，出现烦满。可以用栝楼根，也可以用全栝楼。栝楼的果皮是黄的，里面的瓤是青黑的，其实栝楼实对烦满的作用最直接，它是直接作用在胸廓层面。所以大家看和胸廓相关的疾病，比如胸肋膜炎、乳腺增生、瘰疬，都会用到全栝楼，可以开痰结。全栝楼是一个开、润的药，用在乳腺结节、乳房肿块上，可以配乳香、没药、三棱、莪术。三棱和莪术药力稍微狠了一点，用乳香、没药就行。乳香 3g，没药 3g，全栝楼 15g 这就够了，根据浮沉再配合其他药物。如果作用在胸壁层次，可以配合前面提到的葶苈子。

栝楼根可不可以治烦满？可以，它可以清足太阳膀胱经之热，然后通过膀胱经的五脏腧起作用。中间经历了两个过程，一个是从胃到膀胱经，再从膀胱经到脏腑之腧。所以得有一定量的支持，它的寒性才能对心胸有一定影响。这是栝楼治疗烦满。

3.身热、大热

夫患热者，皆由血气有虚实。邪在脾胃，阳气有余，阴气不足，则风邪不得宣散，因而生热，热搏于腑脏，故为病热也。诊其脉，关上浮而数，胃中有热；滑而疾者，亦为有热；弱者无胃气，是为虚热。跗阳脉数者，胃中有热，热则消谷引食。[1]72

（《病源·病热候》）

邪在脾胃，风邪不得宣散，因而生热。脾胃热进而导致脏腑俱热，所以会出现身

---

① 原本作"否"，径改为"痞"。

热、大热的症状。对于身热的入手点在脾胃，这其实和《素问》的观点是一致的，我们之前讲过五脏热，五脏热怎么治呢？从哪治都可以。重点是从全身性的能量基础去治，比如通过凉津液、或者凉血，从这个角度去处理，要特别注意清阳明之热。还要注意五脏热相移，肝传心、肾传脾的时候，是有死症的。栝楼根可以清阳明热，入煎剂体现不出来，入散剂的时候效果就体现出来了。所以栝楼根入煎剂降糖的作用不明显，入散剂降糖的作用就比较明显，都是一样的道理。大家要知道身热是因为邪在脾胃，影响了五脏。

4.补虚、安中、续绝伤

补虚、安中、续绝伤的功效更侧重于年份比较长，生长时间比较久的栝楼根。我的体会是年份浅的栝楼根凉性明显，年份久的栝楼根，寒凉的性质就退了，但是补虚、安中、续绝伤的性质，营养经隧、经脉的作用就体现出来了。

对于绝伤而言，诸脉不通和中气虚损是有关的，李东垣就好几次提到过这个观点。虚久了，怎么判断可治不可治呢？要看局部还有没小筋儿。门诊的时候有个耳聋耳鸣的患者，老大爷七八十岁，一摸耳边还有那个小筋儿在，拿针一扎，一捻。我是用击掌来测他听力的。针前击掌大概有个四五米，针后的距离大概就能有十米以上了，还是比较明显的。这个小筋儿是什么东西呢？其实是脉络是否通畅的验证。正常的状态应该是肤若处子，肌肉若一。如果脉络不畅，局部会有一些表现，如小血丝、小筋儿。病的时间久了，脉络给闭死了，血丝的颜色会变深变青，小筋会消失，取而代之的是皮肤的凹陷，这时候就比较难治了。为什么说易水学派非常厉害，因为易水学派培养出了李东垣、罗天益、王好古，培养出补脾派来，真是太厉害了。李东垣提出了一个治法，说对于这种情况，从补中气入手，稍佐通络的药，治起来就特别漂亮。这个我自己试补中益气汤常规量没什么作用，当黄芪用到 120g 的时候，稍佐通络，不到两周，小筋儿都能自己再长出来。开始长的时候，感觉之前损伤很久的地方会有皮肉的颤动，之后就会有小筋儿出来，这是李东垣先生给指示的思路，很厉害。

肉苁蓉

味甘，微温。生山谷。治五劳七伤，补中，除茎中热痛，养五脏，强阴，益精气，多子，妇人癥瘕。久服轻身。

概说：补气街；补充阳明气血；补厥阴之体；益精补液；草苁蓉作用在中脉，往上提，通阳。

1.五劳七伤

夫虚劳者，五劳、六极、七伤是也。五劳者：一曰志劳，二曰思劳，三曰心劳，四曰忧劳，五曰瘦劳。又，肺劳者，短气而面肿，鼻不闻香臭。肝劳者，面目干黑，口苦，精神不守，恐畏不能独卧，目视不明。心劳者，忽忽喜忘，大便苦难，或时鸭溏，口内生疮。脾劳者，舌本苦直，不得咽唾。肾劳者，背难以俛仰，小便不利，色赤黄而有余沥，茎内痛，阴湿，囊生疮，小腹满急。[1]17

（《病源·虚劳候》）

肾盛怒而不止则伤志，志伤则喜忘其前言，腰脊不可以俛仰屈伸，毛悴色夭，死于季夏。[2]223

（《灵枢·本神》）

五劳分别是志劳、思劳、心劳、忧劳、瘦劳，志劳包含在七伤里了，它们的本质都是虚劳。从这五个病名上看不出什么，后面是五脏劳，我们再看一看。

"肺劳者，短气而面肿，鼻不闻香臭"：五脏之气，能够上达于七窍，七窍才能正常发挥功能。肺气上升于鼻，则鼻可闻香臭，所以鼻不闻香臭的常见病因就两个，一个是肺气不足无法上达于鼻，比如自汗、形寒怕冷；另一个是肺气到鼻的路径出现了问题，可能是肺气郁闭，或者上焦不通，因为从肺到鼻子的路径中间经过上焦。二者从脉上可以鉴别，正常的三焦脉是不见的，如果不上脉，就单纯是肺气闭住了，用生姜也罢、姜汁也罢、风药也罢，稍微升提一下就行了。如果上焦出现跳动，就可以定位在上焦，可能有邪实或者有虚导致上焦不通，虚的用北沙参、芦根，有痰饮用葶苈子，有瘀血用丹参、桃仁。到鼻子可以用菖蒲、白芷等引一下。

"肝劳者，面目干黑，口苦，精神不守，恐畏不能独卧，目视不明"：跟前面道理一样，肝气上通于目，则目能视五色矣，肝劳即肝系负荷太重。面目干黑，其实就是伤到血分，吃附子、五石散吃出来脸黑，也是伤着肝血了，再严重的话就会出现血热。口苦，这是肝热引起了胆热，此后胆热通过三焦系统上到口，于是口苦。所以少阳病出现口苦的症状时，要用小柴胡，"上焦得通，津液得下，胃气因和"，需上焦通，津液得下，才能身濈然汗出而解，也需要通畅三焦才能解除症状。恐畏不能独卧，即害怕自己睡觉，有时候也表现为睡觉时必须抱着点东西，比如枕头或被子。这种人很常见，其实是因为肝血虚的缘故，从养肝血入手。目视不明，除了肝本身的问题，还有从肝到目通路的问题，最快的通路其实是三焦、气街。所以最快把肝气引到眼睛用的是什么呢？菊花、蔓荆子，因为它们作用在三焦上，而且都是往上提的药。

"心劳者，忽忽喜忘，大便苦难，或时鸭溏，口内生疮"：心劳的患者容易忘事情，时而大便难时而拉稀，口中生疮。我们之前讲过胞脉上连心包，在女性下到子宫，在男性下到前列腺。扩展来看，胞脉外周是中脉，中脉上到巅顶，下到会阴，中间借道阳明。所以当心劳发生的时候，心会向阳明借调能量，于是阳明出现阴阳的失衡，表现出寒化和热化。寒化出现先溏后难，热化出现先难后溏。好些心劳的人，不管寒化还是热化，他的脸蛋都稍微有点潮红，手心稍微有点热，望诊不好判断是寒化还是热化，也不好知道桂枝用多少。可以从脉上看，如果脉见滑见数即是阳明热化，桂枝就用 15g 以下，不见滑不见数即为阳明寒化，桂枝 15g 以上，我最多用到 60g。这是一个鉴别点。

"脾劳者，舌本苦直，不得咽唾"：好些神经系统疾病会见到舌肌萎缩的症状。有些人是全身性的肌肉萎缩，最后萎缩到舌肌；有些人是全身没事，单独舌头萎缩，两者有一定的区别。全身性肌肉萎缩一般是神经的问题，基础用药加一点马钱子、蜈蚣。单纯性的舌肌萎缩一般从脾治，先判断是脾寒还是脾热。脾寒还好，多数人是脾热，要及早治疗，因为脾热继续发展下去是有死症的。在脾寒和脾热前，都有脾气虚的底子在，所以补中益气法起的作用很大。舌为心之苗，舌本苦直怎么是脾劳的表现呢？《灵枢·营卫生会第十八》："上焦出于胃上口，并咽以上，贯膈，而布胸中，走腋，循太阴之分而行，还至阳明，上至舌，下足阳明。"[2]239 手阳明和足阳明是怎么在舌相接的，其实是借道脾经，所以上焦的功能特别依赖脾的功能。好些舌本强直的人，寸部会出现弦脉，有人认为这是肝郁，也有一定的道理，但本质是因为脾虚。所以治疗在疏肝吗？其实在于补脾。

肾劳，背难以俯仰和刚才讲的"志伤"是吻合的，小便不利是肾虚或者肾虚有化热，色赤黄有余沥，一般是因为肾虚膀胱热。茎内痛是因为肾虚，肾向前阴输布津液的过程有问题。阴湿，即囊下湿，囊生疮，肾虚阳气下流，作用在阴囊上，就会生疮。小腹满急，也是气虚的一个表现，好些小腹满急的病人，直接用药把气提起来就好了。

五劳七伤都包含五脏劳、五脏伤，所以肉苁蓉可治五脏劳和五脏伤。我们传统意义上认为肉苁蓉是一个补肾药，其实它是一个补五脏的药。补五脏有个路径是气街，肉苁蓉治疗五劳七伤，补的其实是气街，因为五脏六腑发挥功能都需要气街作为通路。至于怎么补的，我们待会儿说。

2.补中

"中"很宽泛。这里应该是想强调阴痿的治疗，后面的"除茎中热痛，养五脏，强阴"都是和阴器相关的一些东西，所以补中可能有治疗阴痿的意义在。

为什么这么说呢？

> 阳明者，五脏六腑之海，主润①宗筋，宗筋主束骨而利机关也。冲脉者，经脉之海也，主渗灌谿谷，与阳明合于宗筋，阴阳揔宗筋之会，会于气街，而阳明为之长，皆属于带脉，而络于督脉。故阳明虚则宗筋纵，带脉不引，故足痿不用也。帝曰：治之奈何？岐伯曰：各补其荥而通其俞，调其虚实，和其逆顺，筋脉骨肉。各以其时受月，则病已矣。[2]93

（《素问·痿论》）

讲的是宗筋的生理。为什么阳明为五脏六腑之海？五脏六腑藏精，精从哪儿来，需要阳明的营养。你得吃东西，不吃饭就死了。宗筋在男性为阴茎，女性为阴蒂和小阴唇，润宗筋也是阳明干的事。

后面几节课我们讲到筋骨伤的时候，就会涉及到筋骨的营养来源。"食气入胃，散精于肝，淫气于筋"[2]53，筋的营养来自于肝，亦来自阳明。不要把宗筋特殊化，宗筋也是筋，它也满足筋的特征和性质。宗筋对骨骼有约束的作用，可以利关节。宗筋的强弱可以从四肢关节处得到验证，举个例子，大家举着手机，你看能举多长时间？一般痿了的人，他举手机也举不了多长时间，这是一个道理。

阳明是五脏六腑的海，冲脉是经脉的海，主渗灌谿谷。谿可以指络脉，因为经脉为大川，络脉为小溪，谷指的是峡谷，两片山中间的区域，其实就是肌肉和肌肉之间的缝隙，里面的水流就是络脉，也可以说是经脉或经脉系统。

我们讲过经脉依附于筋，筋和筋之间是气街的范畴。冲脉为经脉之海，渗灌溪谷，冲脉的功能即决定了气街里流淌的三焦之气的多少，易水学派的医家称为命门之气，

---

① 原本作"闻"，径改为"润"。

二者其实解释的是同一层面的事情。冲脉和阳明合于宗筋，我在实践、打坐的时候没体会出来，但是原文这么说了，所以我们先有这个认识。阴阳摠宗筋之会，阴是冲脉，阳是阳明，摠是抟结在一起，宗筋之会是一个专有名词，指的是阴蒂或者龟头，宗筋的交汇处。冲脉和阳明抟结在宗筋之会，然后会于气街，也就是说阳明和冲脉共同影响气街。而阳明为之长，气街（冲脉？）有一定作用，但是阳明是老大，管得多。皆属于带脉而络于督脉，冲脉的循行类似于腹主动脉，它是如何与带脉和督脉联系的？通过阳明。阳明虚就会出现宗筋弛纵，带脉出现问题，然后出现足痿不用的症状。所以脚部痿弱走不了路就从阳明治。补其荥而通其俞是针灸的治法，调其虚实，首先得知道哪虚哪实，好些人只知大概，只能精确到五脏，不能精确到气街、络脉、及各个环节相关联的地方，这是现在中医的缺失。这是汤药和针灸的治法，我觉得汤药更有意义。和其逆顺，就是要根据气血的流注来治，因为阳痿是一个衰老性的疾病，治疗阳痿需要一段时间。筋脉骨肉各以其时受病，"以春遇此者为筋痹，以夏遇此者为脉痹"[2]90，在《素问·痹论篇》《素问·风论篇》《素问·痿论篇》里，都有和时间相关的发病机制，在生理上也是一样的，筋脉骨肉的营养节律也和时节相关。所以我看中医治病没有一个是大夫治好的，都是病人自愈的，依据自身气血运行的规律来治愈。

综上，阳痿里面有几个环节，一个是阳明，一个是冲脉，一个是气街。阳明是老大，所以补中，我认为指的是肉苁蓉可以补充阳明的气血，从而治疗阴痿。但是不唯阳明，我们接着往下看。

3.除茎中热痛

阳气下流于阴，有人流于腿肚子，有人流于脚心，有人流于大腿根。阴气不足，阳往凑之，气血的流注是哪里亏就往哪里流，流不过去则是中间存在阻碍。阴茎虚，阳气就会往阴茎流，所以出现茎中热痛的现象。阴茎是宗筋，刚说了宗筋是筋之体，即厥阴之体，换言之它解决的是厥阴的物质基础虚。物质基础决定功能，厥阴的功能体现在哪儿，体现在三焦之气，这也是易水学派医家的伟大之处，我们讲的命门、元气、宗气其实都指三焦之气。包括我的师父，他说肉苁蓉能补命门，一方面是能补阳明，加强了气血的化源，一方面是说它能补厥阴之体，从而加强了厥阴之用——气街的功能。我们再来看前面说肉苁蓉能治疗五劳七伤、能够补中、治疗阳痿，其实都有肉苁蓉作用在气街层面的体现。

4.养五脏、益精气

五脏的精气来自于饮食，肉苁蓉能补中，所以能够养五脏、益精气，同理还可以用来治疗精少，同时也是补液非常好的药。

5.妇人癥瘕

癥瘕病是因为体虚外感风邪，脏腑之气结聚所致。但是它比较轻，是在气的层次。换言之，是在脏腑的外周，没有到里面。脏腑的外周也是在三焦的层次，也是补厥阴之体，加强三焦之用、加强了身体的抗邪机制。

讨论

叶生：您讲癥瘕的部位在脏腑周围，应该是在脏腑里，积聚在脏腑周围吧？

董师：对，我刚才记反了。积聚、五积、癥瘕的区别是什么？积聚是脏腑之气结、脏腑之气聚，在脏腑的外周，五积是五脏之积在经络层次体现的反应。癥瘕是五脏病，属于五脏病，结于五脏之内，五脏的结聚是癥瘕，癥瘕的层次要比积聚深。

（补：草苁蓉）

草苁蓉是肉苁蓉上面的花穗。阿拉善的肉苁蓉花穗非常大，能有半个人高，一米二左右。一般我们用的草苁蓉是东北产的，因为地域环境的影响比较矮，也就三十厘米左右，短点的在二十厘米左右。

阿拉善的草苁蓉我没吃过，东北的草苁蓉我是吃过的。这里面还有个故事，北中医建校60周年时候，学校交给我一个任务，校对秦伯未先生的文稿，20万字，要求五天之内必须干完，但是秦伯未先生的字好些都是繁体，而且都是报纸上影印的，很多照片资料，极其不清楚，有些还是毛笔写的，不好认，特别费眼睛，北中医图书馆三楼有一位邱浩老师，这位老师学问一流，而且人特别好，之前邱老师帮一位老先生整理书稿，因为出版后，书上有一个错别字，邱老师自己掏了几万块钱把书全买下来，一个一个拿修正带改好，然后这些书全部随缘送给学生，这真是做学问的人。还有之前邱老师开始管理图书馆古籍室的时候，因为古籍室好些都是老先生捐的书，像任应秋老，刘渡舟老，里面有许多小纸片，是老先生们写的札记。邱老师一看这个太珍贵了，怕丢了，自己弄了好多大册子，把小纸片都给夹好，写上第几页，整理的特别好，就怕丢了。这个老师做学问的态度一流，他的老师是钱超尘先生。鼓励大家有空多去三楼找邱浩老师聊天，真能学到不少学问，然后你们才知道什么是中医大家做学问的严谨风采，才知道和这些老师比起来，咱们做的东西都少了。那时候邱浩老师就交给我一个任务，把秦老的资料五天给整理完，我就连轴转五天，这五天里面白天得去医院转科，然后晚上就整这些东西，吃住基本都在肯德基麦当劳，连轴转五天也没睡觉。整理好之后，下午转科回来，抱着饭盒在宿舍里吃饭，吃着我就睡着了。睡着之后，有一个老头，长得特别像我师父，跟我说有两个药能治，一个是紫河车，一个叫草苁蓉，给我吓了一跳，我二十多岁就要用紫河车了？

紫河车我吃过，吃的是粉剂，补的力量还是非常漂亮的。我去网上买了一些东北三十厘米左右的草苁蓉，拿它泡水喝，跟肉苁蓉的感觉还是非常不同的。肉苁蓉喝到嘴里是阴中求阳，很温润，阴阳俱补。草苁蓉不怎么养阴，是一个通阳的药。所以我在草苁蓉基础上加了枸杞子，正好对应季节，也针对长久熬夜带来的困乏感加了一点补血养阴的思路。水芹跟它很相似，效果有点像淫羊藿，但是比淫羊藿更有养阴的作用，像北沙参加淫羊藿，或北沙参加细辛的感觉。草苁蓉是非常好的一个药，是往上提的，应该也是作用在中脉层次。

干地黄

一名地髓。味甘，寒。生川泽。治折跌绝筋，伤中，逐血痹，填骨髓，长肌肉，作汤，除寒热积聚，除痹，生者尤良。久服，轻身不老。

概说：养血活血养筋；促进液的产生；通经络；生地汁走的最深，熟地走的最浅。

1.折跌绝筋，逐血痹

若有所堕坠，恶血在内而不去。[2]270

（《灵枢·贼风》）

有所堕坠，恶血留内，若有所大怒，气上而不下，积于胁下，则伤肝。[2]215

（《灵枢·邪气脏腑病形》）

血痹从何而来？绝，丝断也，折跌绝筋就是摔倒之后，筋受损了。《灵枢·贼风篇》描述的情况是摔了，摔得不轻，有恶血在里面跑不出来，然后生气导致气上不下，恶血就随之积于胁下，然后伤肝，肝受伤之后就会出现筋的问题，因为肝生筋。

　　邪在肝，则两胁中痛，寒中，恶血在内，行善掣，节肘①脚肿。取之行间以引胁下，补三里以温胃中，取血脉以散恶血，取耳间青脉，以去其掣。[2]240、

（《灵枢·五邪》）

　　《灵枢·五邪》跟前面讲的差不多，因果关系给换了一下：邪气伤肝，导致恶血积聚。进而出现"行善掣"，其实就是筋的问题。"节肘脚肿"，关节、肘、脚经常是肿的。

　　于是治疗用行间引胁下的恶血，"见肝之病，知肝传脾"，扎足三里温胃。后面是典型的对络脉的治疗，病在血，调之络。"取血脉以散恶血"，在肝经循行、或者胃经循行、脾经循行上，会有颜色不正常的脉络出现，针刺，以散恶血。"取耳尖青脉"，耳朵是一个倒立的全息影像，在肝的位置去找，会有一条小的血丝，轻的时候比较细，颜色鲜红鲜亮。随着时间的陈久，它就变暗了。有的变暗之后可能会消散，有的不消散就堵在那儿。有的不仅会变黑，甚至局部皮肤会变得膨隆、肿胀、粗糙，是很典型的局部络脉病，但亦提示了全身的病机。干地黄能养血活血，也能养筋。能不能疏肝？未必，需要另外配伍。

　　问曰：血痹病从何得之？师曰：夫尊荣人骨弱肌肤盛，重因疲劳汗出，卧不时动摇，加被微风，遂得之。但以脉自微涩，在寸口、关上小紧，宜针引阳气，令脉和紧去则愈。[4]21

　　血痹阴阳俱微，寸口关上微，尺中小紧，外证身体不仁，如风痹状，黄芪桂枝五物汤主之。[4]21

（《金匮·血痹虚劳病脉诊并治第六》）

　　第一条血痹病是在初起阶段，所以"寸口、关上小紧，宜针引阳气，令脉和紧去则愈"，和治感冒其实是差不多的。黄芪桂枝五物汤这一段里的脉就变成"寸口关上微，尺中小紧"了。前面坠堕后恶血在内，因于大怒，恶血上行积于胁下；随着气血

---

① 原本作"时"，当为"肘"，属形近之讹，径改。

的运行，从脉在寸口、关上小紧到尺中小紧，是疾病自然的一个进程。之前我有一个师弟给另外一个师弟治病，治的什么病我忘了，就是寸口关上微，尺中小紧，师弟给他开了一个泽泻 3g 粉剂水冲，喝了五天之后，那个患者师弟跟我说，那几天走路就跟飘上来似的，我问被治的病人，平时是不是总容易感冒，爱出汗？他说是。然后问他是不是吃桂枝汤舒服？他说是。这就实锤了，这其实是一个黄芪桂枝五物汤，尺中小紧，是因为出现了血痹。那时是秋冬，随着气机的下沉，血痹从寸关到尺中了，结在尺的位置，也有可能是因为转科熬夜，肾系不太好。此时以尺中为主要矛盾，不应该用泽泻去泻，这属于不明所以的对点操作，见是脉用是药，跟见是症用是药没什么区别，脉也是一个症状，所以我们治病一定要把握病机。以后大家一定要注意这个问题，一定对因果链操作。这个因果，小的是疾病产生的原因和治疗发展的过程，大的是这个人成长的环境，遇到的人事，导致疾病发生发展的阶段。再往大的说，就是前世今生来世了，所以你看了多远，就决定你的治疗层次在哪个维度上，大家尽量去追求，还是要多实践，一定要善于反思，不要让治的效果不太好的病，就从自己手里堂而皇之的溜走了，这对大家医术的进步没有好处。桂枝汤很简单，加个黄芪为什么？你不是陷下去了吗，从底下给你顶起来，是这个思路。

2.伤中

伤中太广泛，脾胃伤、气血的运行受到影响、心出了问题，都叫伤中。这块儿就不讲了。

3.填骨髓

骨髓的来源是液。"谷入气满，淖泽注于骨，骨属屈伸，洩泽补益脑髓。"[2]249所以干地黄可以补液。什么主液？一说小肠，一说大肠，其实就是阳明系。干地黄可以促进阳明产生液的功能，但它是不是促进了阳明的功能呢？这个未必。

4.长肌肉

《说文》：肌，肉也。[5]167

不要把古文的肌肉和今天的肌肉等同看。古文中"皮"是最表层的，比皮深一点叫"肤"。肤的繁体字是一个"虍"字头，底下一个"月"。所以肤是有花纹的一层，像虎纹一样。肤指的是身上有纹理、有肤色的这块儿，不好理解的话，就可以观察一下剃过毛的猫皮肤，能看到它的毛色跟皮肤的底色是对应的，那有颜色对应的一层就叫肤。那一层下面，便是肌肉。所以这个肌肉既包含了我们常说脂肪层，也包含了底下的肌肉层，是比较宽泛的一个概念。

干地黄长肌肉，长的可以是我们所讲的肌肉，也可以是皮下的脂肪。所以地黄吃多了，运动量跟不上，容易长胖。

5.除痹，除寒热积聚

这块儿得好好说一下，积聚、痼结、癥瘕这几个是有层次区别的。

> 积者，五脏所生，聚者，六腑所成。五脏之气积，名曰积；六腑之气聚，名曰聚也。积，痛不离其部，聚者，其痛无有常处。皆由阴阳不和，风冷搏于脏腑而生积聚也。[1]205
>
> （《病源·积聚候》）

积聚是在脏的层次里，气的层次上，只是脏腑之气单纯性的结聚，可能有风冷的因素，但是相对来说不那么严重。

> 积聚痼结者，是五脏六腑之气已积聚于内，重因饮食不节，寒温不调，邪气重沓，牢痼盘结者也。若久即成癥。[1]106
>
> （《病源·积聚痼结候》）

积聚痼结是在"五脏六腑之气已积聚于内"的基础上，又再次感邪，积聚不解，久了就成癥。在时间顺序上，积聚痼结应该在癥的前面。

所以从时间顺序来说，积聚是在最前面，积聚后形成痼结，痼结之后形成癥瘕。这里面地黄治疗的"寒热积聚"，其实是积聚发生的初始阶段。

为什么除痹和除积聚写在了一起呢？痹是一个筋的病，因为筋是经络的载体，本质上反映的是经络的问题。经络不通，紧接着产生五脏六腑的气聚，形成积聚。干地黄可以通经络，可以通脉，说的是这件事。

6.作汤，生者尤良

这两个短句引发了一个问题就是干地黄的使用，怎么让干地黄走得深一些？鲜地黄汁走的是最深的，熟地我觉得走的是最浅的。对于人的吸收来讲，我觉得生地汁更容易被吸收，地黄入煎剂或者熟地更不容易被吸收，是这么一个关系。在用药效果来看，地黄汁更具有通经通络的效果，而地黄煮汤或者熟地，更具有补虚增液这方面的效果。这两个稍微有点不一样。

甘 草

味甘，平。生川谷。治五脏六腑寒热邪气，坚筋骨，长肌肉，倍力，金创尰，解毒。久服轻身延年。

概说：三焦层次；津液层次；从中焦到身体四周；甘草梢偏通络，甘草芯偏补津液。

要注意甘草皮跟甘草芯是不一样的，甘草皮是活血的，甘草芯是补中的。可是几乎没有把甘草皮跟甘草芯分开卖的，都是按甘草粗细来卖。尖的部分当甘草梢去卖，甘草梢更偏于活血通络。所以大家要知道，甘草的皮和芯有不同的作用，《本经》里的记载既包含了它补中的作用，也包含了它活血的作用。

1.五脏六腑寒热邪气

言外之意，五脏六腑的邪气甘草都能去作用，都能去治，这个太广泛了。解释一下寒热。什么叫寒热？寒热其实是一个病候，大家回去翻翻以前的讲义，阳胜则外热，阴胜则内寒，阳虚则内寒，阴虚则外热，这四个，再加上因于露风和小骨弱肉两条。四种阴阳盛衰的寒热有一个共同特点，就是作用的途径和路径都和三焦有关。像小柴胡汤、桑菊饮、麻黄汤，都和三焦有关，三焦之表比如在皮和腠理，三焦之里比如上焦得通，津液得下。此外在寒热病中，风邪是一个很重要的因素。风邪就是之前讲的，外因引动内因，人是虫子做的，小风一吹，虫子就爬出来，啃食脏腑，啃食经脉，产生出血瘀血的症状。小骨弱肉，讲的是虚人和小孩容易出现寒热病。

所以甘草能够治疗五脏六腑的寒热邪气，是从三焦治的，因为五脏六腑泡在三焦里，也就是说甘草不是解决五脏六腑的病，而是解决五脏六腑外周的病。脏本病或者腑本病甘草好使吗？不好使，你看看那几个承气汤，或者治疗五脏病的方子里，很少配伍甘草。它解决的是脏腑外周的情况，在三焦层次的问题。另外一方面，甘草能够复脉，能够处理感受风邪之后的瘀血，这其实是甘草皮的作用。甘草还能强壮身体，补充津液，或者说它可以长肉，这其实是甘草芯的作用。

2.坚筋骨，长肌肉，倍力

筋骨的营养来源之前说了，来源于吃饭。养筋的物质基础是血，血生肝，肝生筋嘛。养骨的物质基础是皮毛，是液，液是补充骨髓的。甘草补液不是特别好，但它是一个养津液比较优秀的药物。肉的营养来源是血，血生脾，脾生肉。发挥坚筋骨、长肌肉、倍力这些作用，基础就是在脾胃，另一方面是在气血，甘草解决的是"脾为胃行其津液"的过程，这个既可以是甘草芯的作用，以补为通；也可以是甘草皮的作用，以通为补。甘草本身是补津液的，它的作用方式是从中焦到身体四周，这也是它作用在三焦的一个体现。三焦相火妄动的时候，用甘草是最快的，比如三焦有热，三焦相火上逆，用甘草。好些人把它归结为甘草泻的作用，其实不是，其实就是甘草养阴的作用，作用靶点在三焦上，用粉剂 0.5g 或者 1g，在汤剂相当于 20g，这个量还是蛮多的了。

3.金创尰

人为兵器所伤出血者，必甚渴。不可即与饮食，恐簇毛在吻，须干食。食肥腻之物，无所妨害，贵解渴而已。不可多食粥，则血沸出，人必死矣。所忌者有八焉：一曰嗔怒，二曰喜笑，三曰大言，四曰劳力，五曰妄想，六曰热羹粥，七曰饮酒，八曰咸酸。此八者犯之，未有不死者矣。[59]727 册 66 页

（《虎钤经·卷十》）

金疮就是被刀斧锁伤，"尰"是出现了肿的症状。《虎钤经》上说，人被刀砍一定会特别的口渴，不能马上喝水。怕剑尾的羽毛粘在嘴唇上，随着饮食进去，吃干的食物没事。吃肥腻之物，比如吃块肥肉也没事，低血容量导致的口渴，可以用养阴的办法来解渴。不能喝粥，因为粥太容易被身体吸收和消化了，是补气补津液的，跟大枣其实很像，容易导致伤口的血活跃而难以止血。粥不能吃，甘草就能吃了？肯定也不能。所以这里面甘草治金疮肿不是内服，而是外用的，外用是为了用它的活血和养筋生津液的效果，促进疮面修复。

所以甘草作用在三焦，处理津液的问题，不太入脏腑，能解决从中焦到身体四傍津液的输布问题。解决输布问题主要用的是甘草皮。

走得越深、走得越细致的药物，其实是越平淡的。像我们所能想到的甘淡、平淡的药物，甘草皮、灵芝、芦根、茯苓、玉米须，这种平淡的药物，反而是走得最深的。

杜　仲

一名思仙。味辛平。生山谷。**治腰脊痛，补中，益精气，坚筋骨，强志，除阴下痒湿，小便余沥。久服轻身耐老。**

概说：补胸腰结合段偏下部棘突；通肾经，促进精由里及表气化；杜仲炭侧重从阳化热，气化，填肾精效果弱。

1.腰脊痛

肾主腰脚。肾经虚损，风冷乘之，故腰痛也。又，邪客于足太①阴之络，令人腰痛引少腹，不可以仰息。诊其尺脉沉，主腰背痛。寸口脉弱，腰背痛。尺寸俱浮，直上直下，此为督脉腰强痛。凡腰痛病有五：一曰少阴，少阴肾也，十月万物阳气伤，是以腰痛。二曰风痹，风寒著腰，是以痛。三曰肾虚，役用伤肾，是以痛。四曰肾腰，坠堕伤腰，是以痛。五曰寝卧湿地，是以痛。其汤熨针石，别有正方，补养宣导，今附于后。[1]28

（《病源·腰病候》）

先解释什么叫"脊"。告诉大家，"膂"是锥体，"脊"是棘突，这个关系就清楚了。那你说横突，椎管算啥，不知道。"腰脊痛"其实说的是腰椎近棘突的区域疼。

《病源·腰痛候》说了腰痛的一个病因，肾经虚损风冷乘之。对于肾经大家可能有误解，好多人都认为肾经是循于体内的，这个我一会再说。"又，邪客于足太阴之络，令人腰痛引少腹"，这是太阴络受邪，影响足太阴经筋所致。严格意义上说这点更接近腹痛，不当作腰痛论。

"诊其尺脉沉，主腰背痛"，侧重肾虚，顶不起来。"寸口脉弱，腰背痛"，寸

---

① 原本作"少"，据《素问·缪刺论》、《甲乙经》改作"太"。

口脉是弱的，也主腰背痛，因为有邪气（可能是水饮，也可能是其他的），加之气虚，邪气沉在下面，顶不起来，像黄芪桂枝五物汤，寸关脉微，尺中小紧，跟这道理是一样的。"尺寸俱浮，直上直下"，此为督脉腰强痛，侧重于腰脊痛，但不一定就是，只能说这种腰痛具有类似的症状。

最后总结凡腰痛有五种情况，少阴、肾虚、风痹、臀腰、卧湿地。我们将它归纳为三类。少阴既然跟肾虚并列用，所以应该更多指少阴经阳气伤，而底下肾虚是少阴脏、肾脏虚，这二者都是肾系虚导致的腰痛。第二类就是感受外邪，风寒湿，都可以导致腰痛。第三类是为外伤所致腰痛。杜仲怎么治的？先不说，我想大家可能会猜出来。

2.补中

大家吃杜仲有觉得它能补脾胃吗？大多数都没有，因为它不是补脾胃的，补中应该怎么看呢？得从《灵枢·经脉篇》说。

> 膀胱足太阳之脉，起于目内眦，上额交巅；其支者，从巅至耳上角；其直者，从巅入络脑，还出别下项，循肩髆内，挟脊抵腰中，入循膂，络肾属膀胱；其支者，从腰中下挟脊，贯臀，入腘中；其支者，从髆内左右，别下贯胛，挟脊内，过髀枢，循髀外从后廉下合腘中，以下贯腨内，出外踝之后，循京骨，至小指外侧。[2]228
>
> （《灵枢·经脉篇》）

这块儿要注意"挟脊抵腰中，入循膂"，在腰中位置，足太阳膀胱经从脊进到膂去络肾属膀胱了，我们再看肾经。

> 肾足少阴之脉，起于小指之下，邪走足心，出于然谷之下，循内踝之后，别入跟中，以上踹内，出腘内廉，上股内后廉，贯脊属肾络膀胱；其直者，从肾上贯肝膈，入肺中，循喉咙，挟舌本；其支者，从肺出络心，注胸中。[2]228
>
> （《灵枢·经脉篇》）

肾经从下肢向上走到大腿内侧后缘，"贯脊属肾络膀胱"，也是从体表到腰中位置，贯脊进入膂络肾属膀胱。如果大家打坐的话，你会发现杜仲作用的靶点特别准确，在腰中偏上一点的位置，最开始作用在这里，再扩大到两侧膀胱经的位置，是这么一个补中的意思。所以并不是说它能补中焦，其实补的是腰椎处的棘突。好些肾虚的人一般就是脊柱胸腰结合段偏下部，大概腰二的位置变形了、歪了，这种人一般都是肾精大亏，一般从小就有不良嗜好，很难治。我在整理秦伯未先生文稿的时候，秦伯未先生就指出来了，杜仲正好治在那个点上。未及成年还有治的可能，用的就是杜仲，作用在那个点上，然后向肾经、膀胱经和肾脏扩散开来，这是杜仲补中的意义。

3.益精气

黄帝问于岐伯曰：人焉受气？阴阳焉会？何气为营？何气为卫？营安从生？卫于焉会？老壮不同气，阴阳异位，愿闻其会。岐伯答曰：人受气于谷，谷入于胃，以传与肺，五脏六腑皆以受气。其清者为营，浊者为卫，营在脉中，卫在脉外，营周不休，五十而复大会。[2]238

（《灵枢·营卫生会篇》）

精气太广泛了，五脏所藏的物质其实就是精气，五脏藏精嘛。这一段里，黄帝问岐伯气的来源、分支、流行，岐伯答，人得到的气都来自于谷，然后入胃，把营养精气传到肺之后，五脏六腑就可以受气了。所以五脏六腑的气来自于饮食，直接说来自于肺。我们之前讲到肾主精，这个观念正确吗？我觉得这里面是有问题的。《灵枢·营卫生会篇》明确告诉我们了五脏六腑的精气来自于肺，《素问》也说了肺生皮毛，皮毛生肾，肾生骨髓，是这么一个关系。所以精气本质上是来自于肺。杜仲其实补充的是肾经和膀胱经，在补充的过程中，对五脏六腑起到一个充能，或者说一个刺激，因为背腧穴都在膀胱经上，是这么一个原因。至于杜仲补不补肺？我认为不补。

4.坚筋骨

筋骨的营养来源之前说了，来源于液、来源于气血，杜仲促进精由里及表的气化过程。

5.强志

肾盛怒而不止则伤志，志伤则喜忘其前言，腰脊不可以俛仰屈伸，毛悴色夭，死于季夏。[2]222

（《灵枢·本神》）

杜仲强志，其实印证了刚才我们讲的这些事情。大家看伤志的表现，腰脊不能俯仰屈伸，不就是肾经和膀胱经不柔和吗，也就是说杜仲的靶点局限来说在肾经和膀胱经入于体内的节段上，随着用量增大会扩展开来，能够起到通俗意义上讲的补肾、或者说促进膀胱经气化的作用。我的师父喜欢用杜仲炭，其实跟用杜仲的道理是一样的。但是把里面的胶质炭化破坏了，养阴的效果就会表现出有所减弱，会有从阳化热的表现。发挥补肾阳的作用，填肾精的效果就弱了。其实是一样的，属于一个事的不同表现。

6.阴下痒湿

大虚劳损，肾气不足，故阴冷，汗液自泄，风邪乘之，则瘑①痒。其汤熨针石，别有正方，补养宣导，今附于后。

（《病源·虚劳阴下痒湿候》）

阴下痒湿是因为肾气不足，风邪乘之。注意不是肾精不足。杜仲帮助肾的气化。气化不是在肾脏发生的，而是在局部发生的，五脏把精输布到局部后进行气化，以维持正常生理功能。我没说杜仲不填精，只是说杜仲具有通肾经、助肾气化的作用。这种情况我一般用的都是杜仲炭，想让杜仲更多地发挥辅助气化的作用。

7.杜仲的使用

今天出门诊的时候想起来一件事，杜仲咱们说它作用在脊柱附近、属肾络膀胱的区间，临床上大家怎么判断什么时候用呢？最开始出现的指征是腰中的位置感觉僵硬，这时候用杜仲是比较适合的。一般生杜仲入煎剂，取养阴通痹的作用，随着精气的耗伤，阴损及阳，这时用杜仲炭去补阳。

枸　杞

一名杞根，一名地骨，一名苟忌，一名地辅。味苦寒。生平泽。治五内邪气，热中，消渴，周痹。久服，坚筋骨，轻身耐老。

---

① 原本作"搔"，径改为"瘑"。

概说：清三焦热。

本经记载的枸杞，我认为更侧重于它的根皮，也就是地骨皮，而不是我们所说的枸杞子。

1.五内邪气、热中

五内邪气就是五脏邪气，地骨皮大家一说，是退虚热的。虚热其实就是阴分有热，把它具象起来，其实包含了五脏有热。这是地骨皮比较好的一个性质，它能够清五脏之热。

2.消渴

夫消渴者，渴不止，小便多是也。由少服五石诸丸散，积经年岁，石势结于肾中，使人下焦虚热。及至年衰，血气减少，不复能制于石。石势独盛，则肾为之燥，故引水而不小便也。[1]30

（《病源·消渴候》）

有病口甘者，名为何，何以得之。此五气之溢也，名曰脾瘅。夫五味入于口，藏于胃，脾为之行其精气。溢在脾，令人口甘，此肥美之所发。此人必数食甘美而多肥，肥者令人内热，甘者令人中满，故其气上溢，转为消渴。[1]30

（《病源·消渴候》）

身上有热，津液不足，表现在口腔就是渴。消渴跟渴不一样，是下焦虚热。《病源》给出的一种消渴的情境是由于少服五石散，导致了肾热，然后导致了下焦热。其实临床上见到好些消渴的病人，未必是因为肾中热，很有可能是肾阴虚导致的下焦热，出现消渴。所以这里面体现的是地骨皮能够清下焦热的功能。能够清下焦热不全面，下面这条给它扩展了。脾瘅，就是口甜，吃肥美的东西吃多了，产生内热，产生中满，然后上逆，转为消渴。这个很明显是中焦化热，影响上焦，出现了消渴，这也叫消渴。所以地骨皮是一个清三焦热的药。

3.周痹

黄帝问于岐伯曰：周痹之在身也，上下移徙随脉，其上下左右相应，间不容空，愿闻此痛在血脉之中邪？将在分肉之间乎？何以致是？其痛之移也，间不及下针，其慉痛之时，不及定治，而痛已止矣，何道使然？愿闻其故。岐伯答曰：此众痹也，非周痹也。黄帝曰：愿闻众痹。岐伯对曰：此各在其处，更发更止，更居更起，以右应左，以左应右，非能周也，更发更休也。黄帝曰：善。刺之奈何？岐伯对曰：刺此者，痛虽已止，必刺其处，勿令复起。

帝曰：善。愿闻周痹何如？岐伯对曰：周痹者，在于血脉之中，随脉以上，随脉以下，不能左右，各当其所。黄帝曰：刺之奈何？岐伯对曰：痛从上下者，先刺其下以过之，后刺其上以脱之；痛从下上者，先刺其上以过之，后刺其下以脱之。黄帝曰：善。此痛安生？何因而有名？岐伯对曰：风寒湿气，客于外分肉之间，迫切而为沫，沫得寒则聚，聚则排分肉而分裂也，分裂则痛，痛则神归之，神归之则热，热则痛解，痛解则厥，厥则他痹发，发则如是。帝曰：善。余已得其意矣。此内不在脏，而外未发于皮，独居分肉之间，真气不能周，故命曰周痹。故刺痹者，必先切循其下之六经，视其虚实，及大络之血结而不通，及虚而脉陷空者而调之，熨而通之，其瘛坚，转引而行之。[2]246

（《灵枢·周痹》）

黄帝问岐伯，周痹在身上，随着脉来回跑，位置经常变化。上下左右相应，发的非常密集。痛是在血脉中还是在分肉间？是什么病因导致的？然后说痛经常移动，都来不及下针，疼的地儿不疼了，不疼的地儿又疼了，是为什么？岐伯说这不叫周痹，叫众痹，众痹发作有固定的位置，左右相应，并非周游不定，而是更发更休。黄帝说好，那怎么治呢？刺疼痛的部位，虽然痛好了，还是要把左右发痛的部位都做刺法，防止再发。

黄帝又问周痹是怎么回事，岐伯说周痹的定位在血脉之中，随着脉跑，不会左右相应，其实是自上而下移动。它这个刺法，其实是在经脉系统的上下两端取穴，现在一般是手足取穴。黄帝问此痛是怎么来的，因何而有名？岐伯讲，风寒湿邪气客于体表的肌肉和肌肉之间，得寒体液会聚集，聚则排分肉而分裂也，分裂则痛。所以这是在肌肉和肌肉之间的痛。神就是气血，痛之后气血到局部发热，发热之后痛就解了。

因为卫气在流动，局部的病灶解决了，但是风寒湿邪气随着卫气的流动，还会到别的地方去，所以痛解则厥，还会有一个厥、一个不通。其他病位上的痹也会发，机理一样，也是风寒湿邪气在分肉之间，因为寒，分肉之间局部的体液聚集，就发病了。黄帝说，余已得其意矣。此内不在藏，而外未发于皮，独居分肉之间，真气不能周，故命曰周痹。所以说周痹是一个卫气病。后面的治法就不说了。

周痹在分肉和分肉之间，其实是气街的范畴。所以这里面地骨皮治的是三焦和气街的热，这也说明一个事儿，气街是包含三焦的。

4.坚筋骨

这里主要侧重坚筋，地骨皮能让筋变得更强韧，因为它作用在三焦，筋是在三焦里面飘着的。三焦有热时，筋得热则缓，所以三焦有热、或者筋的表面有热时，用地骨皮是可以的。

5.轻身耐老

轻身耐老就不说了，其实和坚筋的功能是一样的，不少中医认为和命门相关。命门跟三焦之气，本源是一样的，都是以厥阴为体，三焦为用，与筋的状态和功能一体两面。

枳 实

味苦，寒。生川泽。治大风在皮肤中，如麻豆苦痒，除寒热热结，止利，长肌肉，利五脏，益气轻身。

概说：降卫气，加强下焦、肠的功能；芳香化浊。

可能有同学听别人说过，枳实吃多少克是升的，多少克是降的，怎么用先升左边再升右边，这个我告诉大家，通通没意义，把这些观点印象全都扔了。验证真理的唯一标准是实践。首先大家注意《本经》里面讲的枳实不是现在用的枳实，而是现在用的枳壳。其次与体重有关，有的老师说5g上到头，15g下到肚子，20g下到哪儿，这在正常的体型、正常的体重范围里是有参考意义的，对于50斤和300斤这种极端情况就没有了。此外跟新旧有关，枳实新摘下来，5g到头、15g到肚子这个特征相对明显，放上两年之后，这些特征也就都没有了。所以大家一定要注意，饮片的质量，人的体重、使用的环境都是决定因素，知道一个5g、15g，就直接拿着用了，不说草菅人命，但也是很不负责任的。

我验证枳实缘起于一本清代的医书，其中枳实用了四两，一两是37g，四两就是148g。当时我按一两30g算，拿120g枳实煮水喝。喝第一口，脸腾一下就热了，然后感觉太阳穴的动脉搏动会明显一些，再喝，这个热劲儿就逐渐减退变成四肢热，一碗喝下去之后，开始拉稀，肚子里转气儿。拉完后我就躺床上歇着，身体不是感觉特别虚。吃完20分钟后，应该是拉完躺在床上的时候，就感觉那个气降到小腿了，感觉脚踝明显有一个压力，给它箍住了，是一过性的。再过半个小时，气到了肚脐儿以下、大致下丹田的位置，一摸小肚子是硬的。一会儿再解释为什么是这样，我们先看枳实的功效记载。

1.大风在皮肤中，如麻豆苦痒

虚邪之中人也，洒淅动形，起毫毛而发腠理。其入深，内搏于骨，则为骨痹；搏于筋，则为筋挛；搏于脉中，则为血闭不通，则为痈；搏于肉，与卫气相搏，阳胜者则为热，阴胜者则为寒，寒则真气去，去则虚，虚则寒；搏于皮肤之间，其气外发，腠理开，毫毛摇，气往来行，则为痒；留而不去，则痹；卫气不行，则为不仁。[2]288

（《灵枢·刺节真邪》）

大家可能会纳闷，一个苦寒的药怎么治疗大风在皮肤中，还能够有止痒的效果。先来看《灵枢·刺节真邪》，这段文字讲了虚邪中人之后的症状和发病的层次。虚邪中人之后，能把腠理打开，深浅远近都可以涉及，深能到骨，浅在皮毛，影响的层次非常广泛。痒是因为虚邪搏于皮肤之间，之前我们也讲过了，皮肤是在分肉之上有花纹的那一层。邪气在皮肤之间和正气相搏之后，腠理开，毫毛动摇，就会出现痒的症状。这时候正治应该用汗法，枳实是怎么治的呢？注意这里面用汗法不是为了解表之闭，腠理是开的，毫毛是摇的，其实是一个表虚的状态。我们要让表的正气充足，就能够起到止痒、治疗虚邪在皮肤之间的一个作用。大家想一想这是不是跟桂枝汤挺像的？桂枝汤就是在表的卫气不足，于是出现恶风汗出脉缓的症状。应该用桂枝，枳实也可以。枳实跟桂枝之间有什么联系和区别呢？带着这个疑问，接着看。

2.除寒热结

恶肉者，身里忽有肉如小豆突出，细细长，乃如牛马乳，亦如鸡冠之状，不痒不痛。久不治，长不已。由春冬被恶风所伤，风入肌肉，结瘀血积而生也。[1]166

（《病源·恶肉候》）

脂肪瘤、刺瘊、湿疹、银屑病、牛皮癣

《病源·恶肉候》，"恶肉"由于风伤肌肉层次所得。大家知道，肌肉是在气街、肌肉分间里泡着的，邪不仅在分间还在肌肉里，肌肉有通路的功能，出现了堵塞，就形成了恶肉。比如刺瘊、人乳头状病毒感染都可以被算在恶肉里。应该用桂枝汤治疗，有的老师包括我的师父，说全身性的脂肪瘤其实也是恶肉，用桂枝汤发汗，其实不确切，这也是一种不以病机而言的专病专药思维。

枳实在这里和桂枝起到了类似的作用。听过之前课的同学应该知道，桂枝是一个降气的药，可不是一个升散的药。"桂枝味辛温，主上气，咳逆，结气喉痹，吐吸，利关节，补中益气。"它能治疗上气，说明它是一个降气的药。桂枝汤治疗的是卫气不足的表虚证，卫出于下焦，桂枝降气到中焦和下焦，把气降到下焦之后促进卫气的生成，起到在下焦炼精化气，促进气化的作用。刚才说枳实吃完后先脸热、四肢热，然后拉稀，拉稀之后到脚踝，再到下丹田。到脚踝是枳实本身降气作用的体现，这个过程很快，前后不超过10分钟。因为降的气是卫气，卫气是浮游于经脉之外的，调动很快。脸热、四肢热和枳实的新旧有关，新产的枳实没放太久，它那股清香劲儿是非常浓的，煮完之后是苦的。枳实往上升，就是那股香味的作用。香的味道先上到脸、上到四肢，由于本身降气的性质，后从阳明降到脚踝，至此枳实在气的层次的作用就体现出来了。当然和剂量有关系，我吃的是120g，大家知道除非是急症，半天一副或一两个小时一副需要用到气的层次，大多数时候吃药治病其实是需要药物叠加的作用，所以把握好相对稳定的靶点和作用趋势就可以。枳实比较稳定的作用趋势是降气，最终降到气海、关元的位置，所以它也是通过降气加强了下焦的功能。桂枝的不同之处在于它还有一个热量，可以把原来的通路拓宽，使原来的速度变快，促进下焦的炼精化气。而枳实是在下焦加压，促进下焦向体表、向卫分输布能量，速度要比桂枝慢，这是桂枝和枳实的区别。桂枝是热性的，枳实是寒性的，在因瘀堵而生热、热症明显的时候，我们用枳实就可以了。

枳实的作用非常广泛，脂肪瘤、刺喉、湿疹、银屑病、牛皮癣，在病程中出现了寒热结、特别是阴结化热的时候，用枳实就很合适，能起到加强下焦，促进体表卫气的作用，从而达到治疗表邪的作用。

3.止利

刚才我们说枳实刚吃完会拉稀，"止利"是效用稳定后的一个表现。最开始拉稀是因为枳实是芳香的药，能化浊，所以肚子里面的湿和水饮被推动，就从大便里面排出来了。推完之后，它就变成止利的了。

> 肠胃虚弱，为风邪冷热之气所乘。肠虚则泄，故变为利也。此下利是水谷利也，热色黄。[1]216
>
> （《病源·下利候》）

当枳实之气的效力发挥完，比较稳定的功能体现在身体上是一个加强下焦、加强肠的作用，所以对肠虚导致的下利有止利的效果。正常人吃完枳实是想解大便而解不出来的感觉。一般临床上顶多用 30g 就足够了，没有必要上到 120g 求那个刺激，常规量 30g，三副到四副左右，便能发挥出把气压到下焦、压到肠的作用，所以大家没有必要临床追求刺激，抖机灵。

4.长肌肉

长肌肉的原理跟其他长肌肉药的原理是一样的，其实就是"脾为胃行其津液"的过程。胃中的水饮、邪实降掉之后，就能更好地发挥功能。

5.利五脏

五脏的痹结可以从血分治，因为血是五脏的能量基础。胃主血所生病，所以五脏病尤其是五脏的血分病，都可以从胃去治。有的通腑调五脏用的是吐法，像对于虚损性疾病朱丹溪用的倒仓法，补完之后再吐，也能够起到通痹、通瘀结的作用。对于实性的病症，可以通过阳明来利出，这是枳实利五脏。

6.益气轻身

这里不仅仅是说能够把气调到体表，更重要的是强调把能量压到下焦、压到肠上，通过下焦再向体表输布正气的过程。不是枳壳芳香的味道第一时间向四周升散起到的作用，而是比较稳定之后通过下焦再到全身的一个过程。所以大家看好些益气轻身的药都是填下焦的，道理是一样的。

白　芨[①]

一名甘根，一名连及草。味苦，平。生川谷。治痈肿，恶创，败疽，伤阴，死肌，胃中邪气，贼风，鬼击，痱缓，不收。

概说：津液层次；经络；养胃阴；以通为补。

1.痈肿，恶创，败疽，死肌，伤阴

白芨是非常好玩的一个药，现在也挺贵的。先看白芨能治的这些病：痈肿，恶疮，败疽，死肌，伤阴。这几个有什么关系？之前我们讲过疮疡分两个阶段，没有成脓之前，清热活血；脓已成后要托里排脓，黄芪，再少用点附子、鹿角霜之类的阳药，加上薏苡仁这种利尿药。成脓之后会溃破，如果不溃破，就要往里走，形成败疽。所以大家翻翻书看败疽的病因，原因就是五脏虚弱，脓液内溢，形成败疽。肌就是肉，死肌即肉是硬的。这些和伤阴有什么关系呢？白芨能治痈肿，恶疮，败疽，死肌，通通都是因为白芨可以补阴，是个养阴药。

养阴怎么治痈肿？痈肿开始时局部有瘀血，通过养阴以活血。恶疮溃破之后就要促进排脓了，要控制脓液的量。微脓长肉，长肉的时候脓不能全没有。如果脓多了，就用薏苡仁之类的利尿药排脓。如果脓少了，就加养阴药，常用生地，白芨也可以。败疽是因为五脏虚、气血虚弱，所以这里面也有白芨可以发挥作用的空间。死肌就是死肉，它能把肉给泡软了，有点像生白术。生白术能够治疗死肌，也是因为它能够养阴。这是白芨治疗"痈肿，恶疮，败疽，死肌，伤阴"。

2.胃中邪气

这条一下子就把白芨从皮科的作用方向调到胃中了。胃里面也会有邪气，也会有气血的瘀闭聚结。白芨可以通过养胃阴来达到泻实目的，这里就不分胃腑还是胃经了，

---

① 原本作"及"，经改为"芨"。

在大的层面上是一样的。胃腑的阴虚可以用白芨吗？可以，效果挺好。胃经不通用白芨养阴去通，也可以。

3.贼风

贼风者，谓冬至之日，有疾风从南方来，名曰虚风。此风至能伤害于人，故言贼风也。其伤人也，但痛不可得按抑，不可得转动，痛处体卒无热。伤风冷则骨解深痛，按之乃应骨痛也。但觉身内索索冷，欲得热物熨痛处，即小宽，时有汗。久不去，重遇冷气相搏，乃结成瘰疬及偏枯；遇风热气相搏，乃变附骨疽也。[1]

（《病源·贼风候》）

和贼风、虚风相对的是正风，以北斗星斗建确定方向，在斗建方向上来的风，就叫正风，在顺时针方向上，风的方向比斗建的方向要靠前就是气太足，靠后就叫气虚，太过和不及，统统可以被称为贼风，偏后的方向来的风就是虚风。《病源》里比较局限了，把贼风跟虚风相统一了。

"但痛不可得按抑，不可得转动，痛处体卒无热"，病的位置痛不可按，关节不得转动。"卒"就是"止"，本意是把持尺度的一个人。痛处体卒无热，就是发病的位置从发病到停止，整个过程没有热在。"伤风冷则骨解深痛"，疼是骨头缝里疼，不按不疼，一按就会应骨痛。"但觉身内索索冷，欲得热物熨痛处，即小宽，时有汗，久不去"，热敷之后能够稍微好转一些，比较难去。病久再感寒邪，就形成瘰疬及偏枯，遇到风热之气，就变成附骨疽。

贼风到目前为止我见过两例。一例是一个姑娘，打小在南京生活，那边经常下雨，因为离家近就淋着走，有一次在例假前，吹微风淋了雨，就感觉开始是右侧大转子疼，然后整个腿全部都肿了，右侧半身不能动。这是一个很典型的贼风。最开始伤在大转子，病久之后整个半身肿，就是重遇冷气相抟，结成偏枯，她还没到偏枯，是在形成偏枯之前的水肿期。这个我是用针灸治的，先把水给泻了，再把风去了。主要是用针灸，再配合点汤药。时间太久了，具体的方子我都忘了。

第二例是去年在诊所遇见，小孩脸色整个都是青色，病发在膝关节，不按不疼，一按就疼，脚不能沾地，一有应力就疼得特别厉害。在武清那边拍了片子，说是骨癌。我一看感觉不对，扎了两扎，腿疼减轻了，经过针灸之后能减轻，所以并不是骨癌，就是贼风。其实就是夏天先是因为空调屋里受风冷之后出现了疼痛，又感受了热气，冷热不均，变成了附骨疽，影像上确实是一个骨癌的影像，股骨下端有一个空洞在。他把股骨头切了，做了一个人工的，有点可惜。

不管是什么风，风邪引动，都会形成瘀血或者出血。白芨能治贼风也是因为能够养阴进而可以通痹解结，能让局部的气血流通得到缓解，可能会有疼痛，比如应骨痛，但是可以阻断它形成瘰疬或者偏枯，这是白芨养阴在里面发挥的作用。像脚气病其实也是因为局部的实出现了水肿的状态，用白芨也可以。白芨的作用靶点是在经络上，要是在三焦的层次，用白芨去开意义就不大了，用过量之后还会加重病情。

4.鬼击

鬼击者，谓鬼厉之气击著于人也。得之无渐，卒著如人以刀矛刺①状，胸胁腹内绞急切痛，不可抑按，或吐血，或鼻中出血，或下血。一名为鬼排，言鬼排触于人也。人有气血虚弱，精魂衰微，忽与鬼神遇相触突，致为其所排击，轻者困而获免，重者多死。[1]127

（《病源·鬼击候》）

鬼击的病因是因为血气虚弱，魂神软弱，然后外邪伤人主要的症状是吐血、鼻中出血、下血、胸胁腹内痛。在我的临床观察上，我觉得鬼击和什么东西打架不重要，关键是症状，"胸胁腹内绞急切痛，不可按抑，或吐血，或鼻中出血，或下血。"之前我治过一例，非常大的子宫肌瘤，发病很急，也就一周长到7个多厘米，她是一个英语教师，每年高考负责出考卷。最开始的症状就是胸胁腹内绞急切痛，不可按抑。我诊查的时候摸她的腹部经筋，稍微揉了揉，第二天就出现下血，下完之后她明显感觉肚子里的包瘰进去了。这其实就类似于鬼击。侧重发病快，症状吓人，其实也是因为不通。在腹部经筋进行操作之后，把不通的地方给揉开了一部分，所以就会下血。下血之后局部的包块、包括全身症状就都有缓解，这么看，也是在络脉层次进行的操作。白芨对于腹内绞急切痛，有点像白芍和赤芍加在一块儿的作用，既有通的作用，又有养阴的作用，还有缓急止痛的效果。

5.痹缓不收

风痱之状，身体无痛，四肢不收，神智不乱，一臂不随者，风痱也。[1]2

（《病源·风痱候》）

---

① 原本作"刾"，径改为"刺"。

痹缓不收即风痹病，是浅中风的一部分。神志清楚的可治，神志不清楚的预后多不好。白芨治风痹，跟我们平时用生白术加活血药的原理是一样的，一边补一边通。白芨比较浅，主要在津液层次，可以治疗脉不通导致的风水，生白术加蚯蚓走的层次会更深一些。

五味子

味酸，温。生山谷。益气，咳逆上气，劳伤羸瘦，补不足，强阴，益男子精。

概说：酸收；补上焦津液；促进血的生成；利尿。

1.益气

五味子能不能补气呢？其实它的补气力度非常微弱，跟酸梅汤益气没什么区别。夏天的时候正气洋溢，会耗散，所以用酸梅汤、尤其是冰镇的一收，往里一砸，气能收回来。五味子跟酸梅汤的作用差不多，都是用它酸收的性质。酸梅汤大概是一份乌梅、两份山楂、两份杨梅，然后桑叶后下，不放甘草，因为放入甘草之后，就黏糊糊不好喝了。调味可以用冰糖，可以用蜂蜜，如果喜欢薄荷的味，就加点薄荷，但是一定后下，一块儿煮发苦，最后加点桂花，这个味道是我比较喜欢的。但是酸梅汤煮浓点无所谓，第一是因为属于食疗的范畴，第二，酸性有两种，一种是酸开，一种是酸收。酸梅汤这几个药都是酸开的，不是酸收的。五味子就属于酸收，喝多了会有瘀滞的麻烦。杨梅、乌梅、山楂是酸开，不会导致瘀滞。对于有痰饮、有水饮，有热的，五味子用的时候得特别注意。五味子可以益气，用少量的时候，是画龙点睛，非常好的，尤其是配合一些补气药，比如常用的北沙参、太子参，又便宜又好用，能够提高补气的效率。但如果用多了，就把津液停住了，停住之后就会产生水饮、痰饮。

2.咳逆上气

先看叶天士怎么解的咳。

胆者担也，生气之原也；肝者敢也，以生血气之藏也。五味气温益胆，味酸益肝，所以益气。肝血虚则木枯火炎，乘所不胜，病咳逆上气矣。五味酸以收之，温以行之，味过于酸，则肝气以津而火不炎矣，肝气不足，则不胜作劳，劳则伤其真气，而肝病乘脾，脾主肌肉，故肌肉瘦削；五味酸以滋肝，气温治劳，所以主劳伤赢瘦也。[29]16

（《本草经解》）

　　叶天士这一段的观点我不太认同。三焦和胆都属于少阳，胆统三焦，是老大。易水学派在李东垣之前，三焦之气是三焦之气。张介宾偷换了概念，管三焦之气叫命门之气，但其实说的是一回事。胆是不是生气之源呢？我个人的观点看来不是，胆者将军之官，"决断出焉"，而非"生气出焉"，这是第一点。第二点，气从哪儿来，一部分炼精化气，由精化生出来，另一部分吃饭睡觉，不吃饭睡觉就没有气。

　　"肝者敢也，以生血气之脏也"，肝藏血没问题，是不是生血气之脏，《素问》上没有相关记载，所以我不敢说。"五味气温益胆，味酸益肝，所以益气"，他说补了肝胆，所以益气。对于我个人在临床上的观察，这个并不确切。五味入口到脏腑，再产生益气的作用，这个路径太长了，需要五味子量是比较大的，那时候它发挥不出来益气的作用，反而会出现益湿的作用。《素问》上明确说，"五味入口，藏于心肺，以养五气"，并非藏于肝胆。

　　"肝血虚则木枯火炎，肝乘肺，病咳逆上气"，他想解释《素问·咳论篇》上的内容，但是解释得有点牵强，一会儿我们再说。"五味酸以收之，温以行之，味过于酸，则肝气以津而火不炎矣"这个是说五味子养肝阴，肝阴足了之后火不上炎，这个火可以理解成三焦的相火。这有点类似于山萸肉的作用，也是养肝阴，制约火炎。"肝气不足，则不胜作劳"，而《素问》上说"肾者，作强之官"，能胜作劳不是肝的作用，应该是肾的作用。

　　"劳则伤其真气，而肝病乘脾，脾主肌肉，故肌肉瘦削。"脾主肌肉，所以脾受病之后肌肉瘦削，这其实也不太确切，瘦和肌肉的联系并不紧密。瘦是少肉，脾所主的肌肉不是西医解剖学上的肌肉。脚后跟硬皮老茧揭去之后，底下的那层嫩肉，它不出血，很嫩，上面也有纹理，那是"肤"。肤以下、西医的肌肉以上，中间这层区域叫分肉，脾所主的肌肉是指这个。五味子怎么治的酸削，其实是通过养营，待会儿我们再讲。"五味酸以滋肝，气温治劳，所以主劳伤赢瘦也"，酸是能够滋肝的，气温是治劳的。这是叶天士说的五味子的作用。

　　再看《素问》的解释。

黄帝问曰：肺之令人咳①何也？岐伯对曰：五脏六腑皆令人咳，非独肺也。帝曰：愿闻其状。岐伯曰：皮毛者肺之合也，皮毛先受邪气，邪气以从其合也。其寒饮食入胃，从肺脉上至于肺则肺寒，肺寒则外内合邪因而客之，则为肺咳。五脏各以其时受病，非其时各传以与之。人与天地相参，故五脏各以治时，感于寒则受病，微则为咳，甚者为泄为痛。

乘秋则肺先受邪，乘春则肝先受之，乘夏则心先受之，乘至阴则脾先受之，乘冬则肾先受之。帝曰：何以异？岐伯曰：肺咳之状，咳而喘息有音，甚则唾血。心咳之状，咳则心痛，喉中介介如梗状，甚则咽肿喉痹。肝咳之状，咳则两胁下痛，甚则不可以转，转则两胠下满。[2]80

（《素问·咳论篇》）

咳和咳逆的区别我们前面已经多次讲过，这里不再赘述了。

"五脏各以其时受病，非其时各传以与之"，天人相应，人接受天气的靶点是五脏，天气是可以直接入脏的。五脏受病是怎么各传以与之的？《素问》里有五脏寒热相移，只讲了结论，没有讲过程。主要可以有两个途径，一个是通过经络传，另一个是通过气街。五脏感受微寒为咳，感受重寒为泄为痛，所以看《金匮》里的五脏风寒篇，有的脏寒会咳，有的没有，大家就知道区别在哪了。脏寒最初始的症状是有咳的，重了就不一定，可能是泄可能是痛，症状百出了。"乘秋则肺先受邪，乘春则肝先受之，乘夏则心先受之，乘至阴则脾先受之，乘冬则肾先受之。"这个就进一步解释五脏各以其时受病。后面是五脏咳的具体症状，大家会发现和经络很有关系，五脏受邪转变为肺受邪，肺感微寒发微咳，这中间一定有五脏到肺的过程。阴经受邪又分两种情况，脏实和脏虚。脏实则溜于腑，如果肺脏正气实，就不会发为肺咳，跑到腑去可能变成阳明证；只有在肺脏虚的时候，才能够感受通过经络传来的寒邪发为咳，如果肺脏不虚，就不为咳，这是至关重要的。所以五味子把上焦的津液收了，造成了一个短暂正气足的情况，咳嗽就消除了。之前有人问我营卫的本质是什么，告诉大家，营卫的本质就是津液。五味子治咳在经方里面有比较多的应用，我们举两个例子，一个是小青龙汤，一个是小柴胡汤。大家体会一下：

---

① 本段所有"咳"字，原本皆作"欬"，均径改为咳。

伤寒表不解，心下有水气，干呕发热而咳，或渴，或利，或噎，或小便不利，少腹满，或喘者，小青龙汤主之。方十。

麻黄去节 芍药 细辛 干姜 甘草炙 桂枝各三两，去皮 五味子半升 半夏半升，洗

上八味，以水一斗，先煮麻黄，减二升，去上沫，内诸药，煮取三升，去滓，温服一升。若渴，去半夏，加栝楼根三两；若微利，去麻黄，加荛花，如一鸡子，熬令赤色；若噎者，去麻黄，加附子一枚，炮；若小便不利，少腹满者，去麻黄，加茯苓四两；若喘，去麻黄，加杏仁半升，去皮尖。且荛花不治利，麻黄主喘，今此语反之，疑非仲景意。[3]37

（《伤寒论》）

先不看或然证，看确然证。病机是心下有水气，确然证是干呕发热而咳，用小青龙汤。伤寒表不解，用麻黄桂枝甘草细辛去解表没有问题，心下有水气，用半夏干姜细辛去温散水邪也没有问题，用芍药可以说制约发汗太过，用五味子干什么，大家就要注意或然证了，虽然不像确然证对病机有确然的指导意义，但也有提示的意义。"或渴，或利，或噎，或小便不利，少腹满，或喘"，是不是特别像三焦证啊。说白了，心下有水气，影响了三焦，去解表泄水的时候，必须要考虑到三焦津液是不是足的。麻黄汤、桂枝汤解表都需要津液，最直接最广泛的是从气街来，气街就是卫气所行的区域。水邪散掉后，还要考虑它排出的路径。排出的路径有三个，或吐或下或利，按照小青龙汤给的路径从吐法走，我看不太合适，干呕本身就是胃气上逆，所以还有一个胃虚的因素需要考虑。那要么从小便、要么从大便走。如果从小便走，三焦是必然要通过的一个路径，从胃到回肠，从回肠到下焦，然后从下焦到膀胱，就需要三焦通利。芍药、五味子能利尿，同时也兼具养阴的作用。芍药更具广谱性，对于上焦中焦下焦，全身的津液都可以养。五味子更侧重于上焦，它是补上焦津液的。为什么要补充上焦津液呢？因为气血都从上焦来，中焦受上焦气之后，得把津液传到肺才能变为血。这是用五味子的原因，也就说它解决了一个汗源的问题。

小柴胡汤加减法：若咳①者，去人参、大枣、生姜，加五味子半升，干姜二两[3]46

---

① 原本作"欬"，径改为"咳"。

本身小柴胡汤就是上焦不通，津液不下，补上焦津液用大枣人参生姜，为什么出现咳的时候要去掉了，而加五味子、干姜？跟小青龙汤用五味子的原理一样，也是通过五味子收敛，补充上焦的津液。干姜温的是胃，也就是从中焦加能量，顶到上焦，五味子又加了一把津液进去，把血分补足。

3.劳伤、羸瘦、补不足

寸口脉浮而迟，浮即为虚，迟即为劳，虚则卫气不足，劳①则荣气竭。脉直上者，迟递虚也。脉涩无阳，是肾气少；寸关涩，无血气，逆冷，是大虚。脉浮微缓，皆为虚；缓而大者，劳也。脉微濡相搏。为五劳；微弱相搏，虚损为七伤。[1]17

（《病源·虚劳候》）

羸就是瘦，瘦就是肉少。虚和劳却不一样，劳的脉是迟的，更偏向于荣气竭；虚是脉浮，更侧重于卫气不足。看后面这些脉我们可以发现，虚未必兼劳，但劳一定兼虚。所以大家就明白了，对于上焦气和津液不足的情况，为什么要从血分上去考虑，本来小柴胡汤补上焦气是没有问题的，但是不足以解决劳伤，于是要从比气更深的层次、从荣气的角度或者说从血的角度去考虑。这是五味子治劳，是一个生津液补津液的问题。补的津液想变成血，也得需要中上焦的功能。

4.强阴、益男子精

它说益男子精，为什么不说益女子精？

岐伯曰：谷入气满，淖泽注于骨，骨属屈伸，洩泽补益脑髓，皮肤润泽，是谓液。何谓血？岐伯曰：中焦受气取汁，变化而赤，是谓血。[2]249

（《灵枢·决气》）

先来解决精的产生和转化的问题。精属于液，生液的条件是谷入气满，吃饱了气足了，才能注于骨，然后才能补益脑髓。生血的条件是中焦受气取汁，也就说生血是在生液之前，血够用，液才能足，如果血不够用液就不足。女子要来例假，血是常虚的状态，所以五味子可以益男子精，而不说能益女子精。

---

① 原本作"浮"，据《金匮》改为"劳"。

同理精亏的人首先要解决漏精的问题，把消耗解决，然后从养血治。所谓的填精药物，比如六味丸、八味丸，其实不是填精药，而是补血药，例如熟地，是补血补液的。

桑根白皮

味甘，寒。生山谷。治伤中五劳六极羸瘦，崩中脉绝，补虚益气。叶，除寒热，出汗。桑耳，黑者，治女子漏下赤白汁，血病癥瘕积聚腹痛，阴阳寒热无子。五木耳名檽，益气不饥，轻身强志。

概说：清全身黏膜层次的热；清胃热；散剂醒脾、消食；续脉；桑叶煎剂通腠理，泄越胃气，散剂止汗；黑木耳在脏表面，脉络层次开结。

五木耳我不知道，不讲。看前面这段。

1.伤中

"中"的意思太广泛了。

方位上，上下左右中标间的叫中。放到人身上，指中焦，指阳明胃腑，也可以指心脏。放在定位上，还可以指中轴线。任脉督脉也有管它叫"中"的，还有中脉、胞脉，都有不同的语境说它是"中"。

我是在看麦冬条的时候有所体会，桑白皮治疗的伤中跟麦冬治疗的"伤中伤饱，胃络脉绝"其实挺像的。麦冬相对局限在胃上，胃黏膜的损伤用麦冬效果非常好，也不局限于胃黏膜，其实全身黏膜性的受损、津液不足，用麦冬都可以。

同理，全身黏膜层次的热用桑白皮都是可以的。我们用子宫肌瘤举例子，子宫肌瘤虽然叫肌瘤，有的在肌层，有的在黏膜层。早期若在黏膜层有比较明显的指征，用桑白皮就非常有效，这就是桑白皮治黏膜层的一个表现。再比如转基因食品吃多了，最开始伤的是黏膜，黏膜会变薄变脆，这时候用桑白皮也是可以的，但它是一个寒性的药物，有一定碍胃的作用，所以这时候我们往往用的不是桑白皮，是虫草花，也叫人工虫草。好些腱鞘炎、筋膜炎，早期配备外用药都会加点桑白皮，也是这个道理。桑白皮可以清黏膜上的脏东西，效果非常好。

2.五劳、六极

我们先来释"劳"字。"劳心者治人，劳力者治于人"[30]206，"劳"不仅是劳力、劳累、干活，"劳"的繁体字是"勞"，上面是两个火，然后一个宝盖，下面一个力。意思是不仅白天下地干活叫"劳"，晚上大家围个棚子生一堆火，在有盖的区域下坐在一块从事生产，也叫劳。所以劳有现在熬夜的意思在里面，在昏暗的灯光下生堆火，在那儿织布，和我们中医的本义对应起来，应该是伤血的劳动。

夫虚劳者，五劳、六极、七伤是也。五劳者：一曰志劳，二曰思劳，三曰心劳，四曰忧劳，五曰瘦劳。又，肺劳者，短气而面肿，鼻不闻香臭。肝劳者，面目干黑，口苦，精神不守，恐畏不能独卧，目视不明。心劳者，忽忽喜忘，大便苦难，或时鸭溏，口内生疮。脾劳者，舌本苦直，不得咽唾。肾劳者，背难以俛①仰，小便不利，色赤黄而有余沥，茎内痛，阴湿，囊生疮，小腹满急。[1]17

（《病源·虚劳候》）

除了瘦劳，前几个都是情志上的事。忧思悲恐惊，这些情志病有不同气机的变化，但是有个共同的特征，就是都特别伤营。所以对于情志的问题有一个共通的解决办法，吃甜的就会变得开心一些。受惊了，吃甜的。悲伤，吃甜的。为什么？因为甜食能促进脾胃，能够产生更多的营气，所以它对情志会有很好的帮助。后面讲的五脏劳其实和五脏虚的原理是一致的。

六极者，一曰气极，令人内虚，五脏不足，邪气多，正气少，不欲言。二曰血极，令人无颜色，眉发堕落，忽忽喜忘。三曰筋极，令人数转筋，十指爪甲皆痛，苦倦不能久立。四曰骨极，令人痠削，齿苦痛，手足烦疼，不可以立，不欲行动。五曰肌极，令人羸瘦，无润泽，饮食不生肌肤。六曰精极，令人少气蹹蹹然，内虚，五脏气不足，发毛落，悲伤喜忘。[1]17

（《病源·虚劳候》）

大家发现六极就是气血精。气血精本质上是构成人体的基本物质，别说五脏、经

---

① 《汉书·鼌错传》："以大为小，以强为弱，在俯仰之间耳"，颜师古注："俛，亦俯字"。

脉、肌肉，身体就是气血精这几个东西构成的。后面其他的筋极、骨极和肌极，筋和肌都具有类似通路的作用。所以大家知道六极就是胃里的精微物质产生的来源受到损伤，运输路径出了问题，进而导致气血精没有生化来源。

桑白皮治疗六极，不是说它能够补胃或者能够补充气血精，它是从通路治的。因为它能清黏膜，某种意义上可以畅通这些通路。

3.羸瘦

夫羸瘦不生肌肤，皆为脾胃不和，不能饮食，故血气衰弱，不能荣于肌肤。凡小儿在胎而遇寒冷，或生而挟伏热，皆令儿不能饮食，故羸瘦也。挟热者，即温壮身热，肌肉微黄；其挟冷者，即时时下痢，唇口青皅。[1]256

（《病源·羸瘦候》）

"肤"的繁体字是"膚"，上面一个虎字头，底下一个月，月表示它是身体的一部分，虎字头是说它有纹理。所以"肤"就是把表皮撕下去之后，里面那层有纹理的东西。"不生肌肤"，就是肌肉以上表皮以下，中间五花肉的部分变少了。"皆为脾胃不和，不能饮食，血气衰弱，不能荣于肌肤"，病因在于脾胃上。脾胃不和，血气无源。

后面补充了一条小儿常见的不饮食之原因，其中会有挟寒挟热的一个区别。

《集韵》：皅，草华之白也。[48]23 册 603

指植物的颜色，形容一种枯萎貌。

桑白皮治疗羸瘦，意义在于它能够醒脾，所以能够治疗羸瘦，是因为形体自身的作用，和荷叶桑叶的作用非常类似。不过因为它是性寒的，本身有略微碍胃的作用。我常用的一个长肉的方子，就是荷叶、桑叶、山楂代茶饮。长肉特别迅速，原因就是荷叶桑叶发挥了醒脾的作用。桑白皮也有类似的作用，但是作用比荷叶、桑叶要弱，荷叶、桑叶是最合适的，它们比较轻清，上扬，不至于把胃给冻住。所以桑白皮发挥这个作用，入汤剂是不合适的，散剂是极好的，非常适合小孩儿。体内有热，舌红苔厚腻，来点桑白皮能够醒脾、消食。但是它和荷叶、桑叶都不能常用，而且还得小量。像荷叶和桑叶打粉，3g 足够了，成年人的量。

夫血气者，所以荣养其身也。虚劳之人，精髓萎竭，血气虚弱，不能充盛肌肤，此故羸瘦也。[1]18

（《病源·虚劳羸瘦候》）

《诸病源候论》上还有一种羸瘦。虚劳人精髓萎弱，血气虚弱，基本物质没有，所以会瘦。这个人气血虚弱的原因是精髓枯竭，精髓是从大肠来的。记得我们前面讲大肠主液，液通过骨空充养骨髓吗，言外之意是桑白皮通过恢复大肠的功能，达到补充精髓的作用。

大肠生液的功能出现问题，多数是因为胃中有热影响到大肠，进而可能影响到三焦、其他脏腑，所以这时候其实是从胃治的。用荷叶跟桑叶也一样，都是通过清胃热，达到清大肠热，再达到补髓的效果。这个过程比较漫长，中医很多时候干的都是缓工图效的事情。

4.崩中

崩中者，腑脏伤损，冲脉、任脉血气俱虚故也。冲任之脉，为经脉之海，血气之行，外循经络，内荣腑脏。若无伤，则腑脏平和，而气调适，经下以时；若劳动过度，致腑脏俱伤，而冲任之气虚，不能约制其经血，故忽然暴下，谓之崩中。诊其寸口脉微迟，尺脉微于寸，寸迟为寒在上焦，但吐耳。今尺脉迟而弦，如此小肠痛，腰脊痛者，必下血也。[1]205

（《病源·崩中候》）

经血忽然暴下，谓之崩中。

问题出在哪儿，他说冲任气血虚，本来应该"外循经络，内荣脏腑"，经血应该有规律的路径的，但是不好意思，这个规律的路径在病理状态下没有了，出现了崩中。

这其实也是桑白皮对于脉的一个修复作用。脉是依附于筋的，随在筋的表面因天地运行而浮沉。通路断了，就会出现经血不以时下的问题。肌肉的表面也是筋膜，和桑白皮作用的靶点是一致的。

《病源》上说冲任脉虚，但我觉得冲任跟这个关系不是特别紧密，更紧密的是胞脉出现不通或者出现气虚，这时候就容易崩中。很多人崩中没有任何前兆，就可能是太累了，或者熬了一宿之后，心中激动，可能比较微弱，激动之后血就下来了，这种很多见。

还有另外一方面导致崩中，不在子宫端，而在心脏端。就像第一讲的震灵丹，上来为什么用朱砂，要清在心、在上焦的热。桑白皮治疗崩中和震灵丹中的朱砂差不多，是为了清在上的热，所以它可以治疗崩中。

跟它类似的第一讲提过，用连翘、莲子心都可以有类似的效果。只不过一个是大治，一个是小治，朱砂的力量比较狠一些。

5.脉绝

"病在脉，调之血"，桑白皮能凉阳明，阳明有热的时候脉绝或者血分有热的时候脉绝，用桑白皮是可以的。血分没有热，有寒的时候用桑白皮合适吗？不合适。因为桑白皮通络的作用到不了脉上，仅在黏膜层有一些开的作用，而且作用不是那么强。"病在脉，调之血"，主要是血瘀堵之后有热，就和之前讲过丹雄鸡的长羽毛下血闭的作用挺像的。

对于脉管炎化热的时候，桑白皮是好使的，不化热的时候，桑白皮就不好使了，用活血利尿药。瘀血的程度如果比较重，舌下络脉紫黑、肿胀，用虫类药，水蛭、虻虫自己看着用。如果舌下血脉如织，像树枝或者蜘蛛网一样，就用赤芍丹皮、桂枝桃仁这些。注意活血的时候一定把养阴的力量加上。利尿是跟着活血的力量来的，如果瘀血的层次比较深，那么利尿的力量也较深。"血不利，则为水"，瘀血化了之后会变成水，要把水利出来，那么利尿药走的也要深。力量从浅到深，土茯苓、土贝母，然后茯苓、萆薢，最深的还有防己、甘遂。这些都可以，大家自己掂量着用。这是治疗脉管炎。

《说文解字》：绝，断丝也。[5]645

我们中医说的脉包含了经脉、血脉，形象地比喻它就像一个网状结构，在身体肌肤下、脏腑外。桑白皮治疗脉绝还有一个功能，就是桑白皮有续脉之功，和续筋不一样，脉在筋的外层。

疾病从最开始上气色，然后上络脉，那时候脉是充盈的。此后上经脉、上经筋，可能待个几十年，也可能同时从经脉到脏腑，逐渐形成积聚、癥瘕，形成实证，然后再转化为虚证。病足够久之后，大家去摸体表的络脉，循经诊察，它是一个下陷性的，络脉是瘪进去的。想治用猛药是断然不行的，需要小火慢攻，比如叶天士习惯用桃仁、赤芍这些药通络。桑白皮也有类似的功能，它能够续脉，让瘪的络脉再次鼓起来。

这是一个非常小的知识点，但在临床上能够显著地缩短周期。最开始我治疗络脉病一般用叶天士的思路，桃仁、茯苓、赤芍，桂枝茯苓丸打粉冲服、小剂量频服，大概两周能见到效果。可是在冲服的基础上加桑白皮入煎剂，效果就更快了。有点像用干姜温胃，如果单用干姜30g用一两周，可能没什么动静，但是加点活血药速度就能变快，这是同一个道理。

6.补虚、益气

桑白皮可以补虚益气，这就不说了。许多甘寒的药像泽泻、知母、地骨皮……都具有这样的效果。

7.桑叶，除寒热，出汗

阳盛而外热者，上焦不通利，皮肤致①密，腠理闭塞不通，卫气不得泄越，故外热也。[1]73

（《病源·寒热》）

《病源·寒热候》里外热是由于上焦不通，皮肤致密，腠理闭塞不通，卫气不得泄越。所以对于这种外热的情况，用桑叶就是为了通腠理、泄越胃气，发挥出汗的作用。需要入煎剂，后下，如果让桑叶发挥止汗的作用，需要用散剂。

入煎剂的时候发挥辛散的作用，那么用散剂的时候，不应该更散吗，怎么不散了呢？其实散剂用的是桑叶的凉劲，煮了之后，寒气就散了。这个凉劲能把体表的毛孔收住，还有"阳加之于阴谓之汗"，有热才能把汗给蒸出去，桑叶能把体表的热给清掉。所以入煎剂用来止汗的效果就减弱了，但是发腠理的作用并没有减轻太多。还有吃了桑叶之后，因为它可以入胃清热，所以可以起到止汗的效果。

8.桑耳

（1）黑者，治女子漏下赤白汁

桑耳其实就是长在桑树上的黑木耳。木耳的作用范围是比较广泛的，主要的靶点

① 原本作"緻"，径改为"致"。

在脏的外周，比如肝着肾着，发生的部位都在脏的外周。然后脉的层次、络的层次，都是桑耳发挥作用的位置。

女子漏下赤白汁是因为少阴中风，桑耳不能治风邪，能够通少阴经。其实并不是木耳可以开少阴，是这个药走的非常深。这是木耳非常好的特性。

（2）血病

"病在血，调之络。"[2]125 桑耳能够通络，所以也可以说桑耳能够治疗血病。具体治疗血寒、血热没有一个标准，是在过程上的操作，好比温胃用活血药，它能提高药效，但是本身达不到治病的目的。

①癥瘕积聚

癥瘕积聚之前我们讲过，大家可以自己回去复习。桑耳治疗癥瘕积聚是说桑耳能够开脏结，但是偏向于脏的表面，可以稍微中脏，但是不能中得太深，太深桑耳就没用了。比如肝癌除非是野生木耳，平时菜市场卖的木耳其实效果并不好。普通木耳开的是脏外周表层，以及与脏相连的经络、三焦、经筋。这是木耳作用的范围。

②腹痛

腹痛者，由腑脏虚，寒冷之气，客于肠胃、募原之间，结聚不散，正气与邪气交争相击，故痛。[1]92

（《病源·腹痛候》）

腹痛的病因是寒冷之气客于肠胃、募原之间，结聚不散，正邪交争，所以腹痛。发展到后面其实就跟积聚没什么差别了。

桑耳治疗腹痛，不是因为桑耳能够温肠胃，而是因为桑耳能够开结。换言之，对病因的治疗要区分寒热，然后配合桑耳开结，一起来止腹痛。

但是得看清病位，是在肠胃募原之间。有人腹痛是因为寒气客于经筋，不在肠胃募原之间，这时候用木耳效果就不好了，有时候甚至可能会加重腹痛。非常好判断，你去按一下，如果腹痛拒按，可以说是在肠胃募原间，如果喜按，绝对不在，这可以作为一个判断的标准。

③阴阳寒热

寒热我们已经讲了很多遍了，大家知道它们的意思。"阴阳寒热"，我没有查到相关的文献记载，先不跟大家说，以后再查一查。

④无子

无子大多是子宫病。比如紫石英治风寒在子宫中，蚱蟷生子大良，均是活胞中瘀血产生的效果。

这也一样，桑耳可以开子宫中的结，所以好些子宫肌瘤的人用桑耳是非常好的。非常类似的是丝瓜络。其实治疗子宫肌瘤有一个套路，三个药，用起来特别容易，鸡内金、生山楂、丝瓜络。黑木耳和丝瓜络的区别在于黑木耳可以入子宫，但是丝瓜络不入子宫，它是在子宫的外周发挥作用，这是二者最大的区别。所以在肌层的肌瘤用山楂、鸡内金、黑木耳，黏膜层就把黑木耳换成丝瓜络，就这么简单，其他的随证治之。

如果在子宫结的比较浅，用木耳有效，如果结的比较深，用木耳效果也不好，得用更深层的药，比如象牙硝、鸡矢白，最深层磨刀水也能到了。

菊　花

味苦平。治风头眩肿痛，目欲脱，泪出，皮肤死肌，恶风湿痹。久服，利血气，轻身，耐老延年。

概说：续脉；走表入络；直透三阳；泻颅内压。

1.风头眩

（1）释风头眩病机

第一讲是目眩，其中涉及了一个很重要的解剖结构，叫做眼系，我们随着药给大家展开。第一个药是菊花，它是一味苦平的药，能够治疗风头眩，何为风头眩？

风头眩者，由血气虚，风邪入脑，而引目系故也。五脏六腑之精气，皆上注于目，血气与脉并于上系，上属于脑，后出于项中。逢身之虚，则为风邪所伤，入脑则脑转而目系急，目系急故成眩也。诊其脉，洪大而长者，风眩。又得阳维①浮者，暂起目眩也。风眩久不瘥，则变为癫疾。[1]11

（《诸病源候论·风头眩候》）

---

① 原本作"经"，据《脉经》改为"维"，下同不赘。

我们先看此段，风头眩产生的病机包含了几个层次，第一个是血气虚，它提供了一个基础大环境。再一个是风邪入脑；风邪入脑之后产生的结果是引目系。目系为何？按照《诸病源候论》的说法，"五脏六腑之精气皆上注于目，血气与脉并于上系。"也就是说，目系为五脏六腑之精气上注于目的一个通路。这个说法是对的，但是不够精确。我们再来看看其他典籍中的论述。

五脏六腑之精气，皆上注于目而为之精。精之窠为眼，骨之精为瞳子，筋之精为黑眼，血之精为络，其窠气之精为白眼，肌肉之精为约束，裹撷筋骨血气之精，而与脉并为系，上属于脑，后出于项中，故邪中于项。因逢其身之虚，其入深，则随眼系以入于脑。入于脑则脑转，脑转则引目系急，目系急则目眩以转矣。邪中其精①，其精所中不相比也，则精散，精散则视歧，视歧见两物。[2]295

（《灵枢·大惑论第八十》）

《灵枢·大惑论第八十》比较精确，开篇言明五脏六腑的精气都向上注入到眼睛，成为眼睛的精气。"精之窠为眼"，《说文》：窠，空也。[5]345 在树曰巢，在穴曰窠。[5]345 后面分别讲骨、筋、血与窠气之精的所属部分，意在说明五脏六腑之精气皆上注于目，但这些精的来源不同。此段大意是讲，目之精气聚集所在的凹陷、空洞为眼，骨的精气参与形成瞳子，筋的精气参与形成黑眼，血的精气参与形成络，窠气之精参与形成白眼，然后肌肉之精为之约束，也就是是眼周的肌肉。

"裹撷筋骨血气之精，而与脉并为系，上属于脑"，这句的意思是指，在肌肉之精的裹挟下，筋骨血气之精和脉并为系，这即是眼系的来由。"上属于脑，后出于项中"，此相出于项并没有给出具体的定位，而我认为它是出于风府的。

风府这个穴位非常有意思。风府又名舌本，这个穴位进针 1～1.5cm 左右是没有问题的。进针时针尖偏向下、向喉结的位置，动的是舌肌；针尖稍微偏向上、向鼻尖的位置，动的就是眼睛。在后者的基础上，当针尖向左偏会到左眼，针尖向右就到右眼，这个我已经临床上证实很多次了。

关于风府还有一个有趣的医案，是我给一个孩子扎针。孩子的主诉是散光，他看的东西是虚的，有重影儿。我选穴取了风府，留针的时间比较长。我当时通过捻转风府，能够短暂地让孩子达到看东西不重影，让散光消失。

---

① 原作"邪其精"，据《甲乙经》《太素》改为"邪中其精"。

眼系的组成是什么？有骨、筋、血、肌肉的这些精在其中，也就是说眼系是眼睛营养输布的来源与通路。它经过脑（属于脑），出于风府，从风府出来后，它可以走督脉或膀胱经，是这么一个过程。

后面描述病理的过程，当身体虚的时候，邪气会通过眼系入脑。入脑之后会出现"脑转则目系急"。而后描述，当精散之后，看东西就是两个影像，也就是类似于散光的状态。大家以后在临床上可以自己去试一试，有经验的我们互相交流。

最后一句里的"脑转"还要补充一下。"入于脑则脑转，脑转则引目系急，目系急则目眩以转矣"。这个症状我在临床上见过，当时病人就亲口跟我说感觉脑子在转。我又问他，那你看东西转吗？他说不转，但是感觉脑子是转的。这就是脑转。当时我采取的治疗方法就是在下焦用当归地黄汤，再加荆芥、防风往上引，然后从膀胱经散掉。效果还是比较不错的，半付药基本上脑转就停了。我个人认为出现这种情况有两个原因，一个是由于下焦精亏，再一个是稍微中了点风，但我推测中风中的并不是特别深。这位病人是在微信上网诊的，我没看到脉，所以用药就不是特别精确。像对于荆芥、防风而言，不能精确地说它就是从膀胱经散，只能说它是从表散的。但是从目系的经络连属而言，可以大致判定说这个病是从膀胱经散掉的。

（2）阳维浮者，暂起目眩

菊花是如何治疗的"风头眩"？它并不是解决了血气虚的问题，也不是解决了风邪入脑。目系属于经络系统，菊花解决的是中风之后，风邪对于经络系统的损伤。换言之，菊花具有续脉的特征，比如对于血管上血管性的炎症，用菊花的效果很好。我个人临床经验总结，一般对于血管炎或者静脉曲张，我常用的方子大概是，菊花、土茯苓、土贝母、土荆皮（又名土槿皮）这一类药。方中加菊花也是由于其具有续脉的功效。

《诸病源候论·风头眩候》里面最后一句提到："又得阳维浮者，暂起目眩也。"这个病机直接告诉我们是因为"阳维浮"，此处肯定是指阳维脉浮，因为《灵枢》、《素问》没有阳维络，也没有阳维经，只有阳维脉。"暂起目眩"是什么意思？

《说文解字》："暂，不久也。"[5]306

"暂起目眩"就是起来不久便会目眩，这种情况在临床上很多见，那原理为何？我们需要先看看阳维发挥了什么作用。先说这个"维"字。

"四维有埃云润泽之化。" [2]149

（《素问·气交变大论》）

王冰注曰："维，隅也。"隅就是角，在《气交变大论》原文的语境下，这个"维"是角。但是对于"阳维"而言，这个"维"就不应是"角"了。

《说文》载："车盖维也。"段注云："车盖之制，详于考工记。而其维无考。许以此篆专系之车盖。盖必有所受矣。引申之，凡相系者曰维。靽维，绥维是也。管子曰。礼义廉耻。国之四维。从糸。隹声。以追切。十五部。" [5]658

《说文解字》说这个"维"是跟车盖有关的一个东西。车盖就是以前马车上面顶上的那个伞状的东西。段玉裁说车盖的形制，《考工记》上有详细的记载，但是没有这个"维"。许慎说这个篆字，专门和车盖有所连系，"盖必有所受矣。引申之，凡相系者曰维。"何为"车盖维"？就是拉着车盖的绳子。把它引申开来，但凡是相连系的都叫做"维"。"礼义廉耻，国之四维"，就是指国之四系。所以段玉裁的注说，"维"其实是用的是其引申义，即相连系的意思。那"阳维浮"应该是什么？应该是和这个阳相连系的一个东西。"维"字引申为"连系"，在这个在古籍上也多见。

《正字通》：维：方隅也。天之四维，东南西北，人之四维，礼义廉耻。又络也，系也。 [54]235 册 257

《诗·小雅》："絷之维之。" [18]365

《公羊传·昭二十四年》："且夫牛马维娄。"註曰："系马曰维，系牛曰娄。" [57]2328

《诗·小雅·节南山》："尹氏大师，维周之氐；秉国之均，四方是维。天子是毗，俾民不迷。不吊昊天，不宜空我师。" [18]376

《周礼·夏官·大司馬》："以维邦国"，注云："维，犹连结也。" [57]834

《管子·牧民篇》："国有四维……何谓四维？一曰礼，二曰义，三曰廉，四曰耻。" [27]11

《博雅》《诗·小雅》："絷之维之。""维"是系的意思。《公羊传》的注"系马曰维，系牛曰娄。"说系马的那个动作叫做"维"。《周礼》："以维邦国"，"维，犹连结也。"也是引用"维"的引申义"连结"。

"维"亦有支持、支撑之意。《管子》："国有四维"，这个"维"也是维系、支持之意。《诗·小雅》："四方是维。"这句是出自《节南山》："尹氏大师，维周之氏；秉国之钧，四方是维。天子是毗，俾民不迷。不吊昊天，不宜空我师。"此处"维周之氏"之"维"是何意？是维护、维系，整句的意思是维护周朝的中流砥柱。"秉国之钧"即主持国家朝政。"四方是维"即四方靠你支撑。

所以通过考究古籍里面的这个"维"字用法，我们知道"阳维"的"维"应该是和"阳"有所连的个东西，而且它是经，且对阳有支持支撑的作用。我们来看看《针灸大成》如何讲阳维脉。

阳维脉者，维于阳。其脉起于诸阳之会，与阴维皆维络于身。若阳不能维于阳，则溶溶不能自收持。其脉气所发，别于金门，郄于阳交，与手太阳及阳跷脉会于臑俞，又与手少阳会于臑会，又与手足少阳会于天髎，又与手足少阳、足阳明会于肩井；其在头也，与足少阳会于阳白，上于本神及临泣、目窗，上至正营、承灵，循于脑空，下至风池、日月；其与督脉会，则在风府及哑门。其为病也，苦寒热。[9]321

（《针灸大成》）

这一段和我们的猜想相印证了，"阳维"是维于阳的，至于它起于何处，又与什么组织结构相连，我只能说人与人不一样，而且人与人的表现形式也不一样。因为每个人的脏腑、经络、肌肉的情况都是不一样的。就经络上的差异而言，人与人的差异还可控制在一定范围内，但是联系这些经络的经或络，它们的差异就会很大，乃至每个人都不一样。这个东西基本上是没有办法用诊断的手段将其检查出来。当然比如在临床上一对一、点对点面对单个患者的时候，我们去看、去检查，还是能看出来的。但是想将其归纳总结整理成一套普适准则，是没有办法整理的。最好的办法是我们能做到的就是默而识之，用的是智慧，能够把它体察的很清楚。所以个体差异性我觉得还是比较大的。

越人曰：阳维、阴维者，维络于身，溢蓄不能环流灌溉诸经者也。故阳维起于诸阳之会，阴维起于诸阴之交。阳维维于阳，阴维维于阴，阴阳不能自相维，则怅然失志，溶溶不能自收持。又曰：阳维为病苦寒热，阴维为病苦心痛。[50]81

（《奇经八脉考》）

此段亦然，"阳维、阴维，维络于身"与我们之前对于"维"字的考察也是一致的。

经络其实有三个层次。《灵枢·本脏》上有"经脉者，所以行血气"，故经络是可以既行血又行气的。而为了我们讨论方便，所以更倾向于将其狭义化了。经络最狭义的层次我称之为"经"，经里面只行气不行血。

但是大家要知道这样说是不严谨的。因为气血二者不能分离，如果气血分离，这个人就死了。换句话说，气是血的功能，所以它们归根结底是不分离的。我们说在脉道中循环流动的这个血，它其实既包含了中医的气，也包含了中医的血。虽然这样说不严谨，但为了方便大家理解，我个人硬性规定出经络有三个层次，最狭义的叫经，是只行气不行血；外周是既行血又行气；然后再往外一层是只行血不行气。那这个所谓只行血不行气的经络就是就是大家通俗理解的血管了。这是一个粗糙的定义，目的是为了让大家知道这个意思，今后在讨论关于经络、血脉、气血等方面的问题上至少我们能理得更清些。

后面对于阳维、阴维的作用又进一步说明，"溢蓄不能环流灌溉诸经者也"，这是什么意思？就是说生理过程中气血要通过经络系统去灌溉周身，流布诸经。而阳维和阴维收集这些"溢蓄不能环流灌溉诸经"的气血。换言之，它相当于城市排水系统的下水道或蓄水池的作用。

盖阳维由外踝而上，循阳分而至肩肘，历耳额而终行于卫分诸阳之会。[50]81

（《奇经八脉考》）

对于本段的说法，我个人是比较同意的，就是说经络其实也只是一个大致的分区。例如"手太阴之脉起于中焦，下络大肠，还循胃口，上膈属肺，从肺系横出腋下"，这句仍只有一个大致的分解或是大致循行的区域，依然不是点对点的东西，因为每个人的情况不一样。经络况且如此，那么联络经络的这么东西就更是如此了。所以它只能是大致如是，不可能做到精确，因为每个人不一样。换句话说，在个体身上可以精确，但是在群体身上就不能精确。这是阳维脉大概的走向。

脉有奇经八脉者，不拘于十二经。何谓也？

然，有阳维，有阴维，有阳跷，有阴跷，有冲，有督，有任，有带之脉，凡此八脉者，皆不拘于经，故曰奇经八脉也。

经有十二，络有十五，凡二十七气，相随上下，何独不拘于经也？

然，圣人图设沟渠，通利水道，以备不然，天雨降下，沟渠溢满，当此之时，霶霈妄行，圣人不能复图也。此络脉满溢，诸经不能复拘也。[7]49

（《难经·第二十七难》）

这段前面说的很明确，圣人挖掘水道以备不虞，来防范天雨下的太多了。满了怎么办呢？"霶霈妄行，圣人不能复图也"这一块儿的文字我们不知道它是什么意思。"此络脉满溢，诸经不能复拘也。"我们只知道奇经八脉它是和"经络满"时身体的作用相关。但是它具体是什么意思，第二十七难说的不明确。第二十八难又做了进一步解释。

比于圣人图设沟渠，沟渠满溢，流于深湖，故圣人不能拘通也。而人脉隆盛，入于八脉而不还周，故十二经亦不能拘之。其受邪气，畜则肿热，砭射之也。[7]51

（《难经·第二十八难》）

当沟渠（经络）满的时候，气血会"流于深湖"。换言之，奇经八脉的作用是接收经络装不下的气血的。那更进一步，当奇经八脉虚，比如说这个人督脉虚、任脉虚。能不能通过补任督直接补上？不能，因为身体机制不是如此起作用的。正常的治法应该是将周身经络的气血补满，周身气血充盈了，然后下一步才能补到奇经八脉上，这才是正常的逻辑。有的人习惯用于用引经药，像督脉可能习惯用鹿茸、蜈蚣等，其实它们的作用不仅仅是给督脉扩容，更是给全身的经络都进行了一个类似扩容的作用。换言之，如此用药也是加强了周身的气血，进而作用到督脉上的。

如果我们单纯想要补某一经的气血其实是很快的，这点在针灸上体现特别明显。比如在手太阴肺经的原穴太渊穴上扎一针，把身体的气血调到肺经上，是比较容易的。但是扎一针说把任脉的血补上来，这个是不太能行的。所以说对于奇经八脉的治疗，要在周身气血相对充盈的情况下，才能够补充与治疗。这一部分与修行也是吻合的，例如想让奇经八脉满，首先是需要周身气血满，它有一个很重要的条件是，气满之后才能经满，经满之后才能气血满，气血满了之后才能让奇经八脉满。所以修行上特别强调筑基，目的其实就是做这个事。以上是《难经》所说的阳维脉的作用。

阳维之脉令人腰痛，痛上怫然肿，刺阳维之脉，脉与太阳合腨下间，去地一尺所。[2]86

（《素问·刺腰痛篇》）

"阳维脉令人腰痛"，我们抛开对病因的阐述，单纯看症状和治疗。就是一个腰痛，然后扎了"脉与太阳合腨下间，去地一尺所"。这个位置是太阳经循行，经筋上是少阴经和太阳经的交界处。所以至于此段论述的是不是阳维之脉令人腰痛，我认为此处存疑。

> 阳维脉者，维持诸阳之会，通手少阳三焦经，外关是也。[9]48
>
> （《针灸大成·卷二·标幽赋》）

阳维脉通于手少阳，我们可以从外关进行操作。换句话说，我们是通过调节外关来调节三焦经的气血，进而调整阳维脉的气血状况。但我认为这种调整多数是以泻为主，很少能够做到通过外关去补阳维脉的。

那"阳维浮者，暂起目眩"原因为何？阳维又为什么浮？在我看来，这个"浮"其实有两方面的含义，即正气与邪气。我们所说的这些"浮""沉"其实都是正邪相叠加的表现，也就是说正气在里面有分量，邪气在里面也有分量。"阳维浮"一方面说明正气比较足，把阳维给补起来、顶起来了，所以才导致阳维浮。

"暂起目眩"，出现这个症状首先是"阳维浮"，然后气血俱浮，也就是说处在全身性实证的时候才会见到，现在这种情况还是比较少见的。另外一方面是阳维存在气血虚的状态，所以这个"浮"是飘起来的浮热，这种情况也会见到"暂起目眩"的症状。后者这种大多是由于局部头上有邪气所在，因此邪气把正气引上来，导致在头部的压力较大，所以出现"暂起目眩"。以上是从正气方面解释，而站在邪气的角度去思考，"阴维浮"说明邪气在表不在里，也就说明邪气的病位不深，所以才导致阳维气血是浮着的。换言之，阳维浮的时候，三阳经的气血俱浮。这个时候也可以出现暂起目眩。

菊花能够改善"阳维浮"的状态，所以菊花透散的效果可以直透三阳。它既可以透太阳的邪，也可以透阳明的邪，也可以透少阳的邪。换言之，很多阴分的热，用菊花是可以给它透出来的，也是这个道理。同时，三焦的热也是可以用菊花透出来的，这是菊花很优秀的一个功效。

（3）癫疾（释癫）

《诸病源候论·风头眩候》中又说"风眩久不瘥，则变为癫疾"，就是说风眩迁延不愈会变作癫疾。何为癫疾？

风癫者，由血气虚，邪入于阴经故也。人有血气少，则心虚而精神离散，魂魄妄行，因为风邪所伤，故邪入于阴，则为癫疾。又人在胎，其母卒大惊，精气并居，令子发癫。其发则仆地，吐涎沫，无所觉是也。原其癫病，皆由风邪故也。[1]11

（《诸病源候论·风癫候》）

大家认知里的癫疾都是以卒然仆倒，口吐白沫，精神离散，魂魄妄行，昏不识人为主要症状，而古人对"癫"的认识特别妙。这个"癫疾"的"癫"，去掉病字头里面是"颠"。什么叫"颠"？一个真一个页，说明这个东西是和脑袋有关。《说文》："颠，顶也。"[5]416。注意此处是"顶"，而不是"首"。"顶"与"首"有何区别？比如说在封建社会某人犯了大逆不道的罪，常说要将其斩首，而斩首是从脖子斩的。那我们就能知道"首"和"顶"的区别了——"顶"是发际线往上的区域，"首"则是自脖子以上。所以"癫"是发际线以上的区域里面得的病，也就是说癫是脑病。从这个例子可以看出古人的认知是非常精确的。

回到文本，"癫"的病因是"由血气虚，邪入于阴经……因为风邪所伤……则为癫疾"，也就是说癫由风邪所伤，深层是由于这个人气血虚。但是不同点在于，刚才我们讲癫疾是脑病，而此处说"邪入于阴经故也"，此二者是否矛盾？

入脑的经络都有哪些？大家回去翻翻书，没记错的话，是有三条。"邪入阴经"所指为何？我个人认为这里所说的阴经其实倾向于特指，也就是说此处"阴经"单指足少阴经。"入于阴经"的通路是邪入于足少阴之后再走足太阳，然后由足太阳入脑。这是我所理解的《风癫候》中"邪入阴经"的意义。但其实这种描述并不全面，在我看来只要风邪能入脑，都会导致癫疾，所以很多"癫疾"其实是阳明病，是督脉病。关于经络的循行如何背记，我推荐的方法是大家将《灵枢·经脉篇》拿图画一遍，我自己画过，感觉效果很好。

菊花如何治疗因风头眩久不愈而形成的癫疾？一方面，菊花可以修复风邪对络脉的损伤；另外一方面，菊花还可以泻颅内压。要说明白风邪入于脑后在脑中发生了什么变化，就要提到风的概念。之前有同学问"风"的本质是什么？我认为风的本质其实就是气压变化，是由高压流向低压，然后使得低压区的气压升高，这就是风的本质。所以在风邪入脑后，脑中就会形成一个高压的情况。这种高压可能是由于血引起的，可能是由于水引起的，也可能是由于气引起的。这里面菊花发挥的功效，就是泻脑子里面的压力，也就是泻颅内压。

但我认为这个特点菊花还不是最明显的，而夏枯草比较明显。像比如颅压过高时我用过两次夏枯草与茯苓的组合，夏枯草用量在 90g 以上，茯苓在 50g 左右，能做到把颅压泻下去。

2.肿痛

菊花还可以治疗肿痛，结合前后文为"风头眩，肿痛，目欲脱"，那么大家认为是脑袋肿还是眼睛肿？应该是眼睛肿。因为"风头眩"存在目系症状，肿痛后面"目欲脱"也是目系症状，所以肿痛也应该是目系症状。也就是说眼睛肿时可以用菊花。

3.目欲脱

"目欲脱"是一个症状，患者自觉眼睛总有一种向外膨出的力，或者感觉眼部压力比较大。比较典型的是《诸病源候论·风热候》中提到了"目欲脱"。

> 风热病者，风热之气先从皮毛入于肺也。肺为五脏上盖，候身之皮毛。若肤腠虚，则风热之气先伤皮毛，乃入肺也。其状，使人恶风寒战，目欲脱，涕唾出。候之三日内及五日内，目不精明者是也。七八日，微有青黄脓涕，如弹丸大，从口鼻内出，为善也。若不出，则伤肺，变咳①嗽唾脓血也。[1]9

（《诸病源候论·风热候》）

这段讲的是风热感冒的过程。外感风热首先"从皮毛入肺"，其实此处讲的"入肺"也是一个过程。最开始的时候是风热在皮毛，症状表现为"恶风寒战，目欲脱，涕唾出"；等入了肺是有"黄脓涕，如弹丸大"，能出则善，不能出就会变成肺痈。

所以"目欲脱"是在风热袭表刚刚发生时出现的症状。这个症状产生其实与刚才讲的"阳维浮"道理类似，因为邪气在表，邪气勾着正气，二者俱浮在外，在外面形成了一个较高的压力。这也是用菊花可以用来透散风热的一个具体体现。

关于风热，注意本段所说，"三日内及五日内，目不精明者是也"，也就是说在"目不精明"之前，用菊花都是可以的。到后面出现"黄脓涕，如弹丸大"的时候，虽然也可以用菊花，但这个时候就不再是它的主战场了，而变成连翘、金银花这些药物为主，因为已经引邪入肺了。换言之，菊花治疗的范围并不入脏。

---

① 原本作"欬"，径改为"咳"。

4.泪出

菊花如何治疗泪出？

> 黄帝曰：人之哀而泣涕出者，何气使然？岐伯曰：心者，五脏六腑之主也；目者，宗脉之所聚也，上液之道也；口鼻者，气之门户也。故悲哀愁忧则心动，心动则五脏六腑皆摇，摇则宗脉感，宗脉感则液道开，液道开，故泣涕出焉。液者，所以灌精濡空窍者也，故上液之道开则泣，泣不止则液竭，液竭则精不灌，精不灌则目无所见矣，故命曰夺精。补天柱经侠颈。" [2]247
>
> （《灵枢·口问第二十八》）

黄帝问岐伯："人之哀而泣涕出"是怎么回事？岐伯说，心是五脏六腑之主，目是宗脉之所聚。此处提到一个非常重要的中医解剖名词——宗脉。原文对于宗脉有所描述，说的是心一动宗脉感，宗脉动了之后上面液道开，眼泪就流出来了。通过这个描述，说明宗脉连于心，且上连眼睛。后面说液的作用是"灌精濡空窍"。那么"上液之道开"，眼泪流多了就会导致眼睛局部的精缺少，进而会出现看不见的情况，"故命曰夺精"。这段大家一定要重点掌握"宗脉"的概念与作用。

> 黄帝曰：人之耳中鸣者，何气使然？岐伯曰：耳者，宗脉之所聚也，故胃中空则宗脉虚，虚则下，溜脉有所竭者，故耳鸣。补客主人、手大指爪甲上与肉交者也。 [2]247
>
> （《灵枢·口问第二十八》）

黄帝问岐伯：耳中鸣是怎么回事？岐伯说：耳朵是宗脉之所聚。耳鸣的原因在于"胃中空虚则宗脉虚，虚则下，溜脉有所竭者。"很多人以为这里的断句是"虚则下溜，脉有所竭者"，我认为不是这样的。"溜脉"是一个专有名词，故不应作"下溜"，也就是说此处溜不是一个动词。我所整理出的证据如下。

> 《素问·刺禁论》："刺面，中溜脉，不幸为盲。" [2]103
> 《灵枢·经脉第十》："手阳明之别……入耳合于宗脉。" [2]231

从《禁刺论》中可以看出，"溜脉"是一个专有名词，关于溜脉的知识先不给大家讲，等到经筋课上再展开。大家只需知道，溜脉有所竭所以耳鸣，而这是由于宗脉虚所致。《灵枢·经脉》说宗脉也是连于耳的。此外，《灵枢·邪客第七十一》有："故宗气积于胸中，出于喉咙，以贯心脉，而行呼吸焉"[2]280，对宗脉的描述更加立体。也就是说宗脉的营养物质来源于胃口，循行路线上贯心肺，然后再向上到口鼻关窍。

所以综上，我们得出一个结论，宗脉上连目口鼻耳诸关窍，下连的是心，再下面是胃。

那菊花止泪原因何在？之所以泪出，是因为在宗脉上存在一个高压状态，这种高压使得宗脉开了，之后就会流泪。这个高压可以是热所致，可以是气所致，总之在局部形成了一个高压，形成了眼泪外流的动力，而菊花可以止泪出是因为它能卸去这个高压与动力。

5.皮肤死肌（辨皮、肤、肌）

菊花治疗"皮肤死肌"时大多数都是外用，内服则很少这么用。因为内服的话到胃里要过五十关斩六十将，而用在局部可以直接局部处理。

这一条我们还需要掌握"皮、肤、肌"分别是什么意思。"皮"比较好理解，就比如大家吃的猪皮，那个东西就是皮。何为"肤"？"肤"的繁体字是一个虎字头，里面一个"月"，那个虎字头所指代的是像虎皮的花纹，所以"肤"的本意是有纹理的肉。不知道大家有没有这个经历，将脚后跟的硬死皮撕开，底下薄薄的、软软的，又带有花纹的那一层，就是"肤"与"皮"的交界处了。

然后"肤"再往下就是"肌"，"肌"既有分肉的意思，也有肌肉的意思。但是在肌肉这一部分，我们中医通常把肌肉专门命名为"筋"。所以说"肌"既包含了分肉，即"肤"以下的脂肪组织，就好比五花肉的那部分，也包含了现代医学肌肉的层次。所以"肌"跟"肤"在大多数文献里是不进行区分的。

《说文》："肌，肉也。"[5]167

《玉篇》："肌，肤也。"

《正韵》："肤，肉。"

《正字通》："人身四支附骨者皆曰肌。"

《释名》："肌，懗也。肤幕坚懗也。又密肌，虫名。"

《说文》："帷在上曰幕。"[5]359

《广雅》："幕，帐也。"

《释名》："幕，络也，在表之称也。"

像《说文解字》中认为"肌"是肉，《玉篇》说"肌"是肤，《正韵》亦说"肤"是肉。《正字通》说"人身四支腹骨"是"肌"，此处的"肌"指的是西医的肌肉、中医之筋。

《释名》中说"密肌"是一种虫子的名称。"肤幕坚懞"什么意思？就是比分肉要硬，分肉软，"肌"要硬。那"幕"又为何意？《说文》讲幕是"帷在上"，布放在上面叫"幕"。《广雅》说"幕"是帐。《释名》说"在表之称也"。也就是说，"肤幕"和肤之表是有一定联系的，而且它相对来说坚硬一些。

《素问·痹论篇》中又有如下论述。

《素问·痹论篇》："以至阴遇此者为肌痹，以秋遇此者为皮痹。"[2]90
《素问·痹论篇》："肌痹不已，复感于邪，内舍于脾。"[2]90
《素问·痹论篇》："淫气肌绝，痹聚在脾。"[2]91

通过这几条很明显能看出来"肌"与"皮"是不一样的。首先就指出肌痹和皮痹是两个不同的病。其次，"肌痹不已，复感于邪，内舍于脾"说明肌的层次跟脾脏是有更直观的联系，后面的"淫气肌绝，痹聚在脾"也是这个意思。

病在肌肤，肌肤尽痛，名曰肌痹，伤于寒湿。刺大分、小分，多发针而深之，以热为故。无伤筋骨，伤筋骨，痛发若变。诸分尽热，病已止。[2]106

（《素问·长刺节论篇》）

"病在肌肤，肌肤尽痛，名曰肌痹"，这说的可不是皮肤痛。皮是皮，肌肤是肌肤，此处痛的层次在皮以下。此段表明病因是因为伤于寒湿。治疗特点是用针数量比较多，同时针刺要有一定的深度，并要以热为度。治疗注意事项还强调刺的层次不能伤及筋骨，也就是说在筋骨以上、皮以下，这个区域就是"肌"的位置。

九日浮刺，浮刺者，傍入而浮之，以治肌急而寒者也。

（《灵枢·官针第七》）

"浮刺"是什么操作?"浮刺"需要斜着进针,也就是斜刺,就好像这个针是浮在皮下、肉之上的这么一个区域。所以此处也在说明,肌的层次其实是在皮之下,在骨之上,既包含了分肉,也包含了筋的一个层次。

> 四曰合谷刺,合谷刺者,左右鸡足,针于分肉之间,以取肌痹,此脾之应也。
>
> (《灵枢·官针第七》)

《官针篇》还提到了"合谷刺",何为"合谷刺"?此处治疗用的工具不是针,而是鸡足。鸡的脚是很尖的,但是那个尖度又不足以刺破皮肤。它是用一个很深的力道透过皮,最深能压到筋,也就是说是作用在筋以上、皮以下的这么一个区域,叫作"以取肌痹"。

> 肌寒热者,肌痛,毛发焦而唇槁腊,不得汗。
>
> (《灵枢·寒热病第二十一》)

此处"肌寒热"的病位也是在"肌"上。这段提到了"毛发焦而唇槁腊",而毛囊所在的这个部位是在皮,但也包含皮以下的部分区域,或者说是在皮和肤的分界处。后面说汗出不来则更能说明问题,这个症状涉及到皮下毛细血管了。所以这段也说明"肌"的病位是在皮肤以下,包含了分肉与筋的部分。

6.恶风

菊花还可以治疗"恶风"。讲解"恶风"之前,我们先看看何为"风"。大家大多认为"风"就是六淫邪气之一,其实它没这么简单。"风能生万物,亦能害万物"(出自《金匮要略·脏腑经络先后病脉证第一》),假若风只是六淫邪气,如何能将万物化生出来?我们还是从字的本意入手,风的繁体字是风字头里面一个撇一个虫,因此风的本意就是虫。

> 凡风病,有四百四种。总而言之,不出五种,即是五风所摄:一曰黄风,二曰青风,三曰赤风,四曰白风,五曰黑风。凡人身中有八万尸虫,共成人身。若无八万尸虫,人身不成不立。复有诸恶横病,诸风生害于人身,所谓五种风生五种虫,能害于人。黑风生黑虫,黄风生黄虫,青风生青虫,赤风生赤虫,白风生白虫。此五种风,

皆是恶风，能坏人身，名曰疾风。入五脏，即与脏食。人虫生，其虫无量，在人身中，乃入骨髓，来去无碍。若食人肝，眉睫堕落；食人肺，鼻柱崩倒；食人脾，语声变散；食人肾，耳鸣啾啾，或如雷声；食人心，心不受触而死。脉来徐去疾，上虚下实，此为恶风。[1]14

（《诸病源候论·恶风候》）

《诸病源候论·恶风候》中有"人身中有八万尸虫，共成人身"，描述了人身就是由虫子变的这个情况。

《孟子·滕文公章句上》描述了上古的丧葬形态，"盖上世尝有不葬其亲者，其亲死，则举而委之于壑。他日过之，狐狸食之，蝇蚋姑嘬之。"[30]220 就是把尸体放到山谷里面，任它自然的腐败，任狐狸啃食，任蚊虫叮咬，下次再路过的时候也不看一眼。而尸体在自然条件下放着，肯定会生出各种各样的虫子，虫子啃完之后，就只剩一具白骨。所以在古人原始的观念里面，观察到人死了放任不管会出现一堆虫子，很自然能够联想到人是由虫子变的。

这其实是存在于上古的一个丧葬制度，《左传》中有："在《周易》，女惑男，风落山谓之（蛊）。"[47]1941 风落山，就是风吹过山谷；女惑男，精虫上脑的事，讲的也是这个意思。而人是由虫子变的，也是基于此，所以说"风能生万物，亦能害万物"。"风能生万物"就是说八万尸虫，共成人身。

《诸病源候论·恶风候》后面又说，五风生五虫，进而伤人，而伤人的原理是外风和身上尸虫的感应。恶风害人的具体过程是，它将人身上的虫子召唤出来之后，这些虫子啃食五脏与经脉，啃完之后人就死去。这个是恶风的含义。

前几条说过，菊花可以续脉，它能治风也是因为能够续脉、修复脉络。此外，很多具有像菊花一样透散、凉开、又稍微苦寒一点的药，都具有类似的性质。甚至包括部分活血药，也具有类似的性质，都可以修复脉络。对于风病本病而言，需要解决三个方面的问题，一个是风产生的结果，像比如形成了的瘀血、痰饮、水湿；另外一个是风对于原来营养供应系统造成的伤害，像对于络脉、经脉、黏膜的损伤；再一个方面是身体的基础素质，也就是气血虚。所以我们治风大概就是从这三个方面下手。

7.湿痹

菊花还可以治疗湿痹，先确定痹的定义，"风寒湿三气杂至，合而为痹也"[2]90（出自《素问·痹论篇第四十三》）。就是说风、寒、湿三个合在一起才叫"痹"，有风寒，没有湿，这不叫痹。三缺一、三缺二都不叫痹。何为湿痹？

> 注者住也，言其病连滞停住，死又注易傍人也。凡有人风寒湿三气合至，而为痹也。湿痹者，是湿气多也，名为湿痹。湿痹之状，四肢①或缓或急，骨节疼痛。邪气往来，连注不瘥②，休作无度，故为湿痹注。[1]133

（《诸病源候论·湿痹注候》）

《诸病源候论·湿痹注候》说的很明确，就是风、寒、湿都有，只不过湿气比较多，这叫做湿痹。而此段提到的"注"，我个人认为是传染病，此外，"鬼疰"等亦是各种传染病。"湿痹注"就是说湿痹在某个人身上，好了之后又跑到别人身上去为病了，故称其为湿痹注。

言归正传，菊花可以治疗湿痹的原因何在？可以说是因为菊花透散，也可以说是菊花能够修复脉络，毕竟湿或风寒湿的去除，都是需要经过身体代谢的。但我个人更倾向于将菊花局部应用去治疗湿痹。痹的本质是不通，对应在湿痹上，是因为湿气太多而堵在局部所致。此时邪气的层次并不是很深，像在皮、在分肉、在经络都可以用局部治疗的方法改善，那么可以选择菊花作为外用药，进行局部操作。特别是针对一些过敏性的疾病，如湿疹瘙痒，操作上可以用菊花外敷。有一次我用的不是菊花，是杉皮（红豆杉的树皮），效果与菊花类似。杉皮和菊花一样也是凉的，但区别在于杉皮不透散，并且稍微有利尿活血的性质。

8.久服，利血气

"利血气"这一部分体现的就是菊花走表入络、修复脉络的特性。这一块儿需要注意，久服是要用小剂量，再者是要用散剂，用量差不多0.01～0.1g就够了。但既然是久服，肯定要时间长，同时就是用散剂时不能体现出菊花的凉性来，火候需要控制到这个程度。

---

① 原本作"支"，径改为"肢"。
② 原本作"差"，径改为"瘥"。

防　风

味甘温，无毒。治大风，头眩痛，恶风，风邪，目盲无所见，风行周身，骨节疼痹，烦满。久服轻身。

概说：把寒从各经透到气街，从膀胱经将其散开。

1.大风，头眩痛、恶风，风邪

"大风，恶风，风邪"都是关于风的。"头眩痛"在讲菊花的时候也说过了，在其中包含一个重要结构"眼系"——从眼到脑再到后项中这个过程。出现头眩痛的原因是因为风邪中于经络、中于眼系进而影响到脑，所以会出现头眩痛的症状，我们也管这个症状叫"脑转"。

风邪影响身体的机制在菊花的恶风候中说过，是由于外风引动内风，尸虫啃食脏腑经脉，进而出现的一系列出血性疾病。讲风之前要问个问题，《伤寒论》里提到太阳病多少日之后还是太阳经病吗？这里面就要具体情况具体分析了。比如伤寒多少日后未必还是伤寒，有可能变为温病，它是具有传变性质的。那么我们对于风邪的认识也是一样的。许多学生问，中了风之后对于病机的认识与治则治法还要从风去考虑吗？这个与之前所的一样，也是具体问题具体分析。当风邪中于人之后，出现了瘀血，出现了出血，出现了各类的炎症，那自然就不是风了，此处会有病机转化的过程。

防风所治何风？防风治的是风刚影响到身体，其病邪性质上仍属于风邪的阶段，换言之，此时主要病邪还没有向出血、瘀血、痰饮之类转化。这个时候可用防风处理风的问题，再之后就未必了。

风头眩者，由血气虚，风邪入脑，而引目系故也。五脏六腑之精气，皆上注于目，血气与脉并于上系，上属于脑，后出于项中。逢身之虚，则为风邪所伤，入脑则脑转而目系急，目系急故成眩也。诊其脉，洪大而长者，风眩。又得阳维浮者，暂起目眩也。风眩久不瘥，则变为癫疾。[1]11

（《诸病源候论·风头眩候》）

2.目盲无所见（需和青盲鉴别）

防风治疗目盲无所见，此处目盲需要和青盲鉴别，何为青盲？

青盲者，谓眼本无异，瞳子黑白分明，直不见物耳。但五脏六腑之精气，皆上注于目，若脏虚有风邪痰饮乘之，有热则赤痛，无热但内生障，是腑脏血气不荣于睛，故外状不异，只不见物而已。是之谓青盲。[1]148

（《诸病源候论·目青盲候》）

青盲指眼睛外观上没有问题，但是患者却看不见东西。关于此病，《诸病源候论》给的解释是五脏六腑的精气不能上荣于眼睛。而之前提到，《灵枢·大惑论》有：

五藏六府之精气，皆上注于目而为之精。精之窠为眼，骨之精为瞳子，筋之精为黑眼，血之精为络，其窠气之精为白眼，肌肉之精为约束，裹撷筋骨血气之精而与脉并为系。上属于脑，后出于项中。[2]295

（《灵枢·大惑论》）

按照《大惑论》的说法，构成眼系的这些东西是五脏六腑之精吗？好像不是。所以是什么？是骨、筋、血、窠气、肌肉之精，而不是五脏六腑之精。那这里面说明什么问题？青盲是造成目盲的原因之一。就是说五脏六腑之精气不上注于目，可以造成青盲，继而导致看不见。而骨之精、筋之精、肌肉之精这些不得上注于目，也会造成眼睛看不见。所以防风这个药对于目盲，对于精气不上注的情况是可以用的。

防风是通过何种路径将五脏六腑之精，抑或是将筋、骨、肌肉之精上注于眼睛的呢？这个通路其实就是足太阳膀胱经。也就是说防风是从身体后面发挥作用的，膀胱经不像宗脉是从中间上去的。

3.风行周身（周身的概念，不只是体表）

"风行周身"的字面意思是风满身跑。"周身"不只是指体表，也包含体内的部分。也就是说体内体表的风，都可以用防风治疗。

体表的风比较容易鉴别，通常可表现为自汗、恶风等症状。而内风应该如何判定？

当体表的风入里，可以大致出现两种情况。第一种就是风中经络之后引发的一系列问题。第二种是当风影响体内的时候，会先营造出气虚的状态。比如比较典型的就是"肝风""心痛"，这就是风入里引起肝、心局部的气虚，而气虚之后还会出现一系列类似于出血、津液不足的情况。以上是内风大致比较共通的特征。

防风可以治疗"风行周身"。对于内风的病机而言，防风通过一些路径可以平衡掉局部的津液不足，而平衡内风也是通过足太阳膀胱经来实现的，换言之，膀胱经其中一个作用就是平衡身体各部压力的。

我在临床上平衡各部压力常用的不是防风，而是生姜，因为生姜也具备这个功效。大家通常会认为甘草调和诸药，我认为并不尽然。甘草不是和诸药的，甚至甘草用不好还会与其他药相左。在我看来，甘草本质上是一味滋阴兼具一些活血性质的药。而想要让各个药相互配合，效果发挥的更柔和、更均衡一些，我习惯用生姜30g起步。30g生姜所起到的效果就是通过足太阳经在身体的广大分布将身体各部的能量给平衡掉，要知道生姜30g还不具备解表的作用。如果是寒证，或者想从里往外提，生姜大概60～90g可用出汗法。

4.骨节疼痹

何为"疼痹"？

寒气胜者为痛痹。[2]90

（《素问·痹论篇》）

"疼痹"与"痛痹"差不多，不一样的部分在于"疼"和"痛"本质的区别。"疼"所描述的状态是偏阳性的，而"痛"侧重于那种闷闷的感觉，是偏阴性的。而相同点在于，二者都是由于寒所导致的。

"骨节疼痹"说明这个疼痛的感觉在骨节处，也就是寒在关节。关节这个结构比较有意思，因为血管大多不入关节，所以关节的营养基本都是通过筋膜来完成的。寒在关节，治疗就要考虑给邪气以出路。讲如何将寒气从骨节中代谢掉之前，我们先类比痛风石的代谢过程来理解一下。痛风的一大特征就是在关节处会形成痛风石，而痛风石的代谢首先需要保持身体处于一种偏碱性的状态，碱性体质有助于痛风石慢慢代谢。

另外，骨节营养还体现了经络的作用。骨节的营养与物质代谢都是通过筋来完成的。那么和筋直接相连的结构是什么？首先能想到的就是血管。而站在中医的角度来看，血管还不是最主要的，经络则是最快、最主要的途径。我们之前讲经络有三个层次，其实都包含在里面了。

也就是说，关节处的疼痹与寒邪，应该可以通过经络将其代谢掉。而在此过程中有一个非常重要的结构在发挥作用，即气街。所以判断一位痛风的病人好不好治，并不是通过患病的时间长短，抑或是局部的严重程度来考察的。我认为痛风容不容易好，其实是通过气街的通畅程度来判断的，即气街通畅的人容易向愈，不通畅的人不易向愈。

以此类推，比如股骨头坏死，判断治疗难易也是去评价气街的状态。再推广之，骨关节病起手应该畅通气街。操纵气街的方法，我之前也讲过，这就不展开了。

防风把寒从各经透到气街，通过气街再汇总到膀胱经上，然后从膀胱经将其散开。刚才我们提到用生姜来平衡各经与身体各部的压力，这点与防风的作用有些类似。具体的应用如《伤寒论》中的当归四逆加吴茱萸生姜汤：

若其人内有久寒者，宜当归四逆加吴茱萸生姜汤。[3]96

（《伤寒论》）

为何不加附子？之前讲吴茱萸的时候说过，吴茱萸是开腠理的。

5.烦满

防风可以治疗烦满。何为烦满？

烦满者，由体虚受邪，使气血相搏而气逆，上乘于心胸，气痞不宣，故令烦满。烦满者，心烦、胸间气满急也。[1]210

（《诸病源候论·烦满候》）

从大的情况来看，烦满是由于体虚受邪，然后导致气逆上乘心胸，进而影响了上焦的作用。当气不流通，就会聚集在心胸间导致烦满。综上，烦满的使动因素是"气血相搏"，但是位置仅在上焦。当影响到心胸的时候，就是"气痞不宣"了。所以烦满大多都是在气的层面，治疗将气结散掉就可以了。

此处我们用防风是将这个气从膀胱经散掉。类似的，比如说接手一位烦满的病人，可以在后背上浅浅地扎几针心俞，然后重点扎风池、风府，也可以将其气散掉，道理都是共通的。

风邪外客于皮肤，内而痰饮渍于腑脏，致令血气不和，阴阳交争，故寒热往来。而热乘五脏，气积不泄，故寒热往来而五脏烦满。[1]248

（《诸病源候论·寒热往来五脏烦满候》）

此段描述的是在痰饮影响了脏腑后，才出现了烦满。也就是说病机有痰饮的因素，也有郁而化热的因素。"五脏烦满"所描述的状态有些类似于五脏积聚的状态，这里面也是关于邪气出入的问题。但是我个人认为，在治疗五脏烦满时与五脏积聚的治疗方法更相关，总的原则为"病痰饮者，当以温药和之"[4]44。痰饮化开之后可能变成水，也可能变成气，然后散掉，这就是邪的出入的问题了。这点与防风开气街后从太阳经将邪气拔出来的原理相差不多。当然还有一部分邪气是从小便走，就可以从各经取之了。

半　夏

一名地文，一名水玉，味辛平，生川谷。**治伤寒寒热，心下坚，下气，喉咽肿痛，头眩胸胀，咳逆肠鸣，止汗。**

概说：开膈肌部分的肾经，帮助肾经精气向肺输布；降胃气，开胃口；入散剂到肠，开腠理，畅通三焦。

1.伤寒寒热

先说伤寒。《病源·伤寒候》中有："夫伤寒病者，起自风寒，入于腠理，与精气交争，荣卫痞隔，周行不通。"[1]41很明显，伤寒有明显的入腠理的过程。《金匮》又载："腠者，是三焦通会元真之处，为血气所注；理者，是皮肤脏腑之纹理也。"[4]4很明显，伤寒病影响之地界涉及皮肤至脏腑之间广阔区域，即是三焦，亦会影响三焦的功能。

寒热我们在阳起石处详细讲过，大家可以参考前面的讲稿。与伤寒类似的是，四种寒热的类型病位均涉及三焦，寒热病和伤寒病的病因均可存在风邪因素。所以半夏条文中的伤寒寒热表达的内容更接近因感受风寒邪气影响到三焦腠理而形成的寒热。

2.心下坚

伤寒寒热是对病因病机病位病性的总结概括，心下坚则是对症状的展开。症状是离不开解剖的，因症状毕竟发生在人体上，产生症状的病因病机亦是对人体发生作用而产生症状。心下坚究竟是何解剖发生变化而产生，则需要我们更深入的考察，我们往后看。

3.下气

此说半夏可下气，则知半夏可用于气上逆所致的病症。

4.喉咽肿痛

阴阳隔绝，邪客于足少阴之络，毒气上熏，攻于咽喉，故痛或生疮也。[1]55

（《诸病源候论·时气喉咽痛候》）

"时气"与"伤寒"有一定的区别，此处不再展开。大家要知道，咽喉肿痛可能存在一个外邪的始动因素，而后造成"阴阳隔绝"的大环境。然后更细致的过程是邪气影响了足少阴之络。进而毒气上熏，攻击咽喉，才会导致嗓子疼和咽部生疮。

那这里我们要讲一下何为"足少阴之络"。一提到络脉，我们就会认为它是经脉分布在体表的细小分支。有这种认识是因为大家被定义化了。大家挖过花生么？一个植株的根埋在土里面，然后主根又分了好多分支，连接着每个花生。你觉得细枝末节的那些小根须和植株本身到底有什么分别呢？经与络也是同理，在经和络之间我们不要认为存在一种分界线，比如经是体内的，络是体表的，经是大的，络是小的等。不要有这样的分别。只需知道二者都属于经络系统即可。我们要学会把定义性的语言转化为描述性的语言，这样再去读中医经典时，你就会发现不一样的意思了。

回到足少阴之络，那么大经的分支是不是络？是的。换句话说，经别的概念本质上就是络的概念，起着相互联系的作用。所以起到相互勾连作用的东西，都属于络的范畴。如果按照这个道理去看的话，十二经属不属于络的范畴？属于因为十二经勾连着全身与脏腑的联系，这即是经络之意，因此不要有分别心。

现在学界的主流看法认为，足少阴之络是足少阴之别，但是我个人认为可能二者是有一些不同的。首先谈谈何为足少阴之别。

（1）足少阴之别

足少阴之别，名曰大钟。当踝后绕跟，别走太阳；其别者，并经上走于心包下，外贯腰脊。[2]231

（《灵枢·经脉》）

经别是做什么用的呢？

有的同学认为，经别是十二经脉分出的部分，别行的正经，同时还可以离入出合，可以说是循行于胸腹头部的支脉。

对，经别是别行的正经，所以有一部分经别的内容也见于《经脉篇》，它的作用是沟通阴阳表里。而足少阴经别名为大钟，走太阳，别者上到胸腹散于心包下。这条经别与我们所讲的咽喉肿痛似乎看起来没什么关系，但是它提示病位是走于心包下的，而肝、胃与西医所讲的胰腺都是在心包下这个范畴中的。

（2）足少阴之络

因于露风，乃生寒热。凡小骨弱肉者，善病寒热。骨寒热，病无所安，汗注不休。齿本槁，取其少阴于阴股之络；齿爪槁，死不治。诊其脉，沉细数散也。[1]73

（《诸病源候论·寒热候》）

其次，《病源》中提到的"足少阴之络"可能说的就是通常理解的足少阴之络，即足少阴经分布在体表的细小分支。

此处涉及"取其少阴于阴股之络"的治法。首先确定所取之络为足少阴之络，再者取络的部位是在大腿内侧。此时的络是血络，血络与经络在这个层次上是不分的，也是相互交杂的，就好像西医所讲的细动脉与细静脉，二者是吻合在一起的。简单来讲，治法是在大腿内侧找到青黑或颜色深的血丝，也就是阳性体征，挑刺扎破即可。而另外一层意思是，取足少阴经分布于大腿内侧体表的络脉，这就是循经诊断的范畴了。

但是这似乎也不能作为《病源·时气喉咽痛候》中足少阴之络确切指代的依据。

为何？因为如果这样论证的话，它的位置与咽喉距离较远。而《寒热候》中提到的病是"骨寒热"，这个和咽喉痛也没有相关性。

所以我个人认为，"邪客于足少阴之络"，其实就是邪客于足少阴之经，其中既包含了足少阴的正经，也包含了足少阴之别与足少阴之络。因为外感的邪气不是直接作用在足少阴经的，它是经过皮部和络脉，然后到达经络系统，再经过经脉传导产生一系列的症状，所以整个过程用"足少阴之络"去表述时是最精确的。

那么我们再复习一下"足少阴之经"的循行和主病。

（3）足少阴经

肾足少阴之脉，起于小指之下，邪走足心，出于然谷之下，循内踝之后，别入跟中，以上腨内，出腘内廉，上股内后廉，贯脊属肾，络膀胱；其直者，从肾上贯肝膈，入肺中，循喉咙，挟舌本。其支者，从肺出，络心，注胸中。[2]228

（《灵枢·经脉》）

我们看前面《病源·时气喉咽痛候》讲的足少阴之别，它其实和本段足少阴正经所描述的循行是有相同的，而且此段明确指出足少阴经"贯肝膈，入肺中，循喉咙"，所以我认为可以说"邪克于足少阴之络"走的是足少阴的经络系统。

我们再来看足少阴之经的主病。

是主肾所生病者，口热舌干，咽肿上气，嗌干及痛，烦心心痛，黄疸肠澼，脊股内后廉痛，痿厥嗜卧，足下热而痛。为此诸病，盛则泻①之，虚则补之，热则疾之，寒则留之，陷下则灸之，不盛不虚，以经取之。灸则强食生肉，缓带被发，大杖重履而步。盛者寸口大再倍于人迎，虚者寸口反小于人迎也。[2]228

（《灵枢·经脉》）

足少阴经是从上到下的，所以它有很多循经的症状，我们先忽略如"脊股内后廉痛，痿厥嗜卧，足下热而痛"的循经症状，对比一下少阴经的其余主病与半夏的本经记载。可见，前者有"咽肿上气，嗌干及痛""烦心心痛""肠澼"，而后者有"心下坚，下气，喉咽肿痛"。那么我们发现，足少阴肾经所生病与《神农本草经》中记

① 原本作"写"，径改为"泻"。

载的半夏功效很相似。

因为肾经布散于喉咙，故而可以得出一个结论，产生咽喉肿痛的症状是由于肾经不通。简单来讲就是肾经不通，津液不得上承，所以嗓子疼。而半夏开的部位是在膈肌的层次，可以使肾经经气通过膈肌的过程更为顺畅。比如泻心汤证都有"心下痞"，而心下其实也是膈肌的位置。之前讲的桔梗是通络脉，而半夏是开肾经，二者的意义还是不尽相同。桔梗通的经脉区域分布比较广泛，但是半夏就集中在心下。或者临床上不用半夏也能达到类似的效果，比如配合针刺，若肾经不通，可在后背脊柱两侧距脊柱正中线约两到三指的距离找到散落的小血丝，然后刺血络。另外一个方法是刺太溪，目的是把能量调集到肾经上，然后把血络打开。也就是说，半夏治疗咽喉肿痛的根源在于肾经在膈肌的位置堵塞不通，这点与刚才所讲的足少阴之别散于心下也相符合。

半夏治疗咽喉肿痛还体现了其局部治疗的特性。经方中很多运用半夏的经典方剂，如半夏散及汤和苦酒汤，后者是用鸡蛋壳煎半夏，然后慢慢吞服，这都是半夏的局部应用。局部的热症与疮痈，在破脓之前应该清热活血，破脓之后应该清热利尿，此时用半夏是剑走偏锋，走了一个巧劲儿，用半夏辛散的力量把局部的热给散掉。另外讲一点，嗓子疼初起时只需将脖子后面的两个大筋捏软了，疼痛基本上能够缓解，这是一个局部治疗的操作。

5.头眩

> 风头眩者，由血气虚，风邪入脑，而引目系故也。五脏六腑之精气，皆上注于目，血气与脉并于上系，上属于脑，后出于项中。逢身之虚，则为风邪所伤，入脑则脑转而目系急，目系急故成眩也。诊其脉，洪大而长者，风眩。又得阳维[①]浮者，暂起目眩也。风眩久不瘥，则变为癫疾。[1]11

> （《诸病源候论·风头眩候》）

半夏还可以治疗头眩，这段引文之前提到过。之前我们将注意点放在了"阳维浮者，暂起目眩也……则变为癫疾"这一句，这里我们要聚焦于五脏六腑之精气上注于目的路径。

这个路径是循行在背部的足太阳经，它向上勾连眼系，再循眼系入络于脑。所以五脏六腑精气的来源共有两种方式。其一是通过背俞穴与五脏六腑勾连，这其实属于

---

① 原本作"经"，据《脉经》改作"维"。

络脉的范畴，即通过脏腑间的络脉把精气收复至足太阳经，再从足太阳经上到头。其二是通过上焦和中焦的交界处，这个位置处在胃口后面、脊柱前侧，严格来讲也属于脏腑络脉之一，为胃的络脉。从胃的络脉分出供养的精气到膀胱经上，再经由膀胱经上到眼睛。

通过这个理论就可以指导临床。在长久伏案，眼睛感觉看不清、发涩发闷的时候，可以找个人在后背拎着腋下往上一抻，把脊柱撑开之后，眼睛会轻松很多。能达到这种效果，一方面是通过抖动脊柱，把从脏腑到膀胱经的络脉运行环境改善了。另一方面，在这种拉伸的过程中，膈肌-胃口-脊柱形成的狭小空间得到了一定程度的释放。这两点与半夏的作用类似。以上是半夏治疗头眩的道理。

以此类推，有虚性的头眩就会有实性的头眩，换言之就是脑袋的精气太多了。其实未必是脑袋的精气太多，而是邪气和正气相互抟结，上面打架打得太厉害了，所以导致了头眩。此时用半夏把这个能量撤了也是可以的，但是这不叫治疗，只能短暂缓解症状。治疗还是应该将其从表、从膀胱经散出去。

6.胸胀

半夏可以治疗胸胀就不说了，前面已经说过许多次了。

7.咳逆

《素问·咳论篇》没有明确区分"咳"和"咳逆"的区别，只提到"五脏各以治时感于寒则受病，微则为咳……"[2]81，也就是说五脏感微寒为咳。真正区分清楚"咳"和"咳逆"的是《诸病源候论》。《病源》指出"咳病由肺虚感微寒所成，寒搏于气，气不得宣，胃逆聚还肺，肺则胀满，气遂不下，故为咳逆。"[1]82即咳逆病机存在肺虚的基础，感寒之后胃逆形成肺胀，之后导致咳逆。

半夏治疗咳逆，首先是缘于半夏可以降胃气，遏制胃逆聚还肺的过程。其次如前文所述，半夏可以开膈肌，帮助肾经经气向心肺输布的过程，从而改善肺虚的状态。

8.肠鸣

肠鸣是肠子在叫，但这个症状提示的不是肠腑本身的问题，而是肠外的三焦层次。治疗办法无非是温肠胃、散风、开腠理、畅通三焦。半夏治疗肠鸣的机制包括开腠理畅通三焦的作用，也包括开胃口加强阳明系营养的作用。这里强调一下炮制法，半夏入煎剂是不太好到肠子的，而入散剂就可以。我个人体会，半夏散剂吃进去 0.5～1g

的量，才开始感觉能到中下腹，即脐横截面的肠周这个区域。但是现在有更好的选择，比如槟榔、厚朴等，都可以畅通三焦。

9.止汗

想知道如何止汗，要先知道如何出汗。关于出汗讲的太粗糙了，大家可能知道"阳加于阴谓之汗"[2]25（出自《素问·阴阳别论》），但是不尽然。我在临床上见过很多的情况，"阳加于阴"可就不出汗。举个例子，关于睡觉的问题。"阴在内，阳之守也；阳在外，阴之使也"[2]21（出自《素问·阴阳应象大论》），"卫气行于阴二十五度，行于阳二十五度"[2]238（出自《灵枢·营卫生会》），白天"卫气行于阳二十五度"，晚上睡觉卫气就要到体内周于五脏六腑。那么晚上睡觉时，卫气往里一钻，也可以说是"阳加于阴"，而此时常人就不会出汗。所以"阳加于阴"也未必出汗。

那什么情况下"阳加于阴"才会出汗？"阳加于阴"要出汗，必须满足阳与所加的阴在同一个层次上。阴在五脏，阳在五脏外周，那相加没用的，出不了汗。另一方面，"阳加于阴"在一个层次，还需要这个层次到体表的通路是打开的，才能出汗。通路是堵塞的，就只是在里面干烧，汗也出不来。

所以止汗只要做到两件事就行了，第一是让阳和阴不在一个层次上，就无法出汗；第二是把"阳加于阴"的层次与体表联通的路径砍断。而半夏止汗的方式就是后者。因为从体内到体表的路径需要经过三焦，半夏将气推下去，也就是说在三焦层次把力量卸掉，汗就不出了。这是半夏止汗的意义。

这点其实与半夏秫米汤安眠可覆杯而愈的道理是一样的。因为睡觉也是阳入于阴的过程，阳入于阴的通路是从足少阴分间周于五脏六腑，这是《灵枢》《素问》原话，也是另一个半夏开肾经的体现。半夏开通肾经之后，阳气从足少阴分间从外到里，人就会睡着了。所以半夏止汗与助眠原理一样。

10.用量及配伍

统观半夏的用法，我个人觉得在临床上，以清半夏举例入煎剂15g足够用了，没有必要抖机灵用超药典剂量用药。15g清半夏稍加配伍，基本上半夏能做的事都是可以达到的。清半夏15g开肾经力量足矣，其他就是配伍的问题了。比如半夏与枳壳配伍就能把半夏的力量从肾经更多地引向阳明与足太阴脾。半夏与厚朴、细辛配伍，力量就是开足少阴，但是这样有一个缺点，上下的方向性就不明确了。如果半夏与川芎配伍，则更侧重于三焦，是从足少阴向前到中脉的层次。如果半夏与厚朴、龙骨配伍，就可以把足少阴的气血从外向内、从上向下调集。以上是半夏的配伍，各自是有方向的，要根据实际情况去用。

决 明

味咸平。治青盲，目淫肤赤白膜，眼赤痛，泪出。久服益精光，轻身。

概说：眼周局部清热。

此处所说的决明是草决明，不是石决明。

1.青盲

"青盲"即在外看着无碍，眼睛却看不见，病因是脏腑之气不能上荣。细分原因一个是脏腑精气不足，一个是通路不通畅，决明具体功效我们往下接着分析。

2.目淫肤赤白膜

何为"目淫肤赤白膜"？

息肉淫肤者，此由邪热在脏，气冲于目，热气切于血脉，蕴积不散，结而生息肉，在于白睛肤睑之间，即谓之息肉淫肤也。[1]148

（《诸病源候论·目息肉淫肤候》）

《病源》给出解释，出现目息肉淫肤，是因为邪热在脏，同时血脉也断了，"热气切于血脉，蕴积不散"而产生的肉。所以治疗翼状胬肉应该从清热论治。

在芡实中讲过，宗脉有两头，芡实作用位置是宗脉偏向于心脏这一端，与决明相反，决明是偏向于七窍与头面这一端的。在撰写《本经》的时代，这味药用的是全草，而我们现在找不到决明的全草，多用其子。而用决明子发挥清头面热的效果则要注意，不能把子打碎，也不能煮破，也就是说要用全的决明子。另外，在煮药时决明子一定要后下，这是为了让种子的外皮发挥药性。换言之，不煮破里面的仁就可发挥药性。如果子破了，仁发挥了作用，整体就变成通大便了，对于清头面热的效果就会差很多。

而对于清头面热，需要作用在宗脉的头面端，那么此处用的是决明的气。也就是说，决明处理的是热气上壅，是在上的热。那么邪热在脏如何处理？五脏热相移，从哪一脏去清热都是可行的，而我一般从胃去治。因为五脏的能量基础大多来自于血，血也是五脏物质交换的一个基础层次，所以清五脏热一个很好的路径是从血分将热发掉。但是五脏热是有死症的，在治疗中需要我们去特殊注意一下，此处不再展开。

回到眼病上来，那么翼状胬肉如何治疗？

这一点我觉得《景岳全书》中所写是比较恰当的。《景岳全书·杂证谟·眼目》中对翼状胬肉有非常详尽的论述，主要集中在论证部分。这本书的体例大致按照经义、述古、论证、论治这样排列的。述古就是张介宾集合之前医家的比较优秀的论述，经义是摘抄《灵》《素问》《本经》《病源》等医经著作上面的相关章节，前期基础工作做的非常扎实。通过之前的讲解，经义部分我给大家已经有所普及，此处我们直接来看论证。

论证：

一、翳障当分虚实。大都外障者，多由赤痛而成，赤痛不已，则或为努肉，或为瘢瘀，此皆有余之证，治当内清其火，外磨其障。若内障者，外无云翳而内有蒙蔽，《纲目》谓其有翳在黑睛，内遮瞳子而然。《龙木论》又云：脑脂流下作翳者，足太阳之邪也；肝风冲上作翳者，足厥阴之邪也。故治法以针言之，则当取三经之俞，如天柱、风府、大冲、通里等穴是也。又闻有巧手妙心，能用金针于黑眼内拔去云翳，取效最捷者，此虽闻之，而实未见其人也。[6]312

《景岳全书·杂证谟·眼目》

论证首先表明"翳障当分虚实"。后面阐述了外障眼病与内障眼病的临床表现，外障大多为赤痛、努肉、瘢痕等有余之证，内障大多翳在黑睛，内遮瞳子。也就是说，外障大多是实火，内障大多是虚证。也正因为有外障和内障的不同，所以开篇即分虚实。而宽泛来说，近视眼就属于内障。

后面所说"脑脂流下作翳"，这其实是一个形象的说法，它想说明自上而下的白色翳覆盖在眼睛上的状态，而人们想当然地认为这是脑脂下流。后面给的针刺法很好用，大家可以参照学习。最后所说的金针拨障法，随着现代眼科手术的长足进步也基本上不用了。

又有所谓内障者，察其瞳子则本无遮隔，惟其珠色青蓝，或微兼绿色，或瞳人散大，别无热壅等证，而病目视不明，或多见黑花等证，此悉由肾气不足，故致瞳子无光，若有所障而内实无障也，治当专补肾水，气虚者尤当兼补其气。又有七情不节，肝气上逆，或挟火邪而为蒙昧不明，若有所障者，虽其外无赤痛，然必睛珠胀闷，或口鼻如烟，此亦有余之证。气逆者先当顺气，多火者兼宜清火；若气不甚滞，火不甚盛，必当滋养肝血。然有余者，多暴至，若因循日积者，多不足也，又当以此辩之。[6]312

（《景岳全书·杂证谟·眼目》）

这一段从内障到"兼补其气"结束，是张介宾写得最漂亮也是最能体现水平的一段，他太狡猾了。大家看，"目视不明，眼见黑花"这个症状很常见，应该好多人都会受飞蚊症的困扰。我曾经与师弟说到这一段，师弟说写的真好，既然"此悉由肾气不足"，那就补肾气嘛。就在方子里给病人用了诸如蛤蚧、人工虫草之药，病人服药后飞蚊症减的不太明显，还上火眼睛涩。这是为何？

可以说，肾气不足是导致"目视不明，眼见黑花"的直接原因，但不是根本原因。在临床上，往往长时间的"目视不明，眼见黑花"在肾气不足之前还有其他病机。如果这时候直接补肾气会出现两个问题，第一，补不进去；第二，会上火。张景岳就特别严谨，告诉我们"此悉由肾气不足，故致瞳子无光，若有所障而实无障也，治当专补肾水，气虚者尤当兼补其气。"也就是说应在补肾水的基础上再兼补其气，这即是养肾阴和助肾阴气化的过程，所以此处我认为写得非常到位。

后面又写有七情不节或挟火邪致病，在外虽没有眼目赤痛，却有睛珠胀闷、口鼻如烟等有余之证。大家临床应该见过口鼻如烟的病人吧，很多人风热感冒之后，就会说口腔和鼻子里面有干焦感，好像着火了，或者会闻到一股焦味。对于一周两周甚至一个月的这种短暂性、一过性的上火，上焦津液不足只是局部问题，治法养上焦津液即可。此时如北沙参、玉竹、菊花、桑叶，都可以用作养上焦津液的药。但是，对于长时间的内障眼病又兼有以上症状者，就不是简单的上焦津液不足的问题了。原文中也提到，可能是肝气上逆，又或者是肝阴虚，三焦津液不足，导致上焦的火浮越，上焦化燥后亦会出现口鼻如烟的症状。

后面说的也很明确，就是先看是否气逆，气逆的先顺气，火多的先清火。再看病程是长时间的还是短时间的，如果是短时间，则该理气理气，该清火的清火；如果是病程时间长而火不甚盛、气不甚滞，甚至是基础素质的问题，就需要以滋养肝血论治了。可以说张介宾每一句话都非常针对临床，只不过是后人对张介宾的看法有问题。最后一句也讲到，有余之病多是突然而至且病程时间短，即"暴至"。而"因循日积者，多不足"，说的十分清楚明了！

以上是论证，后面我们来看论治。

论治：

一、翳障遮睛，凡火有未清者，宜蝉花散、八味还睛散之类主之。凡退翳诸药，如白蒺藜、木贼、蜜蒙花、蛇蜕、青葙子、草决明、石决明、夜明砂之类，皆所宜用。然欲退翳于已成，终属费力，不若早杜其源也。

一、点眼诸方，载者固多，然皆不若金露散①之为妥也，或用丹砂散亦妙。若火连五脏，热毒深远，而凡过用寒凉点洗者，多致留邪，大非良法。若火邪不甚而暴为赤痛者，用鸡子黄连膏②，其效甚捷，或黄连膏。[6]312

因阵

蝉花散二十五：治肝经风热，毒气上攻，眼目赤痛，及一切内外翳障。

蝉蜕 甘菊花 谷精草 羌活 甘草（炒） 白蒺藜（炒） 草决明 栀子（炒） 防风 密蒙花 荆芥穗 木贼 川芎 蔓荆子 黄芩（各等分）

上为末，每服二钱，食后茶清调下。[6]821

（《景岳全书·杂证谟·眼目》）

论治第一段列举了退翳诸药，最后说"不若早杜其源"，突出未病先防的思想。

此处我想讲一味药，即白蒺藜。蒺藜是退翳的药物不假，但是我想借由蝉花散和八味还睛散再仔细讲讲。这两张方子均出自新方八阵之因阵。新方八阵是张介宾将自己的方子，按其功用思想分成补、和、攻、散、寒、热、固、因八类。

首先看蝉花散这张方子，荆芥穗、防风、菊花、羌活这些药是往上提的，以起到疏散的效果；蝉蜕、菊花、甘草、决明、木贼、黄芩、密蒙花作用部位偏于肝经，起

① 金露散出《景岳全书·卷之五十一德集·新方八阵·因阵》：治赤目肿痛，翳障诸疾。
天竺黄（择辛香者用） 海螵蛸（不必浸洗） 月石（各一两） 朱砂（飞） 炉甘石（片子者佳，煅淬童便七次，飞净，各八钱）
上为极细末，磁瓶收贮。每用时旋取数分，研入冰片少许。诸目疾皆妙。若内外眦障，取一钱许，加珍珠八厘，胆矾三厘。内珍珠须放豆腐中蒸熟用。若烂炫风眼，每一钱加铜绿、飞丹各八厘。如赤眼肿痛，每一钱加乳香、没药各半分。[6]679
② 鸡子黄连膏出《景岳全书·卷之五十一德集·新方八阵·因阵》：治火眼暴赤疼痛，热在肤腠，浅而易解者，用此点之，数次可愈。若热由内发，火在阴分者，不宜外用凉药，非惟不能去内热，而且以闭火邪也。用鸡子一枚，开一小窍，单取其清，盛以瓷碗，外用黄连一钱，研为粗末，掺于鸡子清上，用箸彻底速打数百，使成浮沫，约得半碗许，即其度矣。安放少顷，用箸拨开浮沫，倾出清汁，用点眼眦，勿得紧闭眼胞，挤出其药，必热泪涌出，数次即愈。内加冰片少许尤妙。若鸡子小而清少者，加水二三匙同打亦可。[6]679

到清热的效果；剩下两味药白蒺藜与蔓荆子，它们的效果就不仅仅是退翳了。

我们回头来看蝉花散的主治："治肝经风热，毒气上攻，眼目赤痛，及一切内外翳障"。从中可以看出，一切内外翳障放在最后，可以说是蝉花散兼治之症，而它主治则是肝经风热导致的眼目赤痛。在这个主证下，方中加入白蒺藜与蔓荆子两味药就是张介宾的高明之处。

因为虽然肝经风热、眼目赤痛有风热上壅的病机因素，但有一条一定要注意，就是风与热不会在人体上单独存在，风热邪气的上壅与上冲一定会伴有津液的流动。此时风热上壅，言外之意，患者眼周或眼系局部处于液体聚集的状态，用白蒺藜与蔓荆子正是为了打破这种聚集状态。这点在治疗近视眼时也需特别注意。

此处扩展一下近视眼的治疗，现如今很多孩子近视，补气、养阴、补肾、升提等思路都用了，但仍治不好。这是因为眼周局部总是处于高压状态，换言之，局部的水液不流通，是堵死了的，所以此时要加一些局部扩散的药进去。可以用围药，主要成分是白蒺藜和蔓荆子，将药打粉，在脑袋上做个头盔一扣一埋。思路可行，就是方法太笨了。

开药的时候加点白蒺藜、蔓荆子进去就可以很好的缓解这个问题。而且蔓荆子这个药我的体会，它是能够改变晶状体和玻璃体的变形问题，能让晶状体恢复一部分弹性，这是蔓荆子用法非常漂亮的地方。这点是我在打坐的时候发现的，具体就不展开了。

因阵

八味还睛散十一：治肝肺停留风热，翳膜遮睛，痛涩眵泪。

白蒺藜（炒，去刺）　防风　甘草　木贼　山栀仁（各七钱）　草决明（一两，炒）　青葙子（二钱半，炒）　蝉蜕（二钱）

上为细末。每服二钱，食后麦门冬汤调服。[6]820

（《景岳全书·杂证谟·眼目》）

然后我们再看八味还睛散的功效，"治肝肺停留风热，翳膜遮睛，痛涩眵泪"，此处明确说明，是肝肺上的热导致了眼部的疾病。那么在用药上很明显就会偏向于肝肺，因此选用了白蒺藜，用此药目的何在？肝肺停留风热，其实是肝或肺上存在津液的停聚，或者是肝肺上有结节。白蒺藜可以针对肝肺上的结节使用，二脏都可以到，具体看如何引导。治疗肺上结节其实还有更好用的一味药，葶苈子。葶苈子适用于结节、肺闭的情况，如果结节偏向于气管、支气管或纵隔，此时就应将葶苈子换成白蒺藜。再扩展一些，肺部钙化灶用白蒺藜效果不大，但局部磨玻璃影时这味药就非常好用。而在用的时候一定要配合润药，用马齿苋就可以，它也是一味能开心包的药。马齿苋作用在心包偏向于肺的部分，另一味药柏子仁，则作用在心包更偏向于心脏的部分。后面点眼诸方就不展开了。

3.眼赤痛

决明还可以治疗"眼赤痛"，这点是决明局部清热作用的体现。关于眼赤痛一病，《景岳全书·杂证谟·眼目》这一部分的论述很好。

论证：

眼目一证，虽古有五轮八廓及七十二证之辨，余尝细察之，似皆非切当之论，徒资惑乱，不足凭也。以愚论之，则凡病目者，非火有余则阴不足耳，但辨以虚实二字，可尽之矣。盖凡病红肿赤痛，及少壮暂得之病，或因积热而发者，皆属之有余。其有既无红肿，又无热痛，而但或昏，或涩，或眩运，或无光，或年及中衰，或酒色过度，以致羞明黑暗，瞪视无力，珠痛如抠等证，则无非水之不足也。虚者当补，实者当泻，此固其辨矣，然而实中亦有兼虚者，此于肿痛中亦当察其不足；虚中亦有兼实者，又于衰弱内亦当辨其有余。总之，虚实殊途，自有形气、脉色可诊、可辨也。知斯二者，则目证虽多，无余义矣。[6]311

（《景岳全书·杂证谟·眼目》）

开篇张介宾就开门见山地指出，眼目一证，古代有各种点，但看法又都觉得似而非。按照张介宾自己的看法，眼病证型很简单，不是火有余，就是阴不足。下文分论二者，这部分应该比较易懂，因为与现行的中医教材写的比较相似。少壮得病，有红肿热痛之症属于有余；而起病慢与各种损耗性的眼病，张介宾说的非常恳切，无非水之不足。但是这里要注意，"水之不足"包含肾气虚和肾精不足两点，填精之外再稍佐补气，这二者的操作是有区别的。

最后一段虚与实、有余不足之辩十分精妙。由此也能看出，张介宾还是一位非常伟大的哲学家，不是阴阳对立，而是阴中有阳、阳中有阴，所以他的文字也写得特别圆滑。实中有虚，虚中有实，这一段文字都讲到了。

一、眼科有风热之说，今医家凡见之证，无论有风、无风，无不称为风热，多从散治，而不知风之为义，最当辨析。夫风本阳邪，然必有外感，方是真风，因风生热者，风去火自息，此宜散之风也。若本无外感，止因内火上炎而为痒、为痛者，人亦称为风热，盖木属肝，肝主风，因热极而生风者，热去风自息，此不宜散者也。如果风由外感，必见头痛、鼻塞，或为寒热，或多涕泪，或筋骨酸疼而脉见紧数，方可兼散。[6]312

（《景岳全书·杂证谟·眼目》）

这一段开篇论风，对于风，我给大家讲得要比张介宾要深。张介宾认为由外感引起的风是真风，此风应当散，散之后火也就自然熄灭，火症也就散去了。后文又论内火上炎，即里热热势上炎导致的痒和痛。在张介宾的年代，人们把这种情况也称为风热，原因在于木、肝、风三者五行配属是一致的。而治疗这种风不应该用散法，应该滋阴潜阳。在本段最后还详细说了一下风由外感的诸多症状，以资鉴别。

若用我给大家讲的关于风的认知，这两种风其实是统一的，只不过病因不同、病位不同、影响身体的层次不同，所以治法上有所不同。

如无表证，而阴火炽于上者，则凡防风、荆芥、升麻、白芷、细辛、川芎、薄荷、羌活之类，皆不宜用；虽曰亦有芩、连、栀、柏，自能清火，然宜升者不宜降，用散者是也，宜降者不宜升，用清者是也。若用药不精，未免自相掣肘，多致可速者反迟，病轻者反重，耽视日久，而医障损明，无所不至，又孰能辨其由然哉？此不可不察其阴阳升降之道也。外有《升阳散火辨》在二卷中，亦宜参阅。[6]312

（《景岳全书·杂证谟·眼目》）

此段说如果没有表证，只是阴火炽于上（阴火为李东垣之说，即由内而生之火），羌防、荆芥这些辛散之药一概不能用。其中既包括辛热药，也涵盖辛凉之品，总之这种即不宜散。所以通常意义上的肝气郁滞，在外兼有表证时，可以用柴胡；在外不兼有表证时，可以用香附等等。换言之，前者带有升散的意思，后者则不然。而这只是用于指示思路，并不绝对，临证需各位自行斟酌。

后文分为宜升与宜降两类，"宜升者"即有外感，应该用散法。芩、连、栀、柏之类也可以用，但是重点在散，无所谓用什么散。"宜降者"即阴火炽盛，内在之火上炎导致的热症，应该用清降之法，而不能升散。

后"用药不精"一段张介宾说得非常恳切，许多病其实是能够速愈的，但是因为用药相互掣肘，往往会拖延病程。就我个人的体会来讲，这点把握起来很难。张介宾本人是从战场上下来的，我想他对事态的判断力和决断力要比我们强很多。由此可见，这也是需要练的，练的就是主观判断的精准性和对判断的把控能力。

论治：

一、火证眼目赤痛，或肿或涩，或羞明胀闷，凡暴病而火之甚者，宜抽薪饮加减主之。火之微者，宜徙薪饮、黄芩黄连汤之类主之。若阴虚而火盛者，宜加减一阴煎、泻白散、滋阴地黄丸之类主之。若久病不已，或屡发而多火者，宜黄连羊肝丸、明目羊肝丸，或固本还睛丸之类主之。[6]312

（《景岳全书·杂证谟·眼目》）

此段开始讲论治了。突然急性起病而且火热之象很重，此时应该用抽薪饮加减主之。后者火比较轻，宜徙薪饮、黄芩黄连汤主之。黄芩黄连汤大家比较熟悉，这里我们把抽薪饮和徙薪饮做个对比。抽薪饮组成是黄芩、石斛、木通、栀子、黄柏、枳壳、泽泻、细甘草。黄芩、石斛、木通、栀子、黄柏各用一二钱，量比较大；枳壳一钱半、泽泻一钱半、细甘草三分。所以抽薪饮这个方子思路清晰起来了，黄芩、栀子、黄柏用于清热，占的量和比例非常大，枳壳按大家的通俗理解是行气的，泽泻、木通是利尿的，石斛是滋阴的。另外，要特别注意此处用的是细甘草，张介宾对药的把控特别强大。粗甘草是以益气养阴为主，而细甘草是以活血通络为主。所以综上所述，抽薪饮的主要力量在清热上，次要力量在利尿上，再次之在于养阴，最次之是行气。

所以大家要知道，对于一个急骤的火证应该用清热的方法，而清的同时要讲究策略。首先，利尿是给热气一个通路——"通阳不在温，而在利小便。"[31]17（出自《温热论·论湿邪》）这句话本来是叶天士针对湿温阻塞气机，然后出现郁热的情况的。而对于突然而来、火势急骤的火证，利小便也是排除热邪的一个非常好的路径。然后，利尿的同时要佐以滋阴，这也是刚才所说阴阳互用的具体操作之一，最后再稍微行气。这张方子与张介宾前面所讲的治法也相吻合，从中大家可以学到火势急骤情况下的治疗方法。

火势微弱时用的是徙薪饮，其组成为："陈皮八分，黄芩二钱，麦冬、芍药、黄柏、茯苓、丹皮各一钱半"。热势不重，以黄芩二钱、黄柏一钱半二者清热；然后以麦冬、芍药各一钱半养阴，兼以茯苓利尿。一钱半丹皮活血亦可通络的，而且它通的络比细甘草通的络要粗一些。最后陈皮八分，微微行气。

此处大家要注意，清热药用黄芩和黄柏很有意思。黄芩和黄柏并不是我们通常理解的清上焦热、清下焦热。张介宾的认识很有见地，黄芩、黄柏包括黄连都是清三焦热的。至于是清哪一焦，这个其实与三者的炮制关系更紧密。当然这张方子没有说，我们就当成是一般用法即可。所以我们对比一下抽薪饮和徙薪饮，就会发现徙薪饮利尿的力量明显要比抽薪饮弱。因此也印证了上文的观点，对于火势急骤最快的解决办法除了直折清热外，就是利尿。

之前治了一位六七十岁的老爷子，最开始是中风后遗症，卧床日久又患坠积性肺炎。我给他治疗好转到开始长肌力，然后胃管掉了，老太太喂饭时呛了食物，又变成吸入性肺炎，发烧发到四十多度，体温计都测不出来了。下午三点半吃的药，晚七点体温从 40℃ 以上降到 37.3℃，算是治得比较有效了。这里面有一半就是抽薪饮的思路，还有一半儿是贞元饮的思路。而这一例吸入性肺炎的治疗方案就是出自张介宾这样一位非常伟大的临床医家。

一、真阴不足，本无火证，而但目视无光及昏黑倦视等证，悉由水亏血少而然，宜《济阴》地黄丸、左归丸之类主之。或兼微火者，宜明目地黄丸、固本还睛丸之类主之。若阴中之阳虚者，宜大补元煎、左归饮、人参养营汤、十全大补汤之类主之。

一、风热肿痛之证，察其果有外感，方可从散，宜芎辛散、明目细辛汤、助阳和血汤之类择而用之。若风热相兼者，宜芍药清肝散、当归龙胆汤、蝉花散之类主之。[6]312

（《景岳全书·杂证谟·眼目》）

第一段中所论的真阴不足的证治，大家有所了解即可，操作上注意两个方面，一个是补阴，再一个是肾阴气化的问题。我常用的套路是熟地配巴戟天，热量不足加川断，再不行则用菟丝子、蛇床子，换言之，这个其实就是地黄丸搭配九子衍宗丸的思路。第二段所述是间杂外感的情况，此处不做赘述，后世的温病学派做的非常漂亮。

4.泪出

决明子可以治疗"泪出"。人流泪的机制也是一个重点。

黄帝曰：人之哀而泣涕出者，何气使然？岐伯曰：……故悲哀愁忧则心动，心动则五脏六腑皆摇，摇则宗脉感，宗脉感则液道开，液道开，故泣涕出焉。[2]247

（《灵枢·口问第二十八》）

何为宗脉感？我个人认为，此处"感"通"撼"，即宗脉动而泪出。泪出其实与汗出的道理一样，首先阳加于阴（出自《素问·阴阳别论篇第七》："阳加于阴谓之汗"[2]25），再加上通路的顺畅，才会有津液的排出。而此时"阳加于阴"发生在五脏上，精气并于五脏，就会出现情志的变动。（出自《素问·宣明五气篇第二十三》："五精所并：精气并于心则喜，并于肺则悲……"[2]57）。然后阳加于阴，津液有了能量的驱动，通过宗脉与眼周的脉络流出来，就变成眼泪了。

在疾病的状态下要实现泪出需满足两个方面，一者有热量源，再者则是通路畅通。那么我们考察决明的适用情况，应该是眼周局部有热，通过诸如眼系、中脉等通路，感而泪出，在外表现为时时流泪。而如果是五脏有热，未必就表现为泪出了。

羖羊角

味咸，温。治青盲，明目，杀疥虫，止寒泄，辟恶鬼、虎狼，止惊悸。久服安心，益气，轻身。

概说：通络，开腠理；开心和小肠外周积聚。

1.青盲、明目

"青盲""明目"前面都讲过了，"青盲"就是眼睛外观无损，但是视物不清，病机在于五脏六腑之精气不得上注于目。所以治疗青盲，就使得五脏六腑精气上注于目即可。但是精气具体如何上注？此处先按下不表，接着往下看。

2.疥虫

何为"疥虫"？"疥"为痒疥疾，也就是一类瘙痒性的疾病。

疥者，有数种：有大疥，有马疥，有水疥，有干疥，有湿疥。多生手足，乃至遍体。大疥者，作疮，有脓汁，嫩赤痒痛是也。马疥者，皮肉隐嶙起，作根墌，搔之不知痛。此二者则重。水疥者，瘩癗如小瘭浆，摘破有水出。此一种小轻。干疥者，但痒，搔之皮起，作干痂。湿疥者，小疮，皮薄，常有汁出。并皆有虫，人往往以针头挑得，状如水内瘑虫。此悉由皮肤受风邪热气所致也。按九虫论云：蛲虫多所，变化多端，或作瘑、疥、痔、瘘，无所不为。[1]186

（《诸病源候论·疥候》）

前面这些症状我都有见过，但"有虫以针头挑得"我没在临床上经历过。病机此段也有所论述，"此悉由皮肤受风邪热气所致也"。我们再来看看后面九虫论中所说的"蛲虫"。

蛲虫，居胴肠，多则为痔，极则为癞，因人疮处以生诸痈、疽、癣、瘘、瘑、疥、龋虫，无所不为。[1]103

（《诸病源候论·九虫候》）

《病源》描述蛲虫在胴肠中，"胴肠"即大肠，会发为痈、疽、癣、瘘等等的病症。疥亦可因蛲虫所为，是蛲虫病的一个转归。

而"疥"中还有"干疥、湿疥"之分。

干疥但痒，搔之皮起，作干痂。此风热气深，在肌肉间故也。[1]186

（《诸病源候论·干疥候》）

湿疥起小疮，皮薄，常有水汁出，此风热气浅，在皮肤间故也。[1]186

（《诸病源候论·湿疥候》）

皮肤包含的层次比较广泛，有皮、有肤、也有肌肉，而疥虫的热则在三者之间。羧羊角有一定开腠理的性质，能够通络、开腠理，这是羧羊角第一个发挥作用的靶点，因此能够治疗疥虫。

3.寒泄，止惊悸

羧羊角还可以治疗寒泄、止惊悸。

"泄痢"有寒热两种，病因皆因风寒热气客于肠中，既可以是风寒，也可以是风热。临床上可以根据下痢大便的颜色来判断寒热，得热则黄，得寒则白，即热泄是黄色的，寒泄是白色的。如果下痢有血出，是因热灼伤肠中血络导致出血。

再来说"惊悸"，"惊"好理解，"悸"即心动的状态。《诸病源候论》有风惊悸候还有虚惊悸候，此处选用风惊悸候举例。

> 风惊悸者，由体虚，心气不足，心之腑为风邪所乘；或恐惧忧迫，令心气虚，亦受于风邪。风邪搏于心，则惊不自安。惊不已，则悸动不定。其状，目睛不转，而不能呼。诊其脉，动而弱者，惊悸也。动则为惊，弱则为悸。[1]16
>
> （《诸病源候论·风惊悸候》）

此段中所说的惊悸病机有两条：第一条是由于整体素质虚，心气不足；第二条则风邪所乘不在心上，是在心之腑——小肠上。小肠感受风邪，体虚心气不足，而出现了风惊悸候，也就是说风在小肠影响了心。

"或恐惧忧迫，令心气虚，亦受于风邪"这个是心虚不足也会受于风邪，这里是心受邪了，于是"风邪搏于心，则惊不自安"。都是影响了心，但是对于影响的来源，一个是可以在心的本脏，另外一个也可以是小肠，之后倒着往回影响到心。所以心气虚一定是一个根本的因素，如果心气实的话，小肠受风不会影响心。又或者心气实，心感受风邪就会传小肠去，也不会产生惊悸。对于风惊悸而言，一个核心的因素是心虚，心虚是基础。风邪可以在心也可以在小肠上。

那么羖羊角是怎么治的惊悸？言外之意，它能够散心或者小肠上的风邪，是通过心和小肠外周的三焦系统（气街系统）去散的。之后我们会讲到五脏积，很多同学可能会把五脏积跟经筋混淆。大家记着，五脏积是由于邪气和脏腑之气相抟，造成的病证。所以五脏积大多都是表现在脏腑的外周，随着病情的进展，它会和经筋产生一定的勾连，但是最开始都是在五脏的外周。这里面的心或小肠感受风邪，同样也会在心和小肠的外周产生积聚。羖羊角其实是能够开心和小肠积聚的这么一个药，开心积时会用的更多一些。有两三例用它非常有效，可能是羖羊角买对了，也是运气好。当然现在市场上羖羊角同名异物的东西很多，所以不好再给大家做进一步的解释了。

4.菟丝为之使

有一点需要注意的，治疗虫也罢，治疗心、小肠外周的积聚也罢，得需要能量，那这个能量是从哪来的？我觉得是从三焦来的。这是羖羊角的一个特征，用三焦的津液，由津液化气，然后治风开结的。陶弘景的《本草经集注》中载："羖羊角……菟丝为之使。"[15]411 也就是说菟丝子可以帮助羖羊角发挥它的作用。那原理是什么？菟丝子之前讲过，它是开肾经的，是由肾经化了一部分的气，帮助三焦之气，对羖羊角的作用产生一定的帮助。所以大家就知道三焦之气来源于哪儿了——有一部分是来自于肾经。所以炼精化气，包括保精节欲，都是能保护卫气的一个非常好的方法。

秦　皮

味苦，微寒。治风寒湿痹，洗洗寒气，除热，目中青翳白膜。久服，头不白，轻身，皮肤光泽，肥大有子。

概说：开脏腑外周，开经络，偏向于阴经、少阴；散剂效果好。

1.风寒湿痹，洗洗寒气

先说"风寒湿痹"，借此机会把《素问·痹论篇第四十三》讲一下。

"黄帝问曰：痹之安生？

岐伯对曰：风寒湿三气杂至，合而为痹也。其风气胜者为行痹，寒气胜者为痛痹，湿气胜者为著痹也。"[2]90

（《素问·痹论篇第四十三》）

黄帝问痹病是怎么得的？岐伯说"风寒湿三气杂至，合而为痹也。其风气胜者为行痹，寒气胜者为痛痹，湿气胜者为著痹也"这段文字大家很熟悉了，大家对痹的认识也就是来源于这段文字。对于定义而言，风寒湿三气合在一块才叫"痹"，分开就不是了，缺一个就不行。后面说风寒湿里面，风的因素比较多叫行痹，寒比较多的叫痛痹，湿比较多的叫著痹。不是说行痹就是风导致的，痛痹就是寒导致的，著痹就是湿导致的，不要有这种认识。痹病一定是风寒湿都有的。

"帝曰：其有五者何也？

岐伯曰：以冬遇此者为骨痹，以春遇此者为筋痹，以夏遇此者为脉痹，以至阴遇此者为肌痹，以秋遇此者为皮痹。"[2]90

黄帝问岐伯，为什么有五种？岐伯说冬天遇风寒湿三气杂至，这个病叫骨痹，春天遇到发为筋痹，夏天叫脉痹，长夏遇到为肌痹，秋遇此为皮痹。我们再去细细研究一下，大家就会把注意力放在春、夏、长夏、秋、冬跟筋、脉、肉、皮、骨的对应上了。但是对应来对应去，对应不出个所以然。中医的原始思维不是对应，也不是相关。那我们就要提问了，凭什么说"冬遇此者为骨痹……"？首先骨、筋、脉、肌、皮和解剖层次有关，解剖层次是由体表到身体深部逐渐递进深入的。冬、春、夏、长夏、秋，是什么因素变了？或者说某种因素改变影响了什么，从而引起邪气从表到里有一个递进的变化？这个就是天地时序对身体正气的影响。不是冬天遇到风寒湿痹就叫骨痹，而是因为冬天人的气都是沉在里面的，正邪相持的主战场发生在骨，所以叫骨痹；春天人的正气主要在筋的层次，所以春遇此为筋痹；夏天在脉的层次……这是生理基础。

因常达变，假设一个人在春天得了骨痹，这种情况我见过，不是春天，而是春夏交接之际，诊所来了一个小孩找我看病。父母带着片子从河北到北京再到天津，很多大医院都走遍了，协和也去了，说是骨癌。然后我看了片子，片子上确实是像骨癌，胫骨粗隆靠近膝关节那儿有个大窟窿。但是看症状不像，为什么呢？我拿针扎了几针。如果是骨癌，扎完针之后检查看疼痛能不能减轻，骨癌是不能减轻的。这个孩子是父亲背着他上的二楼，进的诊所。我给她扎了几针，扎完之后，让孩子下地走，能自己下地走。如果是骨癌，这是办不到的。那为什么会春夏之际得了这个病？因为小孩正气比较弱，能量比较低。而且孩子平时总吃冰棍，这个病是怎么得的？因为运动之后吃冷饮，之后继续吹空调，然后就邪气入里了，直中少阴，直中于骨，是这样得的。所以要明白这里冬为骨痹，春为筋痹，夏为脉痹，至阴为肌痹，秋为皮痹，其实说的是春夏长夏秋冬时人体正气所在的一个层次。如果放到战争上来看，这是兵力的部署决定了战场的位置。

帝曰：内舍五脏六腑，何气使然？

岐伯曰：五脏皆有合，病久而不去者，内舍于其合也。故骨痹不已，复感于邪，内舍于肾；筋痹不已，复感于邪，内舍于肝；脉痹不已，复感于邪，内舍于心；肌痹不已，复感于邪，内舍于脾；皮痹不已，复感于邪，内舍于肺。所谓痹者，各以其时重感于风寒湿之气也。[2]90

（《素问·痹论篇第四十三》）

黄帝问岐伯，痹病跑到五脏六腑去了是为什么？岐伯说"五脏皆有合，病久而不去者，内舍于其合也"这很明显是通过经络系统由表入里的。"故骨痹不已，复感于邪，内舍于肾"如果邪气特别明显，而且这时候是脏虚的情况，也是可以直接入脏的。骨痹没有好，又感受了风寒湿邪，就跑到肾上去了；"筋痹不已，复感于邪，内舍于肝"由筋到肝；脉复感于邪会到心；肌复感于邪会到脾；皮复感于邪会到肺。

原理是什么？岐伯给的说法是："皆有合，病久而不去者，内舍于其合"，在我看来它其实是五脏藏五体之气，按岐伯说这个过程是通过经络连接的，也是可以说得通的。

凡痹之客五脏者，肺痹者，烦满喘而呕；心痹者，脉不通，烦则心下鼓，暴上气而喘，嗌干善噫，厥气上则恐；肝痹者，夜卧则惊，多饮数小便，上为引如怀；肾痹者，善胀，尻以代踵，脊以代头；脾痹者，四肢懈惰①，发咳呕汁，上为大塞；肠痹者，数饮而出不得，中气喘争，时发飧泄；胞痹者，少腹膀胱按之内痛，若沃以汤，涩于小便，上为清涕。[2]90

（《素问·痹论篇第四十三》）

说的是五脏痹的症状。

肺痹是"烦、满、喘、呕"，四个症状在一起。

心痹第一是"脉不通"，对于"烦则心下鼓"有没有人见到过类似的病人？他会告诉你在特定情况下，心下突然间就鼓起来。"暴上气而喘"就是突然间的一个动作。"嗌干善噫，厥气上则恐"这些是心痹。

再看肝痹，"夜卧则惊"这种病人我见过，不是说晚上睡觉会容易惊醒，是有特定条件的，病人躺着没事，侧卧也没事，但是趴着就会容易猝然惊醒。"多饮数小便"，喝得多小便多。"上为引如怀"从喉咙到心口窝感觉是揪着的，我的感觉它不是肝系症状，应该算作是心包的症状。

"肾痹者，善胀，尻以代踵，脊以代头"，肾痹容易产生胀，例如四肢肿、头面肿。"尻以代踵"，尻是臀部，用臀部代替脚后跟；"脊以代头"用脊背来代替头，意思这个人身子是弓着的，头是低着的，脊背高于头，是这么一个形象。

脾痹出现了四肢懈惰，会咳，会呕汁，呕多了是胆汁，呕少了就是胃内容物。"上为大塞"上面是堵着的。

"肠痹者，数饮而出不得，中气喘争，时发飧泄"，就是肠子的功能受到了限制。

---

① 原本作"四支解惰"，径改为"四肢懈惰"。

"饮"是喝得多，这种一般总喝酒的人会多见，喝了酒之后，正常人解酒是通过出汗或者小便，但他出不来。"中气喘争"肚子里面开始各种较劲，比如喝了酒之后，解酒时候喝了点凉茶。"时发飧泄"因为前面是"不得出"，这种"时发"是不确定性的，就是突然间会发飧泄。有的身体壮盛的人，会突然间呕吐，是一种突然性，没有明显时间节律的一个情况。

"胞痹少腹膀胱按之内痛"，这里的胞不是女子胞。胞是膀胱之胞。"若沃以汤"就像拿热水泡着一样，肚子里是灼热状。"涩于小便，上为清涕"，下面是小便黄短赤，尿不出来，上面还会流清涕，很有可能是因为膀胱受邪，外有寒邪在。

阴气者，静则神藏，躁则消亡，饮食自倍，肠胃乃伤。淫气喘息，痹聚在肺；淫气忧思，痹聚在心；淫气遗溺，痹聚在肾；淫气乏竭，痹聚在肝；淫气肌绝，痹聚在脾。诸痹不已，亦益内也。其风气胜者，其人易已也。 [2]91

（《素问·痹论篇第四十三》）

这段说的是阴气的性质。"阴气者，静则神藏，躁则消亡"阴气如果能够沉静下来神就能有所藏。阴气如果沉不下来，阴气躁就由阴化阳了。"消亡"有可能是神消亡，也有可能是阴气消亡。神即血气也，血气就是神。"饮食自倍，肠胃乃伤"就是吃撑了，肠胃受到了损伤。

"淫气喘息，痹聚在肺；淫气忧思，痹聚在心……"这段好些人解释不清。《说文解字》说："淫，浸淫随理也"[5]551，"淫气喘息"就是气，浸淫随理出现了喘息的症状。"痹聚在肺"，不是肺痹，是将要肺痹的一个状态。那大家知道是什么气了么？"风寒湿三气杂至，合而为痹"。具体是怎么聚在肺的？"淫"字就说的很清楚，"浸淫随理"，是通过"理"，腠理的"理"浸淫进去的。所以我们回过头看上面说"五脏皆有合，病久而不去者，内舍于其合也"应该是通过"合"，走的是腠理，腠理之后"复感于邪"到的五脏。当然这并不矛盾，等回头讲《灵枢·经筋篇》的时候大家就能明白了，经络其实是依附于腠理的，目前先当成一个结论，把它记下来。"淫气忧思，痹聚在心"，受到风寒湿三气影响出现了忧思的症状，将出心痹；遗尿是将出肾痹；乏竭将出肝痹；肌绝将行脾痹。"诸痹不已，亦益内也"，没有好，会更往里走，比将作五脏痹的层次更深。例如"痹聚在肝"是在肝的外周聚集了痹，更往里走，就变成五脏的内痹了。"其风气胜者，其人易已也"就是它能侵淫随理，也就能外出。这里说了"风气盛者"——风的因素比较多的痹，这类患者更容易好。

帝曰：痹，其时有死者，或疼久者，或易已者，其故何也？

岐伯曰：其入脏者死，其留连筋骨间者疼久，其留皮肤间者易已。[2]91

（《素问·痹论篇第四十三》）

这说的是痹的症状不同对应的病位不同。"留连筋骨间者疼久，留皮肤间者易已"刚才说了，"皮、脉、肉、筋、骨"是痹所在的层次，跟人体的正气也是相关的。"其入脏者死"前面痹聚心、肝、脾、肺、肾之后"亦益内也"就会入脏。入脏之后，人就死了。

帝曰：其客于六腑者何也？

岐伯曰：此亦其食饮居处，为其病本也。六腑亦各有俞，风寒湿气中其俞，而食饮应之，循俞而入，各舍其腑也。[2]91

（《素问·痹论篇第四十三》）

客在六腑是什么样的？岐伯说客于六腑的痹，病源最早也是来自于饮食居处，所以生活上要精致。"六腑亦各有俞，风寒湿气中其俞，而食饮应之"讲的是六腑有俞穴，风寒湿外中其俞，然后吃点儿凉的，外感内伤合一块儿了。"循俞而入，各舍其腑"有一个循着俞穴而入的过程，然后到腑了。所以风寒湿侵入人体，从五体到五脏六腑的过程，既有经络的因素，也有腠理的因素。

帝曰：以针治之奈何？

岐伯曰：五脏有俞，六腑有合，循脉之分，各有所发，各随其过，则病瘳也。[2]91

（《素问·痹论篇第四十三》）

黄帝问岐伯，用针怎么治？岐伯说"五脏有俞，六腑有合"，大家是不是觉得那五脏就取俞穴，六腑就取合穴呢？后面还说了"循脉之分，各有所发"，首先在取俞还是取合之前，得先确定在哪个脉上。比如说痹，不是只有五脏痹、六腑痹，也可能在肌、在筋、在骨，可以在身体的任何地方，"循脉之分"要先确定它在哪个脉上，"各有所发"然后去判断病是从哪儿来的。如果病是从体来，还没有入脏腑，将入脏腑还没有入脏腑，是从外向里。如果已经在脏腑，在往外传，治病的时候，就有一个方向性了。"各随其过，则病瘳也"，哪条经有错，就去治哪条经，病会好。所以"五脏有俞，六腑有合"只是一个方面，重点是把握病的过程，这不仅是痹病如此，其他病也一样。

在治病的时候一定不是说症状 A、B、C 放一块儿，就辨证开药了。应该知道病怎么来的，怎么得的，病将如何发展，知道怎么治，还要知道治法对患者的影响，这时候论治才是有意义的，否则没有意义。病怎么来的？说句不好听的，各种病来的根源都是因为人生下来。这里面就涉及到关于病的因果、许多事情的因果，能不能做到穷尽因果？凡人是做不到的，所以中医有很大的一个空间在修行上。

帝曰：荣卫之气亦令人痹乎？

岐伯曰：荣者，水谷之精气也，和调于五脏，洒陈于六腑，乃能入于脉也。故循脉上下，贯五脏，络六腑。卫者，水谷之悍气也，其气慓疾滑利，不能入于脉也，故循皮肤之中，分肉之间，熏于肓膜，散于胸腹，逆其气则病，从其气则愈，不与风寒湿气合，故不为痹。[2]91

（《素问·痹论篇第四十三》）

岐伯说："荣者，水谷之精气也，和调于五脏，洒陈于六腑，乃能入于脉也"营气是水谷的精气，作用是"和调五脏，洒陈六腑"盈润脏腑用的，盈润之后乃能入于脉。营气是先在五脏六腑转了一圈，然后才入脉行于脉中的。

"卫者，水谷之悍气也，其气慓疾滑利，不能入于脉也，故循皮肤之中，分肉之间，熏于肓膜，散于胸腹"，卫气不循于脉。卫气分布的区域在"皮肤之中，分肉之间，熏于肓膜，散于胸腹"，反正只要不入脉的地方，卫气都能在。"逆其气则病，从其气则愈"，"其气"既包含了荣气，也包含了卫气。逆身体的正气则病，从身体的正气则愈。因为痹是风寒湿三气杂至，相对来说是一个聚集性的疾病。如果能随着正气，随着气血来回飘，那就不是"痹"了，可能是"疟"——"其出于风府，日下一节"[2]76。所以营卫之气不产生痹是有条件的，条件就是风寒湿三气是顺营卫之气的，顺营卫则不产生痹。如果逆营卫的运行，或者说它和营卫打架，待在一个地方不动了，就是痹。

帝曰：善。痹或痛，或不痛，或不仁，或寒，或热，或燥，或湿，其故何也？

岐伯曰：痛者，寒气多也，有寒故痛也。其不痛不仁者，病久入深，荣卫之行涩，经络时疏，故不通，皮肤不营，故为不仁。其寒者，阳气少，阴气多，与病相益，故寒也。其热者，阳气多，阴气少，病气胜，阳遭阴，故为痹热。其多汗而濡者，此其逢湿甚也，阳气少，阴气盛，两气相感，故汗出而濡也。[2]91

（《素问·痹论篇第四十三》）

痹有若干的症状：痛或不痛、或不仁、或寒或热、或燥或湿，原因是什么？

岐伯说，痛是因为寒气多，不痛不仁是因为病久入深。"荣卫之行涩，经络时疏"说的是身体的反馈机制不敏感了。"皮肤不营，故为不仁"，"不仁"是卫气不行的一个表现，"营卫之行涩"导致不痛不仁。所以好些疾病发展过程中，没有外在的感觉知觉了，不是病好了，而是病得更严重了。"其寒者，阳气少，阴气多，与病相益，故寒也"，寒是因为阳气少，阴气多。这里面侧重"阴阳之气"，"阴阳之气"多指卫气少，营气多，与病相益，和风寒湿的病性相得益彰了。

"其热者，阳气多，阴气少，病气胜，阳遭阴，故为痹热"，阳气多，阴气少，卫气多，营气少，病邪又很重，所以会产生热证。"其多汗而濡者，此其逢湿甚也，阳气少，阴气盛，两气相感，故汗出而濡"，痹病的诸多症状和营卫的关系非常密切。

帝曰：夫痹之为病，不痛何也？

岐伯曰：痹在于骨则重，在于脉则血凝而不流，在于筋则屈不伸，在于肉则不仁，在于皮则寒，故具此五者则不痛也。[2]92

（《素问·痹论篇第四十三》）

刚才说到"不痛不仁"，所以黄帝就问岐伯，痹病如果不疼是为什么呢？岐伯说，"具此五者则不痛"，集齐五种痹就不疼了。痹既在骨也在脉，还筋，还在肉，还在皮，从表到里都集齐了，就不疼了。

凡痹之类，逢寒则虫，逢热则纵。帝曰：善。[2]92

（《素问·痹论篇第四十三》）

只要是痹就满足此特征——"逢寒则虫，逢热则纵"，遇到寒会挛缩，遇到热会弛纵。这其实是针对"痹在筋"说的。大家回头翻翻《灵枢·经筋第十三》，仲春痹、仲夏痹、仲秋痹、仲夏痹等等各种痹，其实主要是对筋痹说的。但是在皮上就不是了，在皮上表现为寒，"在于皮则寒，在于肉则不仁"，也会有类似的特征。但是皮不像筋肉，弹性不是特别好，可能会表现出皮肤局部的紧绷状态，或者局部皮肤气血的灌注不正常，这些都是有可能的。痹论篇就说完了。

秦皮可以治疗风寒湿痹。刚才讲痹可以在皮、脉、肉、筋、骨，可以在五脏六腑，那秦皮治的痹在哪？"洗洗寒气"是寒气不盛的样子，说明秦皮能除寒。但秦皮是味苦寒的一味药，那怎么能治寒呢？这里风寒湿痹的病位，包括秦皮是怎么以寒治寒的，这些问题我们先打个问号，接着往下看。

2.除热

秦皮能够"除热"，讲秦皮除热顺便借着两张方子讲，分别是白头翁汤和白头翁加甘草阿胶汤。

> 热利重下者，白头翁汤主之。
> 白头翁汤方
> 白头翁二两　黄连　黄柏　秦皮各三两
> 上四味，以水七升，煮取二升，去滓，温服一升，不愈更服。[4]69

（《金匮要略·呕吐哕下利病脉证治第十七》）

> 产后下利虚极，白头翁加甘草阿胶汤主之。
> 白头翁加甘草阿胶汤方
> 白头翁二两　黄连　柏皮　秦皮各三两　甘草二两　阿胶二两
> 上六味，以水七升，煮取二升半，内胶，令消尽，分温三服。[4]81

（《金匮要略·妇人产后病脉证治第二十一》）

白头翁汤"热利重下"，白头翁加甘草阿胶汤"产后下利虚极"，为什么会有"下利"？之前讲《诸病源候论》说过。

> 肠胃虚弱，为风邪冷热之气所乘。肠虚则泄，故变为利也。此下利是水谷利也，热色黄，冷色白。[1]216

（《诸病源候论·下利候》）

就是肠胃虚弱，风冷和风热都可以导致下利，肠虚则泄。如果风热，是色黄，如果是风寒邪气，就是色白。所以白头翁汤的"热利下重"说的是由风热邪气引起，同时伴有下利的症状，用的是白头翁汤。我们看组成：白头翁、黄连、黄柏、秦皮。把白头翁去了，剩了黄连、黄柏、秦皮，由热引起的，用黄连、黄柏清热；下利，就从小便分消一部分水液，好像没有白头翁也行。

那"产后下利虚极，白头翁加甘草阿胶汤主之"，更有意思了，很虚的一个状态，白头翁汤加了甘草跟阿胶。一个这么虚的状态，用黄连跟黄柏，难道不怕把胃口伤了吗？这里关键主要就在白头翁上。要是按照白头翁汤来说的话，好像把白头翁去了，直接用黄连、黄柏、秦皮也未尝不可，但是为什么还以白头翁来命名方子？白头翁是干什么的？

白头翁：味苦温。治温疟，狂易，寒热，癥瘕积聚，瘿气，逐血，止痛，疗金疮。

（《神农本草经》）

（1）温疟：

夫温疟与寒疟安舍？温疟者，得之冬中于风寒，寒气藏于骨髓之中，至春则阳气大发，邪气不能出，因遇大暑，脑髓烁，脉肉消释，腠理发泄，因有所用力，邪气与汗偕出。此病藏于肾，其气先从内出之于外，如此则阴虚而阳盛，则热。衰，则气复反入，入则阳虚，阳虚则寒矣。故先热而后寒，名曰温疟。疟先寒而后热，此由夏伤于大[①]暑，汗大出，腠理开发，因遇夏气凄沧之水寒，寒之藏于腠理皮肤之中，秋伤于风，则病成矣。夫寒者，阴气也；风者，阳气也。先伤于寒而后伤于风，故先寒而后热，病以时作，名曰寒疟。先伤于风而后伤于寒，故先热而后寒，亦以时作，名曰温疟。夫病疟六七日，但见热者，温疟矣。[1]67

（《诸病源候论·温疟候》）

温疟是因为冬中风寒，寒气在骨髓里，到了夏天，剧烈劳动后腠理发泄，出大汗，邪气就会外出。"先从内出之于外"，因为出了大汗，所以会阴气虚、阳盛，这时候

① 原本无"大"字，据《素问》补。

就会产生热证。随着汗出，津液和卫气也会出，随着卫气衰弱，"衰则气复反入"，寒气又回去到肾、到骨髓上去了。肾和骨髓是相通连的，因为五脏藏五体的精气，像肝藏筋膜之气，肾藏骨髓之气。"入则阳虚"，进去之后阳虚，阳虚则寒，所以是先热后寒，形成温疟。温疟的病因在于冬伤于风寒，寒气藏于骨髓，出不去。温疟治疗时无外乎就是两个路径：一个是把骨髓里的寒气拔出去，或者说在肾的寒气拔出去；另外一个就是，在夏天寒气出来的时候，及时补充卫气，把气补足了，然后寒气就回不去了，能直接挡在外面。白头翁是怎么治的温疟？我们留着疑问，接着往下看。

（2）狂易（阴阳易）：

关于"狂易"，看到好多不懂训诂的人做的解释都不太准确，例如"阴阳易"，是说病快好时，夫妇交合后，男传女女传男，这是错误的。"易"怎么解释？"易"跟"疮疡"的"疡"去了病字头里面东西比较像，"易"通"疡"。"阴阳易"说的是阴阳疮。所以《金匮要略·百合狐惑阴阳毒病证治第三》讲的是"狐惑"，"蚀于喉为惑，蚀于阴为狐"[4]13，就是两头发疮的事。所以"狂易"其实是"狂疡"，讲的是疮疡病带有狂的症状。

这里先按下不表，不解释病机，因为这里生疮产生狂症的病因病机太多了，像热毒入里、津液不足、阳明实证，都有可能，病因太多了。

（3）寒热：

"寒热"之前也说了，"阳虚则外寒，阴虚则内热，阳盛则外热，阴盛则内寒"，主要治病的路径和三焦密切相关。关键在后两个，"因于露风，阴于寒热；小骨弱肉者，善病寒热"，后面还有"骨寒热"。白头翁治的其实就是"骨寒热"。我们当时讲"汗注不休，齿本槁，取其少阴于阴股之络"是为了通络通经。因此白头翁是一个特别好的开肾经的药，能到肾的外周。

（4）癥瘕：

癥者，由寒温失节，致腑脏之气虚弱，而食饮不消，聚结在内，染渐生长。块段盘牢不移动者，是癥也，言其形状，可微验也。若积引岁月，人即柴瘦，腹转大，遂致死。诊其脉弦而伏，其癥不转动者，必死。[1]107

（《诸病源候论·癥候》）

癥瘕者，皆由寒温不调，饮食不化，与脏气相搏结所生也。其病不动者，直名为瘕。若病虽有结瘕，而可推移者，名为癥瘕。瘕者，假也，谓虚假可动也。[1]107

（《诸病源候论·癥候》）

"癥瘕"是跟脏腑之气相搏结产生的。再看"积聚"。

（5）积聚：

积聚者，由阴阳不和，腑脏虚弱，受于风邪，搏于腑脏之气所为也。腑者，阳也。脏者，阴也。阳浮而动，阴沉而伏。积者阴气，五脏所生，始发不离其部，故上下有所穷已；聚者阳气，六腑所成，故无根本，上下无所留止，其痛无有常处。诸脏受邪，初未能为积聚，留滞不去，乃成积聚。[1]105

（《诸病源候论·积聚候》）

"诸脏受邪"明确是脏受邪，"初未能成积聚"最开始还不叫积聚，"留滞不去，乃成积聚"，待的时间太久了才叫积聚。跟刚才讲的五脏痹，痹聚在肺、痹聚在脾等等，都有一个脏受邪的过程，但是还没有成积聚、成实病。下面肝、心、脾、肺、肾这几个积的症状，得带着大家看一下，因为这些在临床上挺常用的。

肝之积，名曰肥气。在左胁下，如覆杯，有头足，久不愈，令人发痎疟，连岁月不已。以季夏戊己得之，何以言之？肺病当传肝，肝当传脾，脾季夏适王，王者不受邪，肝复欲还肺，肺不肯受，故留结为积，故知之肥气以季夏得之也。[1]105

（《诸病源候论·积聚候》）

"肝之积，在左胁下，如覆杯""肺之积，在右胁下"。其实肝积跟肺积，其实在很多大病的早期，或者是在大病的相持阶段，也能表现出肝积和肺积的表现，但是表现不是明确的在左胁下。真正在左斜下或者右胁下如果能摸到肝积、肺积，就说明这个人离快挂了不远了。在大病的相持阶段，或是在早期的时候，也会表现出来肝积和肺积，甚至大家现在可以摸摸自己的肚子，可能也能摸着。具体怎么摸，等到讲经筋的时候我会现场教。摸一摸腹直肌，摸一摸肾的经筋就很容易判断了。左侧的经筋明显粗硬于右侧的经筋，这时候我们就可以判定它为肝积；若右侧的经筋普遍粗硬于左侧的经筋，这时候我们就可以判断它为肺积。

病机是如何？"肺病当传肝，肝当传脾，脾季夏适王，王者不受邪"，脾夏天的时候能量最足，所以肝传不了脾。"肝复欲还肺，肺不肯受，故留结为积"，就是肝积来自于肺，肺病传肝，肺病当愈。这时候邪气已经传到肝了，再往下该传脾了，但逢时长夏，脾气足，所以传不过去。另外因为肺病已经好了，然后肺的正气在恢复。这时候肝病再想传回去，又传不回去，就变成肝积了。肝积的病因是病积在肝，堵在肝上，不能回传也不能下传导致的。肝积的出现说明第一，没有下传到脾，第二，往肺传不回去，这样看来可能还是个好事，但是临床上没有这么美的事。一般肝病为什么不回传于肺，更大可能是因为肺部的邪气也是满的，才传不过去，所以很多时候是肝积肺积并见。再有就是肝积不继续传于脾，是因为夏季的缘故。那如果不是夏季，或者说夏季过了呢？还是要传到脾的。所以"见肝之病，知肝传脾，当先实脾……肝虚则用此法，实则不在用之"[4]3（出自《金匮要略·脏腑经络先后病脉证第一》）所以要知道积聚是有五脏虚的因素在的。

心之积，名曰伏梁。起脐上，大①如臂，上至心下，久不愈，令人病烦心②。以秋庚辛得之，何以言之？肾病传心，心当传肺，肺秋适王，王者不受邪，心欲复还肾，肾不肯受，故留结为积，故知伏梁以秋得之也。[1]105

（《诸病源候论·积聚候》）

什么叫"伏梁"，"伏"就是趴着藏起来的意思；"梁"是大的木头，桥梁、房梁那种。"伏梁"就是隐匿起来的大的桥状物。就单独"伏梁"而言，回归到《灵枢》《素问》《难经》的文义上，"裹大脓血，居肠胃之外"[2]84，不单纯是心积，是多种因素导致的腹部皮下有像桥梁一般的东西，这是"伏梁"的本意。"心之积，名曰伏梁"就是心积的样子也像肚子里面有一个隐匿的桥样的东西，位置是从脐上到心下。最开始的时候也没多粗，可能就圆珠笔芯粗细，会逐渐地增粗并向两边扩展。解剖位置和白线是很像的，后面就和腹直肌绑在一块了。那时候就变成伏梁了。真的就变成一个桥状物了，在肚子里横着，下手可得。"肾病当传心，心当传肺，肺秋适旺，旺者不受邪"，也是肺不受邪，肾病又传不回去，所以就结在心，形成了伏梁。所以关于"伏梁"的治疗思路，第一方面泻心；第二方面补肺，不能让传过去；第三方面泻肾实。

心积是和许多病并见的，许多病的发展阶段都能出现心积的过程，就因地制宜了。

① "大"字原脱，据《难经》补。
② 原本无"久不愈，令人病烦心"，据《难经》补。

　　脾之积，名曰否气。在胃脘，覆大如盘，久不愈，令人四肢不收，发黄疸，饮食不为肌肤。以冬壬癸得之，何以言之？肝病传脾，脾当传肾，肾冬适王，王者不受邪，脾欲复还肝，肝不肯受，故留结为积，故知否气以冬得之也。[1]105

（《诸病源候论·积聚候》）

　　去年还是前年冬天，门诊上就来了一个小哥，脸色是黄黄的，总感觉没力气、累，也是冬天时候发病。看了脉之后，就是很典型的脾积。脾积怎么治？经文里说了"肝病当传脾，脾当传肾"，脾气从肝上来，要补肾泻肝，之后再看虚实如何调整，也是这个思路。

　　肺之积，名曰息贲。在右胁下，覆大如杯，久不愈，令人洒淅寒热，喘嗽发肺痈。以春甲乙得之，何以言之？心病当传肺，肺当传肝，肝以春适旺①，旺者不受邪，肺欲复还心，心不肯受，故留结为积，故知息贲以春得之也。[1]105

　　肾之积，名曰贲豚。发于少腹，上至心下，若豚贲走之状，上下无时。久不愈，令人喘逆，骨萎少气。以夏丙丁得之，何以言之？脾病当传肾，肾当传心，心夏适旺，旺者不受邪，肾欲复还脾，脾不肯受，故留结为积，故知贲豚以夏得之也。此五者为五积也。[1]105

（《诸病源候论·积聚候》）

　　"息贲"算是一个病名，"息"是呼吸，"贲"是膈肌。"息贲"意思就是呼吸的时候膈肌浮动是相当明显的，这是它的本意。严重了会在右胁下，不严重的时候只是右侧的经筋会明显一些。"覆大如盘，久不愈，令人洒淅寒热，喘嗽发肺痈"，发肺痈的时候可能会在右胁下见到有肺积出现。还有个肾之积，看看就行，不展开了，以后大家在临床上慢慢摸。

　　诊其脉，快而紧，积聚。脉浮而牢，积聚。脉横者，胁下有积聚。脉来小沉实者，胃中有积聚，不下食，食即吐出。脉来细沉附骨者，积也。脉出在左，积在左；脉出在右，积在右；脉两出，积在中央，以部处之。"[1]105

（《诸病源候论·积聚候》）

---

① 原本作"王"，径改为"旺"。

这里讲的是积聚的特征，都有紧实象在。另外，积聚出现的位置和身体解剖部位是相对应的，可以用形体脉法检查出来。然后就是五脏积脉的脉形。

诊得肺积脉，浮而毛，按之辟易。胁下气逆，背相引痛，少气，善忘，目瞑，皮肤寒，秋愈夏剧。主皮中时痛，如虱缘状，其甚如针刺之状，时痒，色白也。[1]105

（《诸病源候论·积聚候》）

"浮而毛，按之辟易"就是它总跳，摸这个脉它左右弹，就是肺积脉的一个前兆。"胁下气逆，背相引痛"感觉胁下是顶着的，胁下牵引后背，牵引痛。这个牵引不是从里面牵引，是从外面牵引，是在肌肉层，具体怎么牵引的？回头讲经筋课大家就都明白了。"虱缘状"，就是会感觉皮中偶尔会有痛觉，就像小虫爬过的感觉，会带着一点点丝丝拉拉的疼，呈线状。"其甚如针刺之状"感觉皮肤上会疼。肺积一般用宣肺方法就可以治了。"肺积脉，浮而毛，按之辟易"很典型是息贲出右胁下之前的脉象。如果是出右胁下的息贲，在右关下的脉位会有一个紧实的象。这里的脉象是肺积之前出的一个症状，

诊得心积脉，沉而芤，时上下无常处。病悸，腹中热，面赤，咽干，心烦，掌中热，甚即唾血。主身瘈疭，主血厥，夏瘥冬剧。色赤也。[1]105

（《诸病源候论·积聚候》）

这里要把握"沉而芤"的脉象。"心之积，名曰伏梁"，如果有结实的象，在脉上会有一个体现，例如紧实的脉。很显然没有，这里的心积脉，是纯虚象。所以这里的脉象和后面的症状都是心积之前出现的若干症状。也不会全出现，有可能出现一个或者两三个症状蹦出来，比如"病悸，腹中热，面赤，咽干，心烦，掌中热"。后面"主血厥"不是说心积脉出现的时候就血厥，是当"沉芤，上下无常处"这个情况时间久了，突发一个偶然因素，如外界刺激，导致血上涌，血崩了，就叫"血厥"。"夏瘥冬剧"冬天重，夏天还好一些。所以心脑血管疾病冬天比较多一些。

诊得脾积脉，浮大而长。饥则减，饱则见膜，起与谷争，累累如桃李，起见于外。腹满，呕，泄，肠鸣，四肢重，足胫肿，厥不能卧。是主肌肉损，季夏瘥春剧，色黄也。[1]105

（《诸病源候论·积聚候》）

与心积一样，"浮大而长"也是脾积将得之前的症状。最开始的时候是正气向脾上去分布，邪气还没有太多，所以这时候体现的是一个类似长脉的样子。"饥则减，饱则见"吃的东西少，脾积就小，吃的东西多，正气聚集得多，正邪抗争比较激烈，所以脾积就饱则见。后面是诸多症状，之前那个来看病的小哥就是腹满微呕，有点恶心，拉稀肠鸣，四肢重都有，足胫还没肿。"厥不能卧"，他确实睡不着，但还没有到厥的状态。也是，以上这些症状在患者身上会出现一些，不会都出来，因为是脾积之前的一个脉象。

诊得肝积脉，弦而细。两胁下痛，邪走心下，足胫寒，胁痛①引小腹，男子积疝也，女子病淋也。身无膏泽，喜转筋，爪甲枯黑，春瘥秋剧，色青也。[1]105

（《诸病源候论·积聚候》）

"弦而细"也是肝积出现之前的一个症状，因为肝积出在左胁下，这里面是说"两胁下痛"，是以胁下症状而言，不以胁下有积聚、肿大言。所以这也是前期的一个症状。"足胫寒，胁痛引小腹"，是从胁部到小腹。"男子积疝也"下一步会发生什么？"病胁下素有痞，连在脐傍，痛引少腹，入阴筋者，此名脏结"[3]63。言外之意，这还没有到脏结的层次。"身无膏泽，喜转筋"有的人特别容易转筋，因为肝的气受到了制约。肝藏筋膜之气，筋膜之气不能输布到筋膜，就喜转筋了。"爪甲枯黑，春瘥秋剧，色青也"这里知道就行了。

诊得肾积脉，沉而急。苦②脊与腰相引痛，饥则见，饱则减。病腰痛，小腹里急，口干，咽肿伤烂，目茫茫，骨中寒，主髓厥，喜忘，冬瘥夏剧，色黑也。[1]106

（《诸病源候论·积聚候》）

"沉而急"也是肾积之前的一个脉象。肾积这里是腰脊相引了，"苦脊与腰相引痛"是肾积循经的一个症状。这里的"厥"是少，之前的血厥也含有血少的底子。"主髓厥"是髓少，是要补充脑髓的。也是"饥则见，饱则减"饿的时候，能量不足，所以肾积会出来；饱的时候，肾积就会减少。因为髓来自于液，液来自于饮食，吃饱后，液就多了，髓就充足，所以症状就会减轻一些。

---

① 原本作下，据《太平圣惠方·卷第四十八·积聚论》径改为"痛"。
② 原本作"若"，径改为"苦"。

诊得心腹积聚，其脉牢强急者生，脉虚弱急者死。又积聚之脉，实强者生，沉者死。[1]106

（《诸病源候论·积聚候》）

这里说"积聚"是一个虚损性的疾病，正气足能愈，正气少则不能愈。年轻者可愈，年长者，不太容易愈。

（5）瘿气：

瘿者，由忧恚气结所生，亦曰饮沙水，沙随气入于脉，搏颈下而成之。初作与瘿①核相似，而当颈下也，皮宽不急，垂捶捶然是也。恚气结成瘿者，但垂核捶捶，无脉也；饮沙水成瘿者，有核瘰瘰无根，浮动在皮中。又云有三种瘿：有血瘿，可破之；有息肉瘿，可割之；有气瘿，可具针之。[1]163

（《诸病源候论·瘿候》）

瘿病者，是气结所成。其状，颈下及皮宽腄腄然，忧恚思虑，动于肾气，肾气逆，结宿所生。又，诸山州县人，饮沙水多者，沙搏于气，结颈下，亦成瘿也。[1]210

（《诸病源候论·瘿候》）

白头翁可以疗"瘿气"。"瘿者，由忧恚气结所生"或者是由"饮沙水，气入于脉"，我感觉这里是水的矿物质，就是因为喝的水太硬了，出现的一些病症。《诸病源候论》还有一个瘿候，说瘿病者是气结所成，跟忧恚所生差不多。"其状，颈下及皮宽腄腄然，忧恚思虑，动于肾气，肾气逆，结宿所生"这里就把前面讲的瘿给扩展了，是由于气结所生没错，更是由于忧恚思虑动了肾气，肾气逆出现了瘿，所以瘿是肾气逆的一个结果。我们就知道白头翁是干什么的了，它其实是一个开肾经的药。

那反过头来再去看"热利下重者，白头翁汤主之"。是有热利下重不假，用黄连、黄柏清热没有问题，但还要注意一点，这里面可能会有津液不足的情况。津液不足，因此用白头翁开肾经，从肾上调津液来缓解肠感受风热，津液亏虚的一个状态。它是

① 原本作"樱"，当为"瘿"，径改。

从肾引津液到下焦，然后下焦再濡养肠。这是白头翁在这里的意义。

秦皮和白头翁也具有类似的效果，它也可以开肾经。但是它不但开肾经，对诸经都有一定的力量在，更偏向于阴经。所以白头翁汤中它和白头翁是协同的关系。

那"产后下利虚极，白头翁加甘草阿胶汤主之"的含义呢？产前为热，产后为寒，产后会有一个虚损的状态在。张仲景说"新产妇人有三病，一者病痉，二者病郁冒，三者大便难"[4]79。（出自《金匮要略·妇人产后病脉证治第二十一》）这为什么来了个下痢？说明可能是有外邪的干扰，导致肠腑有热，出现了下利。所以前半部分白头翁、黄连，黄柏、秦皮都一样，就是涉及到补虚的问题，用了甘草跟阿胶补。用阿胶的目的是补肾上的津液，然后用白头翁散出来，等于在白头翁汤的基础上，考虑了复产后虚损的状态。

3.目中青翳白膜

阴阳之气，皆上注于目。若风邪痰气乘于腑脏，腑脏之气，虚实不调，故气冲于目，久不散，变生肤翳。肤翳者，明眼睛上有物如蝇翅者即是。[1]147

（《诸病源候论·目肤翳候》）

白黑二睛无有损伤，瞳子分明，但不见物，名为青盲，更加以风热乘之，气不外泄，蕴积于睛间，而生翳似蝇翅者，覆瞳子上，故谓清盲翳也。[1]148

（《诸病源候论·目清盲有翳候》）

眼是腑脏之精华，肝之外候，而肝气通于眼也。小儿腑脏痰热，熏渍于肝，冲发于眼，初只热痛，热气蕴积，变生障翳。热气轻者，止生白翳，积聚小者如黍粟，大者如麻豆。随其轻重，轻者止生一翳，重者乃至两三翳也。若不生翳，而生白障者，是疾重极，遍覆黑睛，满眼悉白，则失明也。其障亦有轻重，轻者黑睛边微有白膜，来侵黑睛，渐染散漫。若不急治，热势即重，满目併生白障也。[1]257

（《诸病源候论·眼障翳候》）

秦皮还可以治疗"目中青翳白膜"，这个其实我们之前都说过了，风痰气乘于脏腑，风热之气不得外泄，脏腑之精，白膜之外，热气蕴积，变为翳障。所以秦皮是一个开脏腑外周，开经络的一个非常好的药。

4.久服，头不白

"久服，头不白"，为什么说秦皮偏向于阴经呢，就是在这里提到，偏向于少阴。需要久服，可见力量并不是特别强。头白是因为什么？

足少阴肾之经也，肾主骨髓，其华在发。若血气盛，则肾气强，肾气强，则骨髓充满，故发润而黑；若血气虚，则肾气弱，肾气弱，则骨髓枯竭，故发变白也。[1]144

（《诸病源候论·白发候》）

这段说的是头发和肾气关系非常紧密。所以用秦皮能够开肾的外周，帮助肾输布，但是得小剂量才能表现开作用。如果大剂量，开完之后就利尿了，这一定要注意。入散剂，要比入汤剂效果更好。

蜚　虻

味苦，微寒。主逐瘀血，破下血积，坚痞，癥瘕，寒热，通利血脉及九窍。

概说：作用在血管，通利血脉；炒黑清血络里死血。

蜚虻是我们临床上比较常用的，又叫虻虫。一般是在牛身上把牛虻摘下来，然后去头足翅，给它炒黑，就成虻虫了。但是现在好像药材批发市场卖的虻虫，都没给去翅膀，严格意义上说是不太对的。

1.主逐瘀血，破下血积，通利血脉

这个讲的都是同一个功效，虻虫能够活血。

而且这个瘀血它是在哪，人家明确告诉你它是通利血脉的。所以血管里的瘀血用虻虫是非常合适的，它能直接作用在血管里。正因为它能作用在血上，所以用虻虫一定要注意把养血的力量加上去，注意，这可不是养阴。

我之前讲过临床上用补气养阴药跟活血药的量大约在要 8：1，比如生白术 80g，活血药用 10g 的蚯蚓、全蝎，按这个比例去配。好些人用虻虫也 8：1，但是忘了我之

前讲过活血药有的在血津层次，有的在血的层次，有的在气血层次，它是不一样的。像蚯蚓其实在津液层次和血的层次之间，所以用80g生白术养阴，10g蚯蚓没问题，它能照顾到，不至于出现血虚津液亏。但是虻虫用生白术，补血的力量就显得不足了，一定要把血分补上去。那怎么补血分呢？要知道生血的机制。西医已经做出来了，血是从肺上来的。

其实早在黄帝内经时代，老祖宗早就说明白了，大家看看《营卫生会篇》是怎么说的。愿闻中焦之所出，中焦受气，"上注于肺脉，乃化而为血。"[2]239人家已经告诉你了，到肺才变成血，后世浪费好多钱，还做各种研究，就有点可笑了。所以大家想把血分补足，一定要把肺的功能给保护好。对于涉及血分、动血的层次比较多的药，一定要特别注意用黄芪。

黄芪的意义不是升肝阳，不是补气，而是为了保护肺，让肺持续地产生功能。一个黄芪，一个北沙参，直接把作用靶点放到肺上去才是意义所在，才是真正在活血的时候保证他不伤血的一个道理所在。

2.坚痞

《说文》：痞，痛也。[5]351《广韵》：腹中结痛。[48]23册93

"坚"就是硬，"痞"好些人说心下痞，按之软，就是心下不舒服，一摸它是软的，叫痞。那心下痞，按之硬，还是软的吗？还是痛而无物吗？所以这种解释牵强。什么是痞呢？说文解字告诉你了，痞，痛也，它是具有痛症的。《广韵》上说"痞"是腹中结痛。

所以大家要知道，痞作为病的本意其实就是痛，它是更侧重于在腹中、膈以下痛叫痞。要是胸痛，人家叫胸痛，就不叫痞了；要心痛，可能叫心绞痛、真心痛之类，也不叫痞；痞更侧重于腹中的一些痛症。它有可能是实质性的，摸着有结块，有可能按着是软的，都是有可能，痞不是这么分别的。那么我要问到底什么是痞？

大家拿出手机，百度搜索否卦，我们借这事把否卦给大家讲一讲。

否卦：
关于《周易》有这么几个事大家得知道。这里面涉及几个人，伏羲、文王、孔子。伏羲干了什么事？一画开天地，先天八卦。那文王干的什么事啊？爻辞是文王写的，那象传跟文言是谁写的？孔子，一定要分开。

首先大家学《周易》。现在我觉得市面上《周易》的书在给大家引向一个歧途，它的作用之一是算命，但是大家学《周易》千万不要从算命的角度去学，命可是越算越薄。真正的强者，敢于直面惨淡的人生，敢于正视问题的真实所在，而不是说通过算命去回避问题，见问题绕着走，这就错了。

我们学《周易》目的是学习世间事物发生发展变化的规律。当然获得规律，不学《周易》也可以，经过几十年的磕磕碰碰、摔摔打打，经历很长时间的磨练，到老的时候也能凡事看开，凡事看淡，孔子不是说，"七十随心所欲而不逾矩"。那你老了也能达到这种状态，但是你何必让自己一辈子在这些事情上因为不知道而吃亏。这是我们学习《周易》的意义，不要从算命角度，而要从了解世间规律的本质，从这个角度去看。

在学周易的时候还要注意一件事，可以用时事或者用几千年来发生的事情，运用周易去解释、去分析，但是在学习周易的时候，为什么刚才我要问大家爻辞、象传跟文言，这都是谁写的呢？一定要回归到文王的背景和孔子的背景，站在文王、孔子当时的时代视角去看他自己的作品，这样才能回归到本意，有了本意之后，我们才能更好地去举一反三。

如果我们最开始对于周易这本书都有一个偏知偏见的话，后来在用的时候就会出很大的问题。

我们来看看，否卦是怎么说的。

否之匪人，不利君子贞，大往小来。[22]80

否之匪人。就是否这种情况它的出现，不是由于人导致的。什么意思呢？这是时也运也，是天地之事，是老天爷要让你否，不是你的问题。好些人就把这个条件忘了，说我路走不通成否了，是自己的问题。这是时事的问题，不是人的问题，你很精进，非常刻苦，非常积极，非常向上。对不起，你有可能会否。理解这意思了吧。这是否之匪人的意思。

不利君子贞。贞是什么意思，元亨利贞，都是一个贞。元亨利贞是啥意思？元就是大，大哉乾元。亨其实就是大享，就是非常丰盛的供品。目的是什么？文王时代，那个时候是奴隶制时代。那个时候用非常丰富的供品来干什么呢，两件事，要么祭天，要么占卜。贞是占卜的意思，元亨利贞说的是大飨利于占卜。那"否之匪人，不利君子贞"是什么意思，天地运势如此，不是你的事，你就别在那瞎算了，算也没用。这时候是不利于占卜的，也说一个事，命越算越穷。

大往而小来。在这个时事下，一定是大往小来的。对于你而言，离开你的多，到你身上的少。我们做生意，我们可以说在物质上、在金钱上，可以大往小来，但是时事不济，时运再不济，总有一样东西它是不会大往小来的。有人说是品德，其实不是。造化弄人，迫于时事、迫于压力、迫于惨淡的人生，好人变成坏人多了去了。什么不会因时事而大往小来呢？是时间带来的经历，就是你过一分钟就有一分钟的经历。

那么我们怎么能够在相同的时间在经历上有更丰富的东西呢？假设我们经历的事情都是一样的，都是在上高中的时候 8 小时在学校，早自习，上课，午自习，大家的时间基本差不多，那怎么就你能比别人活的多？这里面就是一个事，即便是干同样的事儿，记着，凡事认真。你做每一步、每个动作，都在认真地去体会。那么在相同的经历下，你的收获自然会比别人多。这是不会因为时事而改变的，也是君子自强其中一个非常重要的部分。

但是在否卦这一块，就天地契机而言，否之匪人，不利君子贞，不是人的事，不要瞎算命，这个情况它就是一个大往小来的。不要疑惑，不大往小来就不正常了。

初六，拔茅茹，以其汇。贞吉，亨。[22]82

初六。第一爻是一个阴爻。拔出茅草，茹，含辛茹苦，茹毛饮血，"茹"就是"吃"。拔出茅草吃，以其彙。《说文解字》："汇，器也。"[5]637就是器物、器皿。拔出茅草，茹以其彙，这描述的其实是一个非常荒凉的景态，饿得树皮都吃了，大家想一想是不是非常穷困。拔茅，把这些茅放到器皿里面吃掉，在这么困难的情况下已经倒霉到不能再倒霉了。

后面他说这时候真的是穷途末路了，不占就要死了，这种情况你可以占卜。但是如果不这种情况，你就不要去占卜。这时候"亨"就不是指的贡品了，而是这种情况下进行占卜是可以的，还算是吉祥的。这是初六说的事。

六二，包承，小人吉，大人否，亨。[22]82

第二爻也是个阴爻，说的是啥，什么叫包承？包是什么意思，大家想一想传统美食包子。什么叫包子？一个面皮放上馅给它裹起来，一蒸，这叫包子。那什么叫包呢？

包它其实有一个意思是包围缠绕，《说文解字》："象人怀妊，已在中，象子未成形也。"[5]434 像怀孕的妇人，已经有孩子在肚子里了，但是还没有成形，这种情况叫"包"。所以大家知道女子胞，有的时候就把月字旁给去了，就是因为这个。"元气起于子，子人所生也。"就是生孩子的地方叫包，在这里面有一个缠绕包绕的意象。承是承接，包承就是要像孕育生命一样，要去包着一个事、撑着一个事。

"小人吉，大人否，亨"。其实在警示我们，在否的时候，大家要做的一个事，就是要包容，囊括成局。要有坤德。什么叫坤德，厚德载物，要有承载万物的思想意识和准备。在这个过程中，最开始，小人吉，大人否。

你能承接万物、厚德载物了，以你为中心、为参考系，你所包承的对象一定是你的下位，比你位高权重的，人家不用你包承，这里面包承有一个相对性。在这种情况下，小人自然是吉的。有人疼着他，有人举着他、托着他，大人是否，你是大人，你还是会否。但是这种情况虽然小人吉大人否，但还是亨，"佳之汇也"，就是好事都放一块了，它也是一个吉的。

大家一定要学会换位思考。什么叫小大，小大其实是"位"。那这位是怎么来的？君臣父子夫妇，这个就是位。中国人他讲究的是位，有一个位的概念，你是在上位还是在下位。所以小人吉，大人否，在你否的时候你就不要做大人，你要做小人，要把别人放到大人的位置上去。不是说你当小人，是你要把自己的姿态放低，理解这意思吗？当你在否的时候，把自己的姿态放低，你就能尽早的得到一个吉象。

你要是在否的时候，还把自己放成一个大人的位置，就我是天下第一，我在上，这就错了，你还会一直否。这是六二给我们的启示，我们再用书面用语。

六三，包羞。[22]83

什么叫包羞？包，跟前面的包是一样的，也是一种包绕承载。羞，《说文解字》："羞，进献也。"[5]745 它本意是进献的东西，比如玉盘珍羞，干什么呢，祭祀用的。包羞是什么意思？你既要承载一部分，还要懂得去进献，那进献给谁呢？谁给你承载就进献给谁。理解这意思了吧。

所以六二跟六三合起来看，他其实在告诉你，在否的时候，把自己的位置放低，要做到这个事。当然六二还有个意思，就是你可以把自己放在大人的位置上，有的情况是在否的时候，不得不放在大人的位置上，因为你本身就是一个大人的位置。

比如你在一个公司里，被空降到一个部门，做一个新部门的领导去了。这时候你一定是大人，因为你的位在这儿，但是由于空降过去你没有任何的基础，所以那个时候也是否的，上下不通的一个状态。这时候你要怎么样呢？就要包承，去包容下位的人们，多去宽容他们，这时候能获得吉。这也是一个相对而言的事，这是六二跟六三。

九四，有命无咎，畴离祉。[22]83

九四变成阳爻了。

"有命"，可以理解为天命，也可以理解为一个外部的因素。外部的因素是谁给的？是上位的人给你的。在你位之上的人让你去做一个事，这属于"有命"，属于命令的状态。有命无咎，有命的情况下，是没有什么坏处，没有什么糟糕的。

"畴离祉"。畴讲的是什么呢，《礼记·月令》："季夏之月……可以粪填畴。"[19]334畴其实就是田，只不过田我们知道是种稻谷的，孔令达的书说，"谷田曰田，麻田曰畴。"畴是种麻的，麻能吃吗？麻子仁能吃，但是吃多了拉稀。在饥荒的年代，它可以作为一个应急的食物，但不是粮食。畴离祉，就是麻田离开了祉。祉，福也。大家看福的右半部分，一口田，本意还是有田的因素在。所以畴离祉其实说的就是麻田不种麻了，减少麻的种植面积。

这种其实反映在有上位之命的情况下，没有什么害处，做了一个减少麻田种植的一个事。那么为什么可以减少麻田种植的量，一个是因为有命，一个是因为什么，否卦最开始告诉你拔茅茹以其汇，设定的背景是一个饥荒的背景。言外之意经过初六、六二、六三这么一个谨小慎微的过程，包承、包羞，培养自己的品德，做正确的事情，饥荒的状态得到了一个缓解。而且还有一层意思，畴离祉是你的主观能动性所决定的吗，不是。言外之意，就是前面那种包成包羞的状态，在没有上位的命令、或者没有一个明显的信号的时候，还是应该包承包羞。

这一过程不仅在否上，在人的生命状态中，大家一定要学蝉，蝉在地底下待18年，爬上树来就为鸣叫一夏天。人不能直接法天，人法地，地法天。人的学习过程是有严格次序的，先学地。地是干什么的？厚德载物。你看看人家知了，它厚德载物和它出来叫唤时间的比例，十八年和一夏天。换算成比例，四乘十八七十二，你沉寂了七十二个季节，然后出来叫唤一夏天。理解这意思了吧，所以大家一定要多藏着，多潜藏，多积累，这才是生命正常的状态。姜子牙70岁的时候才封相。

所以大家知道，要有上位的命令或有一个明显的信号，你才能有相应的措施，如果没有的话，还要继续包承，还要继续包羞。

九五，休否，大人吉。其亡其亡，系于苞桑。[22]83

前面六二小人吉，大人否。这时候再经过包承包羞，再经过上位的一个明确的信号，这时候终于该怎么样，休否，否将休矣。否就将及时结束了。大人终于可以吉了。也就说正常的过程，一定是让你下位的人先获得利益，然后你才能获得利益，这是世上发展的一个常态。

就好比你种庄稼，想培育一个树苗，一棵树苗是很难养活的，给树苗施肥浇水，一定要注意把它周边的花花草草也浇一浇，只有周围的植物能郁郁葱葱的生长，那么你的树苗才能够生长的茂盛。所以大家知道，一个人的成功不是个人的成功，自古以来都不是。从来就没有个人英雄主义在历史上出现过，一个人的成功从来都是靠周围人托着。像这一点，我就特别佩服佛陀的智慧和党的智慧，做人民公仆、做大众的仆人，一定要学会这一点。

其亡其亡，系于苞桑。否是怎么休的，后面告诉你了，系于苞桑。《史记·货直传》："齐鲁千亩桑麻"[52]3272，"此其人皆与千户候等。"[52]3272 就是你在齐鲁有千亩的桑麻，那么你和千户候是对等的，桑麻代指农业，农业是社会的根基和基础。到国家层面甚至到个人层面，基础是非常重要的。能够休否也是依赖于有基础。所以大家要知道，六二跟六三的时候，包羞跟包承是干什么的，是拼命地打基础去了。

这是九五休否，大人吉，其亡其亡，系于包桑。

上九，倾否，先否后喜。[22]83

否的状态被彻底颠覆了，先否后喜，之前是否，后面就是一个喜的状态。但是他为什么要把"先否后喜"放在否的最后一爻，就是要告诉你，否倾了之后不要得意，一定要时时记着厚德载物。

所以我们知道否卦了。我们先不谈别的，回顾一下。大家要明白在否的时候你要做的是什么事，你的事业，你做事情上不去了，出现了一个大往小来的状态，你要干什么事，打基础。把自己的姿态放低，在否的状态，你要当"小人"，要当位置低的人。当你不得不当大人的时候，那怎么办呢？你要先让比自己位置低的人获得利益。所以当否的时候应该先治下位，这样说对不对？所以我们总结一下，否的时候要治下位，对不对。记住了，这一点很重要。

所以我们回过头来，再看带病字头的"痞"。治痞的时候你治的是哪儿，大家想一想，大黄黄连泻心汤，就俩药，大黄跟黄连。"心下痞，按之软，其脉关上浮者，大黄黄连泻心汤主之。"这是一个局部的津液聚集，但是他用大黄是干啥的？大黄是下瘀血的，破下血积，坚痞癥瘕，寒热邪气，推陈致新，这是大黄。一个气和津液的病，用什么活血药？所以大家就明白了，治病字旁的"痞"的时候要干啥？要治下位。换言之，气痞你要治津液，津液痞你就治血。这是痞治疗的核心。

4.寒热

蛰虫还可以治疗寒热。寒热前面提过很多次了，主要的病位涉及三焦，还涉及到肾经、血络的问题，蛰虫可以通血络，但通血络的时候一定要给它炒黑，才可以把血络里的死血化干净。炒黑入粉剂，而且少量频服，比如每天 0.1g。

5.通利九窍

通利九窍其实跟刚才讲治痞的原理是一样的，因为九窍直接用的是津液，但是津液病要治需要动血，这就是动血调津液。

菖　蒲

味辛，温。治风寒湿痹，咳逆上气，开心孔，补五脏，通九窍，明耳目，出声音。久服轻身，不忘，不迷惑，延年。

概说：促进心气、津液向脉上输布；勾连胃和心；力量从胃之大络上膈肌，到上焦，到嗓子。

1.风寒湿痹

风寒湿痹太笼统了，我们前面讲过《痹论篇》，风寒湿三个痹绑一块儿，叫风寒湿痹。从名象上看，它们三个可能是差不多的，菖蒲是怎么治的呢？这里面我们要知道，五体痹向五脏痹转化需要什么条件，重感风寒湿邪气，就会有五体痹入里，变成五脏痹。菖蒲处理的是脉痹向心痹的转化。包括后面说它可以开心孔，与这个类似。我们只在风寒湿痹上解释这个事。

它促进心上的气、津液向脉上输布，举例子，大家看脉管炎怎么治的，其实特别简单。分两部分：一个是专药的方面，但是这个绝对不是最主要的。活血的力度能够到脉管上，换言之能够到筋的层次，这样的活血药太多，我就不给大家一一列举了。在筋上局部的瘀血化开会变成水，需要能够到筋上泻水的药，比如土茯苓、土贝母。还有一个很重要的方面是能量方面，治疗脉管炎，脉管上的瘀血、痰饮、病理产物，需要能量，这个能量从哪儿来？有的医生治疗脉管炎用的都是补气药，看开的方子都是黄芪、党参、白术，这个能量是从脾胃、中焦上来。有的医生治疗脉管炎用的是附子兜着，这个能量是从下焦来。但是忽视了一点，最直观的能量是从心上来的。这点在《素问》上是有明证的。

"食气入胃，浊气归心，淫精于脉" [2]53，五脏藏五体之气，脉的精气来自于心。对于脉上的病，我们要能量从心上要最直接。通过补脾胃、温下焦能不能起到加强心的能量的作用？是可以的。用补中益气把气补足了，从脾胃也要到上焦的。是一个道理。直接从心上走有什么好处呢，补脾胃补过了可能会壅，下焦温过了可能会伤津液，但加上一个菖蒲，把中焦和下焦经过心的途径做了一个均衡，补的会比较平稳。所以治疗脉上的病，我经常也会加一个菖蒲，目的也是为了均衡。把多余的能量引到心上来，由心直接到疾病的层次。

反过来说，心病的阴证出阳是不是也是这个道理呢？菖蒲就相当于在心和脉的层次上加了一个管道，心的病也可以通过这个管道向脉上透散。

2.咳逆上气，开心孔

《咳论篇》我们之前也说过，首先要知道咳和咳逆有什么区别，咳是"五脏感微寒谓之咳"，咳逆是内外合邪，"形寒寒饮伤肺""寒饮食则伤胃"合在一块儿。五脏感微寒可不可以引发咳逆呢？可以。五脏感微寒之后，通过各种系统影响到肺，这时候成为咳，再加上寒饮食，成为咳逆。

五脏咳的传变，时间久了会到六腑咳，六腑咳时间再久会变成三焦咳。三焦咳之后，他说了一句话来统论咳逆这个病，"此皆聚于胃，关于肺" [2]81。言外之意，所有的咳逆病就抓两头，一个是胃，一个是肺。反过来说，胃和肺，解决任何一头，咳逆都可以改善甚至治愈。所以我们治疗咳逆上气，从肺入手、从胃入手。

放到眼病专题来看，这件事就和我们之前讲过的宗气不谋而合了。

胃之大络，名曰虚里，贯膈①络肺，出于左乳下，其动应衣，脉宗气也。盛喘数绝者，则病在中；结而横，有积矣；绝不至曰死。乳之下其动应衣，宗气泄也。[2]43

（《素问·平人气象论》）

宗气本来是出自胃的，通过胃之大络来作为一个检测观察的手段。胃之大络，贯膈络肺，这就是一个肺和胃之间的联系了。

故宗气积于胸中，出于喉咙，以贯心脉，而行呼吸焉。[2]280

（《灵枢·邪客第七十一》）

还有一条关于宗气的，宗气囤积于胸中，一个很重要的作用是要出于喉咙。如果它不积于胸中，或胸中宗气不满，它就不出喉咙。所以好些人感冒发烧、温病之后，说不出话来，嗓子哑了，这是因为胸中的宗气不够。把胸中的宗气补足了，声音自然就开了。还有的人中风后遗症说不出话来，一方面是因为胸中宗气不够，还有一方面是因为喉咙局部堵住了，所以也说不出话来。

宗气还有一个很重要的作用：贯心脉，行呼吸。

上气就是气往上走的一个状态。比如咳嗽、嗳气、哕逆，都属于上气。

开心孔，最直接的就是心上的孔窍用菖蒲能开。

咳逆、上气、开心孔放在一块儿，说明菖蒲开的就是宗气贯心脉的一支，还有就是胃到心脉的连通。菖蒲可以把胃中的津液和能量更多地向心去输布，是胃到心脉的联通。

这是条件允许的情况下，如果胃中津液不足，用菖蒲就没用了，反而会导致胃中的津液不足、上焦的心阴不足，徒耗津液，所以用菖蒲的时候一定要特别注意津液，津液一定要充足。所以我在用菖蒲的时候大概3g就够了，用太多从胃到心能量给的太多了，会感觉心口撞，心口扑腾，用太少了力量达不到。所以3g就足够了，入煎剂就可以。

---

① 原本作"鬲"，径改为"膈"。

3.补五脏

补五脏是通过补血达到的。刚才讲到胃之大络是从胃到肺，宗气积于胸中，出于喉咙，以贯心脉，行呼吸。从胃到心，中间隔着上焦、肺。菖蒲在勾连胃和心的途中，有一个把上焦津液补齐的过程。而上焦恰恰是帮助中焦来生血的，出自《灵枢·营卫生会篇》："中焦亦并胃中，出上焦之后，此所受气者，泌糟粕，蒸津液，化其精微，上注于肺脉乃化而为血。"[2]239 老祖宗早就说了，肺能生血。这里大家要注意。

4.通九窍，明耳目

这个其实是宗脉。《灵枢·口问第二十八》："心动则五脏六腑皆摇，摇则宗脉感，宗脉感则液道开，液道开，故泣涕出焉。"[2]247 宗脉其实也是从上焦发出，情志的因素导致宗脉振动，宗脉振动，起到了一个泣涕出、通九窍的作用。

让宗脉振动有很多种方式，补气、加强上焦的作用可以。补心阳，加强心的功能，可以。用温法，温脾胃，也可以。但是大家都同时要知道，从心也罢，从脾胃也罢，都需要一个转接点，就是上焦。上焦充盈，耳目才能通利。

5.出声音

这段话的背景是情志因素导致说不出话来，为什么。这一段是岐伯的回答。

喉咙者，气之所以上下者也。会厌者，音声之户也。口唇者，音声之扇也。舌者，音声之机也。悬雍垂者，音声之关也。颃颡者，分气之所泄也。横骨者，神气所使，主发舌者也。故人之鼻洞涕出不收者，颃颡不开，分气失也。[2]280

（《灵枢·忧恚无言第六十九》）

这段话前面喉咙、会厌、舌、悬雍垂，都是具体的解剖结构，颃颡指的是喉咙这一片的区域，这是气分之所泻，什么意思，这里需要气的冲发。气不足，颃颡是不开的。这里跟刚才说的很一致了，想要出声音，需要气分足。刚才例子我们也举了，中风后遗症的病人为什么说不出话来，一个是因为气没有补到位，声音就是出不来，还有一个是因为局部不开。开局部用半夏，补气用常规补气药都可以，根据脉的状态，脉大用人参，脉软用黄芪，另外一种形式的脉软用白术。看情况去用就可以了。补完气就结束了吗？还得让气能够上去，大家可以用菖蒲开一个通路让它上去。当然，气补的足够是可以冲上去的，但是可能还要经历一段时间的化热化火的阶段。

菖蒲的力量可以从胃之大络上膈肌，再往上到上焦，到嗓子。和这个类似的药，还可以用到淡豆豉。淡豆豉就没有菖蒲效果好，菖蒲的方向性是比较纯的，但是淡豆豉不纯，有人说淡豆豉发伤寒之表，淡豆豉确实有发表的作用，这个也从侧面体现出淡豆豉把胃中津液向外、向四周输布，方向性是不明确的。我要没记错的话，叶天士在《诸暗候》音声不出，比较喜欢用淡豆豉，大家回头可以去看一看。

远　志

味苦，温。治咳逆，伤中，补不足，除邪气，利九窍，益智慧，耳目聪明，不忘，强志倍力。久服，轻身不老。

概说：温散心经、心外周邪气；沟通阳明和上下焦。

1.咳逆

咳逆之前说过很多次了，咳逆跟咳嗽的区别。咳逆是肺胃合邪，形寒寒饮伤肺，然后胃内有寒。咳嗽仅仅是一个肺寒，它没有胃寒，这个是区别。所以远志不仅在上焦，涉及到中焦涉及到胃了，具体如何我们接着往下看。

2.伤中

"中"在不同语境下的含义太多了。我个人理解这里的伤中应该是伤心。因为《药性赋》中有云："小草、远志，俱有宁心之妙。"[16]14 也就是说，远志是可以宁心的一个药。它是怎么宁心的？

我们应该反过来去想，心不宁是因为什么，生理状态下是因为焦虑、有事，病理状态下就不是有事了，是心经和心的外周有邪气。远志可以把心经、心外周的邪气散掉。它有温散的性质在。

但是这样解释远志，我个人觉得是比较局限的。我们接着往后看。

3.除邪气

除邪气的方式多了，清除病理产物叫除邪气，祛除外邪也叫除邪气。再往下看。

4.利九窍、耳目聪明

这个能给我们一点提示了，九窍的能量原料是津液，在局部的气化之后才能转变为九窍的动力和能量。远志利九窍，要么解决了津液向九窍的输布过程中的问题，要么帮助津液在局部的气化。

5.益智慧

知有所合谓之智。[17]358

（《荀子·正名篇》）

智与慧是不一样的。《素问》："在人为道[2]132，道生智[2]133。"说明智是人处世之道化生出来的东西，《灵枢·本神》："因虑而处物谓之智[2]222"，说明智是道在具体处事上的体现。人间的普遍道理叫道，道表现为具体的处事原则、做事方法。知而有所合谓之智，知"道"，并且依据道去处理事物，便谓之智。三段话表达的意思一样，或许《素问》说得更深刻一些。

《说文》：慧，儇也。从心彗声。[5]503

彗是声部，声部表声，也有表意的作用。慧的本意是彗星，"嗖"的一下，拖了一个长长的尾巴，而且尾巴一般是弯曲的。所以"益智慧"的"智"是在处理具体事务上应用"道"的能力。"慧"具有很快很明亮，尾巴还打弯这么一种意向，所以益智慧不仅加强了能力，还加强了应变的速度，这叫智慧。智慧是怎么来的呢？根本上其实跟我们前面讲宗脉是一样的。宗脉起于胃口，积于胸中，出于喉咙，以贯心脉，而行呼吸。为什么从宗脉来，我们再接着看。

6.不忘

多忘者，心虚也。心主血脉而藏于神，若风邪乘于血气，使阴阳不和，时相并隔，乍虚乍实，血气相乱，致心神虚损而多忘。[1]163

（《病源·多忘候》）

容易健忘，是因为心虚。所以大家知道记东西、记事不是脑子的功能，是心的功能，心主血脉、藏神的功能受到了影响。宗气贯心脉，宗气虚的时候，宗脉不足，就会出现多忘。

7.强志

之前讲过"志"（见于一期白芷"强志意"），志是情绪稳定持续地产生之后形成的产物。情绪的产生是精气并脏的结果。精气是哪儿来的？五脏俱藏于精，肾脏具有封藏的性质，可以作为精气并脏主要的来源之一。强志说明远志可以强肾吗？其实是有这部分意思在的。给大家举几个例子。

徐 今年长夏久热，伤损真阴，深秋天气收肃，奈身中泄越已甚，吸短精浊，消渴眩晕，见症却是肝肾脉由阴渐损及阳明胃络，纳谷减，肢无力。越人所云阴伤及阳，最难充复，诚治病易，治损难耳。

人参、天冬、生地、茯神、女贞、远志。[8]25

（《临证指南医案·卷一·虚劳病》）

第一，背景是长夏久热，真阴受伤。秋天收藏的时候，身中真阴不足，把阳气从外往里收的时候，就出现了"吸短精浊，消渴眩晕"等一系列热象。肝肾系伤阴，损及阳明胃络，导致出现纳谷减，肌无力的症状。治实病攻积容易，治损难。正气尚足，有病治病，放胆用之，冲击疗法，用的深一脚浅一脚无所谓。如果这人是虚损，正气不足，精气大亏，治病的时候手底下没兵，是最难治的。

我们看看叶天士是怎么治的：人参补气、补津液，阳明虚，用人参没问题。天冬《神农本草经》上说"补骨髓"，生地是一个补血量的药，同时是凉药，对于肝肾阴虚有热的情况没有问题，女贞子和生地是很好的组合，女贞子是一个补血质的药，同时是往里收的。关键是，远志在这里起到什么作用呢？

我们要知道，我们喝的药都必须经过胃口，进了胃之后才能发挥它补气、补阴的作用。远志其实在胃上加了一个通路，由肝肾脉阴损及胃络，远志就是把药物填补肝肾阴的作用引到胃上去。换言之，远志在这里沟通阳明和肝肾，更准确地说是把阳明和下焦做了一个沟通。

施三二 脉尺垂少藏，唾痰灰黑。阴水内亏，阳火来乘，皆损怯之萌，可冀胃旺加餐耳。年岁已过三旬，苟能静养百天，可以充旺。

熟地、天冬、川斛、茯神、远志、山药、建莲、芡实、秋石。

猪脊髓丸。[8]26

（《临证指南医案·卷一·虚劳》）

脉尺垂，就是尺脉是空的，尺脉和寸关不在一个脉位上，猝然陡下去，这个就是下元极亏。"少藏"，封藏比较少。这里没有写病发的时间，我估计在春天。阳气冲发，尺脉冬天封藏不够，少精，唾灰黑色的痰，阴分是亏的，有火证。虚症的初始阶段，吃点好的、能够补阴分的是可以的。如果胃口已经败了，比如前面的医案肝肾阴亏损及胃络，再想通过饮食上加餐就不太好了。言外之意，这个医案还是在胃阳尚可用的阶段。

苟能静养百天，可以充旺。其实说的是这个病人不能静养百天。为什么呢，大家自行脑补。我们看用药。

很明显，这个填精的力度和上面养肝肾脉阴虚的力度不在一个层次上。上面的医案在养肝肾阴的层次上，施某的案子在填精的层次上：施某的层次要更深。你看这里面加了什么，建莲、芡实，前面也说了对于往里收而言，比较深的，我们用芡实。关键还是在这儿，这里用远志是干什么的？这个医案上焦有火，下面是津亏，所以他在补下元精的同时，一个要照顾到胃口，把熟地、天冬、石斛能消化掉，另外一方面要及时把津液输布到上焦，把上面的火灭掉。所以这里面远志就不再是沟通下焦和胃络的药了，是沟通三焦。

所以远志这个药就比较有意思，有的人跟我说吃了远志想吐、恶心，有的人没事，有的人吃了轻快，有的人吃了耳聪目明……种种都有。所以大家要掌握一个核心，远志沟通的是什么？远志沟通的其实是三焦的津液，从下焦到上焦需要经过胃，有这么一个特征。随着用量的改变，远志可以做到由胃到上焦，由下焦到胃，或者由胃到下焦。

具体的量每个人之间不同。远志是一个苦温的药，阴分虚、火比较盛的人吃远志，很少的量就会体现出一系列上逆的症状：大家要知道这不是远志的性质，是他本身阴分不足。

远志由胃向上向下，开的是通路，能让气和津液更好地输布，向左向右的方向性表现的不明显。至于向上还是向下要看配伍：往里面加厚朴、秋石、芡实是往下去收的，加桑叶、菊花、荆芥、防风是往上提的。

8.耳目聪明

耳目聪明已经说过很多次了，其实是宗脉。宗脉可以到耳朵、眼睛、鼻子，也是以上焦的津液和气为基础。远志在配伍得当的情况下，可以把气、津液从胃口调到头面部去输布，单独远志是不行的。

茺蔚子

味辛，微温。主明目益精，除水气。久服轻身。

概说：通胞脉；通络生精；利尿。

治血逆大热，头痛，心烦。久服轻身。[15]236

（《本草经集注》）

茺蔚子就是益母草的籽，这个药和益母草有非常相近的作用，我们从陶弘景的注来入手看茺蔚子。

1.血逆、心烦

此由宿有风冷，因堕胎，血冷相搏，气虚逆上者，则血结不出也。其血逆上抢心，则亦烦闷，甚者致死。[1]228

（《病源·妊娠堕胎后血不出候》）

这段话说的是堕胎之后，血结不出的情况。以前就感受了风冷之气，堕胎之后有瘀血，瘀血和风冷相互抟结。可能是因为气虚，阳气在上面飘着，导致了一个上逆的状态。气虚的基础，加上恶血，又有外来的情绪因素，导致血逆上。恶血候中恶血影响的比较明显的是胁下，这个影响的是心。血逆上抢心，出现了烦闷，甚者致死。

这里面主要的病机一个是血逆，一个是心烦。

所以茺蔚子在这里面发挥什么作用呢？一个辛，微温的药，让它治疗心烦，显然是不现实的。它其实和后面讲的恶血是一个道理，治的是血结不出。大家看路径，路径是由于堕胎所生，病位在胞宫，影响到心，路径是通过胞脉的通路。所以大家要补充一点，茺蔚子是一个通胞脉的药。

涉及到通胞脉，大家就要想到一个事儿，怀孕者慎服。

2.明目

胞脉是底下连子脏，上面连心。心再往上，其实就是宗脉。我们不能说心是直接连着宗脉，但我们可以说心的活动会影响宗脉，或者说宗脉功能正常需要心的维持。所以在这个路径上，我们把胞脉的瘀血清除，让心恢复功能，宗脉所能上承的气血就会变多，茺蔚子是以这个机制发挥明目的作用。

3.益精

什么叫益精，就是使精变多。这里面有个问题，精是从哪里来的？好些人就说了，先天之精，后天之精，水谷之精，这些都属于落入了一个误区，名实的误区。太过重地去分别它们的名，但是没有对精所代表的实质做以分析。其实这些东西描述的精都是一样的，基本上是没有分别的。这里我告诉大家，所谓肾藏精，五脏藏精，脾胃之精，后天之精，哪些意义是相同的，哪些意义是不同的？直接告诉大家，这些精的意义都差不多。可能先天藏精和五脏藏精还有些分别，但是其实意义也差不多，关键要注意水谷之精和五脏藏精的精，可不是一个精。

我们所说的益精，更接近于五脏之精，是可以被五脏封藏的精。大家能明白吗？五脏藏的精从哪儿来？不要说从后天之精来，我们吃的水谷，转化为精，怎么转化的，路径在哪儿，其实《素问·经脉别论》里早有明示："食气入胃，散精于肝，淫气于筋。食气入胃，浊气归心，淫精于脉。脉气流经，经气归于肺，肺朝百脉，输精于皮毛。毛脉合精，行气于府。府精神明，留于四脏，气归于权衡。权衡以平，气口成寸，以决死生。"[2]53人家已经说得很明白了，精产生得位置在皮毛。本段在"毛脉合精"

之前的"精"偏向于水谷饮食之精，毛脉合精之后才能被脏腑所藏。包括《素问》，"肺生皮毛，皮毛生肾"[2]20，亦是对此过程的证明。大家要知道五脏藏精或者肾封藏之精来自于皮毛。

茺蔚子怎么促进精的生成呢？这里面体现茺蔚子通络，因为络是循行于体表的，只有络的功能得以恢复，皮毛的功能才能够加强，才能促进生精。

前面我们讲胞脉，是心经比较大的一个络，也是络这个层次的。这是茺蔚子能够生精的道理。

4.除水气

这一点其实和益母草的作用是比较像的了，益母草具有两方面的性质，一方面是活血的性质，一方面是利尿的性质。茺蔚子也有利尿的一个属性。它上面可以开胞脉，开皮毛，底下能够开络脉，所以茺蔚子是一个可以把子脏中的邪气或者瘀血，打开后通过小便排出来的药。所以在一些妇科的常见病症里面，茺蔚子的应用还是非常广泛的。

下面我们看几个叶天士的医案，里面运用茺蔚子解决了一些问题。我们通过叶天士使用茺蔚子的几个医案，来验证一下我们前面的看法。

叶氏 每遇经来紫黑，痫疾必发，暮夜惊呼声震，昼则神呆，面青多笑。火风由肝而至，泄胆热以清神，再商后法。

丹皮、丹参、细生地、黑山栀、茺蔚子、胡黄连。
调入琥珀末。[8]364

（《临证指南医案·卷七·癫痫》）

这个医案比较有意思，症状是经来紫黑，发癫痫，总结是一个肝上生火生风的情况，通过泄胆来治肝。

看看开的这些药，丹皮、丹参、山栀子、生地，泄胆泻肝凉血没有问题，琥珀是入心的，涉及到神志方面，加琥珀末护心，没有问题，大家看把茺蔚子去了，泄胆泄肝可以吗，非常可以。那茺蔚子是干什么的呢？其实也是起到一个通的作用。

"痫疾必发"，前面讲了，"十岁以上为癫，十岁以下为痫"，小儿版本的癫病是痫。小儿是什么特征，小骨弱肉，脏腑尚不稳定，经脉的功能也尚不稳定，茺蔚子不是一个标准的通经的药，就是有通的性质，用茺蔚子，为了应对体弱的环境。

朱氏 上冬用温通奇经，带止经转，两月间纳谷神安。今二月初二日偶涉嗔忿，即麻痹干呕耳聋，随即昏迷如厥。诊脉寸强尺弱，食减少，口味淡，微汗。此厥阴之阳化风，乘阳明上犯，蒙昧清空。法当和阳益胃治之。

人参一钱，茯苓三钱，炒半夏一钱半，生白芍一钱，乌梅七分，肉，小川连二分，淡生姜二分，广皮白一钱。

此厥阴阳明药也。胃腑以通为补，故主之以大半夏汤。热壅于上，故少佐姜、连以泻心；肝为刚脏，参入白芍、乌梅以柔之也。[8]130

（《临证指南医案·卷三·木乘土》）

这没有什么问题，该和阳的和阳，该益胃的益胃，该缓肝的缓肝。

又 三月初五日，经水不至，腹中微痛，右胁蠕蠕而动，皆阳明脉络空虚，冲任无贮。当与通补入络。

人参一钱，当归二钱，茺蔚子二钱，香附醋炒，一钱，茯苓三钱，小茴一钱，生杜仲二钱。

又 照方去茺蔚、杜仲，加白芍、官桂。[8]130

（《临证指南医案·卷三·木乘土》）

冲任不够，用杜仲、小茴香、当归、人参补，都没有问题。右胁蠕蠕而动，涉及病位可能有淤血，可能有不通，可能有气结，用醋炒香附，没有问题。还是这个，用茺蔚子是做什么的？"阳明脉络空虚，冲任无贮"人家告诉你了，这个病证很明显涉及到经证的问题，治法是通补入络。就是经病不仅要治经，还要治络。所以这时候用的是茺蔚子。

某 脉数坚，伏梁病在络。宜气血分消。

桃仁三钱，炒，研，郁金一钱，茺蔚子一钱，枳实七分，厚朴一钱，茯苓一钱，通草五分。[8]153

（《临证指南医案·卷四·积聚》）

我们前几天讲过，伏梁是心积。一个心积，他说病在络，大家想想有矛盾吗？还记得积是怎么来的吗，五脏相传，传下一个经给不了，上一个经又上不去，所以伏梁病其实是一个以五脏为核心的经络病，五脏外周病在络，这就说明五脏的外周也是有络的。所以为什么一开始跟大家说要有经络的概念，但不要有经络的分别。经是主要的通路，络是相对局部的，相对细小的。五脏和经的联系绝不是一块肉，啪，连着一个经，太简单了。所以大家想一想什么叫久病入络，或者说脏病入络。所以我们要治疗一些脏病，大家知道为什么要缓缓图之了吧，因为通路就这么多，就是这些络，通路又很细小，用大剂量是通不过去的，白费药力，白花功夫。所以好些病，尤其是重病、大病，要缓缓图之。缓缓图之，一方面量通路而定，八车道，可以八车道开过去，仅是半米宽的道，该骑自行车就骑自行车。另一方面是量正气而定，车骑千乘，用一千辆车去打仗没有问题，全国上下现在总共就三个人，打不了，只能是缓缓图之。这个意思大家明白就行了。

这是伏梁病在络。它是怎么治的呢，宜气血分消。这里面的药，桃仁、郁金、枳实、厚朴、茯苓、通草，涉及气分药也涉及血分药，也涉及血分把瘀化开了之后从小便走的利尿药，这几个思路有。茺蔚子发挥一个通络的作用。

这是五脏积和络的关系。

秦十七　久热疮痍五六年，环口燥裂，溺涩茎痛。
鲜生地、熟首乌、丹皮、丹参、茺蔚子、银花、地丁、紫草。
共熬膏。[8]413

（《临证指南医案·卷八·疮疡》）

这是一个长时间的疮疡病。一提到疮疡病，一定要想到阴分是不足的。而且这个阴分不仅仅涉及到津液、血，其实已经到了精血的一个层次了。所以要用熟首乌，目的是为了填补精血的亏虚。也就是说精血亏虚其实是时间比较长的，层次比较深的。鲜生地也是养的血，其他的丹皮、丹参，活血的，银花、地丁、紫草，清热的，环口燥裂，很明显是一个经络病，而且病位相对表浅，在口周，用茺蔚子来通。

某　阴亏内热，经事愆期。
雄乌骨鸡、小生地、阿胶、白芍、枸杞、天冬、茯苓、茺蔚子、女贞子、桂圆。
上十味，用青蒿汁、童便、醇酒熬膏，加蜜丸。[8]423

（《临证指南医案·卷九·调经》）

这是一个阴虚内热，月经往后拖的病证，他用了大堆的养阴药，因为有内热在，要把热透出来，用的是青蒿汁。

一提到月经，就像一提到明目一样，一定要想到胞脉的通畅与否。茺蔚子就是一个通胞脉的，这里面病位能涉及到胞脉的，好像只有茺蔚子。

综合以上医案和对经文的分析，茺蔚子是一个主要病位作用在胞脉上，处理络脉层次的药。

细　辛

味辛，温。治咳逆，头痛，脑动，百节拘挛，风湿痹痛，死肌。久服明目，利九窍，轻身长年。

概说：开肾经；扩宽肾上贯肝膈入肺的通路；温通经络。

1.咳逆

咳逆就是内外合邪。形寒伤肺，然后寒饮食伤胃，内外合邪就成了咳逆了。所以咳逆强调的是内外合邪，既要有外邪，也要有内邪。外邪是从体表通过经络侵入人体。这个时候《咳论篇》是怎么说的，"五脏各以其时受病，非其时各传以与之"，这里面就强调感受外邪，经过传变，影响了肺和胃。里面传变的过程比如五脏咳，然后会传到六腑咳，最后到三焦咳。此皆聚于胃，关于肺。最后影响到肺和胃，然后就产生了咳逆的症状。

换言之，我们想治疗咳逆，无外乎就从肺和胃上去治就可以了，对吧。那看细辛。它是能解决肺的问题，还是能解决胃的问题？按照我们平时用药的经验，细辛是可以解决肺的问题。但是这里又有一个问题了，它是怎么解决的？它归肺经，它入肺，这个就不好说了。我其实是比较反对中药归经这回事的。中药并不是严格意义上归哪经，它有一个大的方向，大的指向性，但是大部分的中药都不具备精确地归于某个孔窍，或者入于某个经脉，多数都是行于阳或者行于阴或者是行于上或者是行于下，大多中药，它体现的其实是方向性，这一点大家要知道。

那细辛是怎么解决肺的问题的？我们平时总说金水相生对吧？大家伙看看这个金

水相生，大家应该是见过金生水，即肺生肾。肺生肾是有依据的对吧？肺生皮毛，皮毛生肾，这是没有问题的。但是反过来，大家伙见过肾生肺吗？生理状态下它是见不到的，对吧。那么换言之，肾生肺是有条件的。

这个条件是什么呢？来自于《经脉篇》。

其直者，从肾上贯肝膈，入肺中，循喉咙，挟舌本；其支者，从肺出络心，注胸中。[2]228

（《灵枢·经脉第十》）

这是足少阴经的循行。从肾上经过肝，穿过膈，入肺中，循喉咙，夹舌本。这是一支。还有一支分支从哪儿分出呢？从肺分出，络心，注胸中。

从这句话我们能看出来，五脏的联系上，肾能够联系肝、联系肺、联系心。然后在其他方面上，肾还能勾连上焦。这是肾经做的事情。所以水生金，有一个必要的条件，是肾上的精气，需要在某种条件下到达肺。生理上肾经是可以到肝到心到肺的，但是它需要一个指向性。这就相当于一条水管有几个分支，你需要把一条分支给扩大，那么就需要一个条件了。

这个条件其实就是细辛。做的事情是什么呢？肾上贯肝膈入肺中，把这一支给它扩大了，然后从肺出络心这一支基本没有动。所以大家知道用细辛之后，肾上的津液会向上输布。向上输布的过程中，也会经过肝。这是这里面的一个特征。然后再一个是细辛用多了之后，为什么会有一个感觉心慌的症状？因为肺上的津液多了，但是出络心的这个路径并没有得到扩张。所以他会怎么样，津液压着，会感觉有一种心悸、或者心动的感觉。是这个原因。那也很好解对吧，用生姜把肺上的压力给卸掉，他心慌的症状就解除了。这是关于细辛治疗咳逆的事。

2.头痛，脑动

细辛还能治什么？头痛脑动。这个事其实我们之前已经说过了，出自《大惑论》。

故邪中于项，因逢其身之虚，其入深，则随眼系以入于脑。入于脑则脑转，脑转则引目系急，目系急则目眩以转矣。[2]295

（《灵枢·大惑论第八十》）

项，是颈部的后侧。颈前曰颈，颈后曰项。项部感受邪气，因为虚，所以邪气钻的比较深，通过眼系这条络脉入脑，就会脑转，则目系会收紧，目系急则目眩以转，会出现一个眼睛转的这么一个症状。

那细辛是怎么治的头疼脑动呢？我不知道大家细辛都用到多少克。要是治近视，我估计每一百斤大概得用到15g以上。所以你想通过细辛，从少阴把精气引到眼睛上，这需要很大的力量。在判断准确、用药周到的基础上，其实没什么风险。但是法律上、大家以后行医上，一定要注意规避。世间的事儿一定是可以用合理、合法、合乎世间规律的方法去解决的。所以没有必要去抖机灵，细辛用了15g、30g，何必呢？这个会给自己找麻烦。

那怎么办呢？分两步走。第一步用细辛，少阴和太阳膀胱交汇处在哪里，大家知道吗？在膂。膂，脊前也。膀胱入络少阴，少阴出膀胱，在腰椎上。所以大家只需要把肾上的津液提到那儿就可以了，那这个细辛其实3g我觉得就够了，但是它见效慢，可以适当的去加，缓缓渐加，加到10g到15g，这力量我觉得就在那个临界点上了。

到了膀胱之后就用膀胱经的药，麻黄羌活，对吧。这里要有一个原则，要往上引到后项，入到眼系里去，不能变成汗从体表发出来。所以第一是喝药的时候，让喝药的人悠着点，别喝太猛，药别喝太热，容易出汗。再一个，上面要加盖。一般可以用五味子，稍微收一下汗，把它提上来，但是又不让它从表走。那这个力量就到眼睛上了，就去救助眼系了。

还有个办法，就是用麻黄小剂量，比如1g。大家回头可以试试，麻黄用1g~2g，就轻度提起来了，但是这种提法只能提气，甚至津液都提不上来。再一个就是它待不住，并不是把能量补充足上来，水到渠成的治法。而是让你提的，是硬拽、拽上来的。一吃麻黄1g，会感觉有人揪你头发丝，是这种感觉。短时间用气上来开一下通路，冲一下，这还行，但是后面还是得老老实实的补。所以我的看法就是凡事咱们不要抖机灵，稳扎稳打一步步来，这是最好的。

3.百节拘挛、风湿痹痛

百节拘挛就是身体上的关节会有拘挛。痹，就是风湿相对多一些，里面也有寒的因素。所以它会怎么样？疼。体现什么事，痹病，其实是筋病。百节拘挛，也是筋病。

这里面体现的就是——以经治筋。细辛可以干什么呢？可以通经。但是通经如果是内服，就相对来说有局限性，它更偏向于肾经。最好外用，它可以到经络的层次上，没有问题，而且外用细辛，就不再局限于肾经的限制，就看你用在哪个地方。它拓展了细辛的用法，但是外用要注意加破皮药。

细辛虽然温散的性质很强，但是本身破皮的性质并不强。怎么判断破皮的性质好不好呢？大家把这个药抹在这个皮肤上，看看多长时间你受不了。用时越短的那个透皮性就相对越好一些。比较常用的破皮药大家可以自己回去试。

我比较常用斑蝥、巴豆霜，再狠点用生巴豆，或者生半夏，再或者是水红花籽。这些透皮相对来说比较有效，跟它们比，细辛就差了。但是细辛进去之后，它温通经络的效果又非常的好。这个是细辛治百节拘挛，风湿痹痛。

4.死肌

我们再说死肌，什么叫死肌呢？筋以上肤以下，这个区域是肌的层次。那么细辛治疗死肌，细辛发挥作用的层次也在哪里？深不过筋，浅不到皮。这体现什么事呢？就是单独用细辛，其实发汗的力量并不强，并不能把汗孔打开。这个大家要知道。当然，治疗死肌还是外用局部给药效果更好一些。

5.明目

明目这一块儿刚才用法已经说了。其实就是肾上的津液，通过肾经到膀胱经，再到眼系，是在这个路径上的肾经阶段，细辛发挥的作用。

6.利九窍

其实跟上一条是同样的道理。

从膀胱经上来到后项上，之后其实就这么几个分支，通过少阳，到小肠，之后就可以进宗脉，进宗脉之后就利九窍了。这是完整的路径。回头我们讲经筋篇的时候，大家就清楚了。

人　参

味甘，微寒，补五脏，安精神，定魂魄，止惊悸，除邪气，明目开心益智，久服轻身延年。

概说：补气（侧重阳明）；生津液；抑制五脏所藏离开五脏；短暂兜住漏泄的经脉；开结；入脾经。

1.补五脏，安精神，定魂魄

先要说，补五脏，安精神，定魂魄，这到底是什么意思？特别是安精神，定魂魄，往这一放，大家会以为人参是能到精神层面的，能到魂魄层面的。我告诉大家，不要总想着用中药去安精神、定魂魄，不要局限在这些神神鬼鬼上。

这个世界是物质的，世界从来就是物质的。为什么这么说呢？第一，就是在修行的层面上，你修行到一定阶段，就会知道所谓的精神魂魄，其实都有物质的属性。另外一方面，就是初学阶段，老老实实的打基本功，老老实实的做事情，不要给自己营造一个虚无缥缈的环境，或者神神叨叨的氛围，这是不好的。即便是精神魂魄这些层面出的问题，我们也可以通过改变他身体的物质基础，来达到治疗目的。

我可以给大家分享一个医案，大家伙可能看过，就是几勺药面治的一个抑郁症的孩子。前段时间给他又新调了个方子，配了点儿药面儿，然后吃了大概一包，45g还是50g，吃到一包儿的时候，孩子跟我说感觉这个药面可以到魂魄，我当时就微信跟他说，根本就不到魂魄，我都没有处理魂魄。大家明白这个意思就可以了。

补五脏，安精神，定魂魄，这其实讲的都是一个事：人参能补五脏。证据出自《灵枢·本神第八》。

血、脉、营、气、精神，此五脏之所藏也。至其淫泆，离脏则精失，魂魄飞扬，志意恍乱，智虑去身者，何因而然乎？天之罪与？人之过乎？何谓德气生精、神、魂、魄、心、意、志、思、智、虑？请问其故。

岐伯答曰：天之在我者德也，地之在我者气也。德流气薄而生者也。故生之来谓之精，两精相搏谓之神，随神往来者谓之魂，并精而出入者谓之魄，所以任物者谓之心，心有所忆谓之意，意之所存谓之志，因志而存变谓之思，因思而远慕谓之虑，因虑而处物谓之智。[2]222

（《灵枢·本神第八》）

黄帝接着问岐伯，这到底是怎么回事啊？什么是德气生神魂，什么意魄思虑，然后后面是大家所说的"天之在我者德也，地之在我者气也"。这里面留个问题，大家回去考虑。仔细想一想，"两精相抟谓之神"到底是怎么回事。父精母血是两精，放到这段经文里面，前面讲"天之在我者德也，后面地之在我者气也"，后面给你来一个两精相抟，父精母血相抟，你觉得这样合适吗？大家回去想一想，探索一下，这是题外话，岔开了。

从《灵枢·本神第八》黄帝发问之前讲的事，我们知道精神魂魄都是五脏所藏对吧。五脏藏血脉营气精神，至其淫泆，少了或者是出现了问题，导致五脏所藏的东西离开了五脏，那么就会经失，魂魄飞扬。

所以大家知道人参为什么能够安精神定魂魄了吗？其实就是因为人参能够补五脏，但是并不是说血脉营气精神人参都能补。人参补五脏强调了什么？强调的是它能够抑制五脏所藏的东西离开五脏的过程，你要往外走，我给你压回去，这是人参干的事。因为这个特性，所以大家要知道人参在用量上一定要特别的注意，能够逆转或者说能够抑制这个过程就可以了。要是这个人特别虚，人参又用了很大的量，或者说用得过早，就会出现一个问题，可能会关闭五脏所藏，或者说五脏的容量会变少。那么对于完全的康复来说，是有损失的。所以人参用的时候讲究时机和量。我一般都是什么时候用，一个是急症的时候用，一口气没有人参拖着就不行了。这个时候用人参可以，但是气上来之后，紧接着底下经中营气稍微恢复一些，然后人参就撤了，换成白术山药之类。再一个是对于一些虚症，补到最后该封口了怎么办呢？这个时候我一般喜欢用人参封口，最喜欢用的不是人参片，是参须子，拿参须子稍微泡点水，或者是嚼两根，起到一个封口的作用。

后面还有几个关于精神的。

味过于辛，筋脉沮弛，精神乃央。[2]15

（《素问·生气通天论》）

这是什么意思呢？就是饮食太过辛散，筋脉出现问题了。精神乃央是什么？夜未央的"央"是减少还是停止？消失。精神就会消减。是这个意思。这里面体现五脏筋脉，人体自身的循环系统，出现了破损，都会导致精神的消减。所以我们用人参，不仅作用在五脏，也可以作用在全身的经脉上，经脉漏了，可以用人参短暂地兜一下。所以对于一些大出血、急性出血的病人，先用人参兜着，就是这个道理。

故贵脱势，虽不中邪，精神内伤，身必败亡。[2]198

（《素问·疏五过论篇第七十七》）

原来地位相对高，突然间地位变低了，虽然没有外邪，但是会导致精神内伤。那么大家想想这个道理何在呢？为什么会导致精神内伤呢？我个人的看法是你能享受的社会地位、金钱、物质，这些东西都是和你的身体或者说和你的躯壳很相关的，就是身体好你能担得起，身体不好你就担不起。

突然间从高位到低位，一瞬间这种地位的落差，其实是一个势的变化。这个势的变化，会一瞬间放出很大的能量来。这种我个人的理解是从身体无形的东西上所蕴藏的能量出来的，就是你平时看不见，但是位、势发生变化之后，你身体所蕴藏的能量会出现问题。所以虽不中邪，但是它这种能量也会对经脉产生损伤。

这种经脉我个人理解，它不是我们通常意义所说的经脉，应该是比那个经脉更精细的一套东西，这个我只能是谈我自己的看法，在修行的时候有这方面的感觉，但是还不全面。是个是精神。

大家再去看"精""神"二字。大家知道"精"是什么意思吗？我看看大家伙讨论的内容。

大家看这个"精"，是米字旁，一个米一个青，对不对？"精"的本义是古代米外面有一层谷壳，谷壳里面是米，包在米外面还有一层颖壳。那个颖壳相对来说比较梗，比较硬，不好煮透。所以现在都把颖壳给打下去了，打下去的颖壳叫细糠，加上外面的谷壳叫粗糠。

所以大家知道这个精是什么，其实就是古代没有抛磨机，古代谷壳是怎么去的？是用堆臼儿。这是什么呢？大家见过跷跷板吧。跷跷板一端绑了一个杵子，底下放了一个大的石臼，杵子叫堆，底下那个叫臼，所以合一块儿叫堆臼。方法就是那边有个人踩跷跷板的一端，然后这边绑着堆，那个杵子就上下运动，把米放在臼那凿，就会把谷壳、颖壳给凿开。然后去筛，挑出来的米就叫精，撒下去的那些叫粗：这就是精粗的分别。

精神，字面意思就是"神之精者"，对不对。神有"精"的东西吗，其实是有的。大家去考察《灵枢》《素问》，会发现神一般是怎么说的，"神者，正气也"[2]213，是《灵枢》原话对吧。"神者，水谷之精气也"[2]250。所以大家知道精神有另外一种解读，就是血气或者说水谷之精，比他们更精细的部分，这个就是精神的物质，或者说精神的物质基础。

言外之意什么？精神内伤，精神乃央，是这些东西伤了。但这些东西一般都不会直接伤，或者即便伤了你也看不见，因为太精细无法衡量。那它是怎么伤的？往往是通过它的基础，比如伤血、伤津液、伤气，通过这些基础物质的损伤，把属于精神的这部分东西给伤掉了。所以这个是安精神的意义。

2.止惊悸

惊悸，两方面。用《诸病源候论》两个候来说，一个是《病源·风惊悸候》，一个是《病源·虚劳惊悸候》。

风惊悸者，由体虚，心气不足，心之府为风邪所乘；或恐惧忧迫，令心气虚，亦受于风邪。风邪搏于心，则惊不自安。惊不已，则悸动不定。其状，目睛不转，而不能呼。诊其脉，动而弱者，惊悸也。动则为惊，弱则为悸。[1]6

（《病源·风惊悸候》）

心藏神而主血脉。虚劳损伤血脉，致令心气不足，因为邪气所乘，则使惊而悸动不定。[1]20

（《病源·虚劳惊悸候》）

《病源·风惊悸候》是怎么回事呢？是心气虚、心气不足，心之腑是小肠，小肠腑感受了风邪。因为"邪之所凑，其气必虚"，本来到小肠腑，应该从腑去解，要么从小便，要么从大便去解，但是它没有，很明显这个邪气入脏了，通过心和小肠经络上的勾连入脏了。或者另外一方面，有一个情绪的因素，也会导致心气虚感受风邪，这个风邪是直接中于心。一方面是从腑入脏，一方面是这个风邪直接入脏，导致了惊悸。这是《病源·风惊悸候》。所以两方面，一方面是邪气入脏，一方面是体虚。

《病源·虚劳惊悸候》其实说的更简单，是什么呢，就是虚加上外邪，导致心气不定，但是这个邪气就不局限于风邪了，甚至身体的某些代谢产物，都可以作为邪气的来源，它更侧重于虚。心虚，血脉不足。这是两个惊悸候，一方面是强调外邪，一方面是强调虚。

所以我们看人参，它是怎么治的惊悸。它是一个补气药对吧？能够补气，表现在心上，就是能够加强心气。心气足了，对外邪有一定的抵御作用，这是一方面。另一方面，虚劳伤血脉，血脉受伤用人参也是可以的，可以把这个血脉兜住。

3.除邪气

邪气就是致病因素。这一块儿本经就用了"除邪气"三个字来代替了，说的不详细。《别录》说的详细一点，我们看一下。

微温，无毒。主治肠胃中冷，心腹鼓痛，胸胁逆满，霍乱吐逆，调中，止消渴通血脉，破坚积，令人不忘。[35]24

（《名医别录》）

（1）肠胃中冷

我们先看肠胃中冷。很简单，治肠胃中冷就跟我们前面说的"补三里以温胃中"很像。"补三里"补的是什么，针灸没有办法直接补阳，其实就是把身体上其他部位的气调到中焦上、胃上，表现出温渭中的作用。

所以大家知道对于中焦有寒、胃有寒，治法上我们应该怎么去治呢？温是一个思路，另外一个是把气补足，之后他自己对抗寒冷或者说这个驱寒的效果就能体现出来了。特别特别的寒，以前还是可以见到的，现在其实不多见，因为有暖气，有羽绒服。所以现在表现出来的寒大多都是虚寒，把他的正气补足了，冷就去了，这是主治肠胃中冷。

（2）心腹鼓痛

心腹鼓痛是什么意思？就是心和肚子鼓鼓的，还有痛。

《诸病源候论》中有《心腹痛候》和《心腹胀候》，我个人觉得心腹鼓痛和《心腹胀候》更类似一些。

心腹痛者，由腑脏虚弱，风寒客于其间故也。邪气发作，与正气相击，上冲于心则心痛，下攻于腹则腹痛，下上相攻，故心腹绞痛，气不得息。[1]94

（《病源·心腹痛候》）

心腹胀者，脏虚而邪气客之，乘于心脾故也。足太阴脾之经也，脾虚则胀；足少阴肾之经也，其脉起于足小指之下，循行上络膀胱，其直者，从肾上入肺；其支者，从肺出络于心。脏虚，邪气客于二经，与正气相搏，积聚在内，气并于脾，脾虚则胀，故令心腹烦满，气急而胀也。[1]95

（《病源·心腹胀候》）

《病源·心腹痛候》中很明显是绞痛，但与心腹鼓痛还是不一样的。邪气上冲于心则心痛，下攻于腹则腹痛，邪气应该是客于心腹之间，膈肌的那个区域。所以它有一个上下交攻的便利条件。

《病源·心腹胀候》这个说的是心腹受邪，脾经受邪导致虚胀。心受邪是标，肾经受邪是本，本在下，有一个标本的区别。人参治疗心腹鼓痛，是怎么治的？它是入脾经的药，首先可以补脾经之虚。另外一方面，体现人参有一定开结的作用。我们平时用的时候，人参补的作用要强于开的作用，但是它还是有开的作用在里面。

（3）胸胁逆满

胸胁逆满就是胸胁是满的，气是呛着的。这个一部分是因为实证导致气实，所以逆满，但是更多局部的实大多都是因为整体的虚。所以这个是人参治疗胸胁逆满的道理。

（4）霍乱吐逆

霍乱是因为感受外邪，然后胃肠虚冷所致。其实也是用人参补阳明气。所以我们看见人参主要侧重于补肠、胃、脾的气，还是以补气为主的一个药。

（5）调中，止消渴通血脉破坚积

这里面除了补气、开节，还有什么呢？还有止消渴。它是可以生津液的一个药。因为生津液，可以通血脉，因为补气，也可以通血脉。气足，物质属性更明显的东西，它的流动性就能起来。破坚积这一块儿，不是因为人参有多强的开结作用，而是因为正气足了，它是身体的正气自然攻击坚积的一个过程，其实主要应用的还是自身的这种抗邪机制。

（6）令人不忘

不忘，是说更容易记住东西。那么什么人更容易记住东西呢？人在小孩的时候，年轻的时候。因为小孩的代谢旺盛，代谢旺盛就意味着他气足血足。

以上是《别录》讲的人参。

4.明目，开心

如何明目？全身性的气津液补足了之后，只要脉络是通畅的，就可以明目。类似的药还有什么？白术能不能明目，也是可以的。但是白术明目还需要一些中间过程，得把中焦的气和津液给它化开，变成能够往上走的东西。

开心，就是把心不开，变成开。有的人郁郁寡欢，常抑郁，并不是因为心的事，而是因为他气虚，整体气是压着的，他自然提不起来，所以没有必要提，也没有必要去开。补气，把气补足了，它能转起来，自然他的心就开了，这是一层意思。

再一层意思是什么呢？我们之前不是讲过一个药能开心孔吗，菖蒲可以开心孔。这个人参可以开心。那个菖蒲开的是通路，人参补的是能量。两个方面，但是有差不多的效果，能起到相近的作用。

5.益智

人参还可以益智。益的是什么呢？

因虑而处物谓之智。[2]222

（《灵枢·本神第八》）

什么叫虑？就是动脑子，思考，想事情，这叫虑。因虑而处物谓之智，是什么意思？你经过思考，然后去处理事务，去做事情，这种能力叫做智。人参益智其实就是加强了这个过程。

那因虑而处物的能力不足有几个表现？就是一件事情他只能看到片面，看不全面，这是一方面。再一方面就是能看全面，但是他做不过来，不能够完美地、合乎时宜地，漂漂亮亮地把想的过程去落实。这两种其实都是因虑而处物的能力不足。当然我个人看来，前者比后者更严重一些。因为前者是这个东西他看的片面、他看不全，和他的身体状况有关，也和他的经历有关。经历的事情多了，就能看得更全面一些。后者是他能想得很明白，但是做不来。这说明他至少有前面的这些经历，他能想得过来，做不来是因为行动力的原因。

所以这两者里面都有气虚的成分在。

那我们推广之，就是好些人比较自私，不能推己及人，不能很好地去感受别人的情感，这种方面的领悟能力比较弱。许多人把这归结为情商的事，其实他不是情商不够，他只能在几个方面具有情商的能力，但是因为能量太少，身体的气血不够用，所以照顾不周全。

这个是"因虑而处物谓之智"的意义。

狂始发，少卧，不饥，自高贤也，自辩智也，自尊贵也。[2]242

（《灵枢·癫狂第二十二》）

说的是什么意思呢？说狂病刚刚发生，症状是少卧，不睡觉。卧有两个意思，一个是睡觉，还有一个是蜷缩趴着。你在课桌上睡午觉那个动作就相当于卧。很少卧，或者说是不太能够卧，不饥不饿。然后自己认为很高明，非常贤能，自己说自己很聪明，认为自己很尊贵，这些都是狂始发的症状。

　　这个其实提示我们因虑而处物的能力不足，就是智不足。我们在治疗的时候有没有可能治过了？是有可能的。比如我们吃人参，吃着突然发现，睡不着觉了，睡不踏实，或者说身体蜷着感觉不舒服，不饿了。这种你就要担心了。这种其实就是人参吃过了的表现。再往后你要是能开始流鼻血，小孩子人参吃多了会流一些鼻血。这个还好，尤其是成年以后，你吃人参吃到自己认为自己很牛逼了，那就坏了。这个是什么？这个是狂始发，这是病，该治。那当然狂病有它发生的一个基础，有它本身的身体情况的基础在的。这一点大家要注意。

　　脾为谏议之官，智周出焉。[2]315

（《素问·本病论第七十三》）

　　脾是谏议之官，这个咱们就不论了，智周出焉，说的是什么？智是因虑而处物的能力，有智不稀奇，智周很稀奇。什么意思，就是事事都可以因虑而处物，事事都能想全面，做得很周到。这个事情是我们修炼一个必要的阶段，也是一个必修的过程。

景　天

　　一名戒火，一名慎火。味苦，平。生川谷。治大热火疮，身热烦，邪恶气。华，治女人漏下赤白，轻身明目。

　　概说：广谱清热药，清气血热；景天花升散轻提。

1.大热火疮，身热烦

　　（1）大热火疮

　　景天善于治热。老辈子民间多把景天种植到土墙上以求防火的习俗。中医学上景天治"大热火疮"，这很好理解。一派热象起火疮，清热泻火解毒。这种药很多，和景天比较类似的有蒲公英、夏枯草、连翘、金银花，这些都是常用的。是非常广普的清热药，也是消炎药。

（2）身热烦

"身热烦"，提示一种实热证。

> 小儿脏腑实，血气盛者，表里俱热，则苦烦躁不安，皮肤壮热也。[1]248
>
> （《病源·热烦候》）

"热烦候"的背景形成是小儿，小儿本来应该是脏腑未充的状态，但这里是脏腑实，突出了两个问题，一个是病位在脏腑上，一个是邪气相对来说比较盛。从里到外、从血到气，都是热的，换言之，景天是一个气血通治的药。气分的热可以清，血分的热也可以清。金银花也可以，但是景天和金银花的方向性不一样，金银花有一种透散性质，景天透散的性质不是特别强。

我们通常把表里俱热、皮肤壮热、苦燥烦不安这些症状理解为阳明热，不过这里理解成阳明热相对来说比较局限，理解成脏腑间的热可能更为确切。当然表里俱热的情况，我们从阳明去解也是可以的。像脏热腑热，其实都可以从阳明去泻。比如柴胡主脏腑肠胃间寒热，大黄荡涤五脏六腑寒热邪气，芒硝能够泻腑间热。大黄、芒硝、柴胡，其实都是针对阳明用药的思路。这是泄热药、通腑药一种常见的功能。

2.漏下赤白

"华"，是"花"的异体字，通"花"。景天的花有意思，治女人漏下赤白。有意思在哪呢？我有位师傅，主要治病的方法是熏蒸，景天花是用在熏蒸之后给患者泡水喝的。目的是为了升提，不让患者气虚，熏蒸一个最大的毛病就是容易伤气血，伤津液。

对于寒症，熏蒸的效果是非常好的。但是对于寒不严重，或者对于一些虚症，虽然药物里有顾及到虚损的情况，但我觉得药力不够。我改良了一下，分情况考虑，一些用局部熏蒸，一些用整体熏蒸。熏蒸所配合的东西都不一样。老爷子是熏蒸之后喝代茶饮，代茶饮里就有景天的花，这花可以治女人漏下赤白。

复习一下，漏下是血非时而下，类似经间期出血，病因是胞脉虚损，冲脉和任脉在里面也会有一些影响。什么叫"漏下赤白"？其实《漏下五色俱下候》，属于漏下的范畴。怎么判断哪一脏虚呢？五色各随五脏，有点像五石脂"各随五色补五脏"。这方面我不太想去过多地追究，因为其实有一些受理学思想影响的表现。

诊其尺脉急而弦大者，风邪入少阴，女子漏下赤白。[1]204

（《病源·漏五色俱下候》）

漏下的病机在于：风邪入少阴。

景天能够治漏下赤白，要么是解决胞脉的问题，要么是解决冲任，要么解决风邪入少阴。我在临床上用的时候，感觉景天其实是针对于足少阴脉的。足少阴脉不通、有热的时候，用景天是可以开的。对于一些肾经有热，或者说是肾系有热的情况，用景天效果非常好。

风邪为什么入少阴？《灵枢》的说法是大腿内侧的皮肤比较薄，相对比较容易招风，一招风，风邪就入少阴了。除了大腿内侧这一块皮肤比较薄风邪易于入侵，还有一个原因，就是少阴是多血少气之经。漏下有一个大背景是身体虚弱，少阴经这个区域，本来气就不足，而且气还比较虚弱时，风邪便容易进入少阴。

风邪入少阴后会如何变化？有两种情况：脏虚和脏实。如果脏虚，风入少阴后会流于脏。如果脏实，风入少阴后会和正气相抟化热，化热后，就跑腑上去了。所以风入少阴如果往好的地方发展，应该是流于腑（脏实的情况）。

不仅会导致漏下病，还有可能导致失眠、虚劳等诸多病证。我们治疗风邪入少阴总得有个标准，这个标准就是《伤寒论》所说的"少阴中风，脉阳微阴浮者为欲愈"。

什么是阳微阴浮？首先，这阴和阳是什么呢？不是左右，也不是表里。不是左右的原因是什么，形体脉是脉诊的基础，原则即是以左应左、以右应右，是极其严谨的，对应关系极强。少阴经身体上有两条，当少阴中风，不好说大概率是中于左还是中于右。所以这时候讨论左右，没有太大的意思。

再说表里。阴阳是不是浮取沉取，也不是。如果以脉位定阴阳的话，那"阴浮"这两个字在临床上很难体会，本身就像是一个矛盾。前面《病源·漏五色俱下候》中所说"尺脉急弦大者"是正邪交争的一个表现，少阴中风将愈，脉表现为"阳微阴浮"，所以我们放在一块儿前后一参，这里阳指的是寸，阴指的是尺，包括在《金匮要略》里面关于胸痹的脉象，阳脉涩，阴脉弦，这其实说的都是寸尺的关系。

"阳微阴浮"也即寸脉偏于微，尺脉偏于浮。再解释为什么寸脉会微，尺脉会浮，而且这时候是欲愈的情况。

风邪入少阴后，转归情况就根据脏的虚实情况来。如果想向愈，需要脏是实的，风邪就会和正气在脏的边缘相抟化热，转到腑上来。所以言外之意，欲愈时，少阴脏或者少阴脏相邻的经络所属的区域，应该处在正气充足的状态。

为什么出现阳微？阳从哪里来，当然由精化气不假，不过区域性上，主一身之阳的是心，当少阴中风，少阴的阳气不够时，会从上焦去调阳气，让脏充实，在脉上就会显示为阳微。这里面有虚的成分，正气都聚集在肾经、风邪所入之地上，所以导致寸脉会有一个微象在。阴浮有两个方面的意义，一方面是正气在鼓动恢复，另一方面正气在把邪气往外托，邪气有从里向外，由脏到腑的一个趋势。这样就把这个事情解释清楚了。

欲愈时，会从脏入腑，从少阴经所属的区域进入膀胱腑。入膀胱腑后，下一步热会传于哪？这时候一般不传了，因为可以从小便排出来。如果继续往下传，就会传于脑，那时候就是脑漏了。

这是风中足少阴。

如果风中手少阴，一般不会产生漏下赤白，会出现心烦、胸闷、心慌心悸，有点类似于心积的症状。但后面的路线是一致的，脏实后传入腑，然后向愈。但是那时候就未必是阳微阴浮了。大家可以去观察一下病毒性心肌炎的脉象，其实是寸脉大数鼓滑，是那种隆起象。也就是说正邪斗争主要发生在寸脉，在关以上的位置，还是和解剖相对应的。但是那时候向愈，会从心脏传到小肠腑，到小肠腑后会有一个化热的过程，热可能会从小肠到大肠，最后到胃。最后还是可以从足阳明胃系来治疗。

景天的花，可以用升散轻提之性，防止邪气在脏实的时候传入腑，进而在腑的阶段化热。我觉得这个升提之性可能不是景天本身的药性，而是泡水的时候，汤水的热量，就能起到这样的一种升散作用。

但是景天花非常少见不好买，有特殊关系能买着，我已经有许多年没有用过了，可以用景天的皮或根皮来代替花，但是清热的力度就上来了，减去清热的力度，可以把景天入散剂，打成粉后少量冲服泡水，也会有开结的作用，能对少阴中风起到一定效果。

这是景天。总体上来看，是一个广谱的清热药。

合　欢

味甘，平。安五脏，利心志，令人欢乐无忧。久服轻身明目得所欲。

概说：平和；通络；入心，在心外周通络；开通五脏道路。

合欢有两种，一个是合欢皮，一个是合欢花。本经上讲的是合欢花。

1.安五脏

安五脏其实就是使五脏安。我们假设没有外邪干扰五脏，想让五脏安大概有两个方面：一方面是五脏的营养是充沛的、是丰富的，是够用的；另外一方面是五脏的代谢产物能够排出，是无障碍的。所以我们想让五脏安，就要解决五脏这两方面的需求。

合欢是怎么解决的呢？合欢不是一个直接补脏的药，如果它是补脏的，能够补气、补血、补津液、补这些基础物质，那么本经应该会告诉你"补五脏"，但是没有，他用的是"安五脏"。那说明合欢是能够开通五脏的道路，促进营养到五脏，也能够促进五脏代谢产物的排出，所以它通俗说应该是一个通经络的药，其实是能够通利五脏。是这个意思在里面。所以他说"安五脏"。但是这里面也反映出这种通利的作用其实是非常平和的，很平和很舒服，是不伤人的。

2.利心志

什么叫做利心志，志我们之前讲过，一方面是情志，情志的产生跟肾精有关。但是这里面我们说的不是情志的志，说的是心志的志。那心志是怎么回事？

意之所存谓之志。[2]222

（《灵枢·本神第八》）

什么是意？"心有所忆谓之意"，那这个意是从心立言，就是你心里的心声叫意。意之所存，我们得知道什么叫"存"。

《说文》：存，恤问也。从子才声。[28]311

"子"和"才"表声，但是它也一定程度上表意。"子"就是一个小孩子的样貌，在襁褓中腿是并着的，手是举起来的，"才"表示什么，草木初生之貌。存的意思就是一个小孩的形象，和草木刚刚生长这种状态。所以"意志所存谓之志"，就是意开始生长、开始萌生，这个状态便是志。而志和心的功能就特别相关。

所以我们说一个人的志向，一方面是看这个人的肾精足不足，再一方面和他心的大小有关，心太小，看不宽，他的志也是长不起来的。其实从侧面说明合欢花它能作用在心，是能够入心的一个药。

3.令人欢乐无忧

欢乐无忧很简单，就是字面意思，令人很高兴。有的人为什么平时总是悲哀的，总是压抑的？因为他的心是压着的，或者说因为上焦气是不足的，心的内容是堵着的，所以用合欢能把它打开。这里面就不唯合欢了，只要能够把压在心上的压力给它解除掉，就都能做到。

常用的思路什么？比如我们用辛散的方法，用风药可不可以？可以。再比如我们就专门在心上去做文章，用开心孔的药，菖蒲远志可不可以？可以。再有一个我们通过补气的方法，通过补脾胃，来加强心的能量，可不可以？可以。方法很多。

这里面合欢的欢乐无忧其实体现的是合欢在心的外周有一个通络的性质，是非常平和的特性。

4.轻身

用完合欢之后，感觉身上比较轻快。轻身的前提我们其实也讲过了，经脉通畅，能量充足，所以能够轻身，表现出的一种正常的状态。那种虚得要命之后，阳气在上面吊着，那种轻飘飘的不叫轻身。

5.明目

明目是把眼周的能量供给解决。两个路径，一个是通过眼系膀胱，一个是通过宗脉。这两个其实都是合欢花开通道路的作用。

6.得所欲

得所欲就是心想事成，应该说是欲得到满足。所以这里面的心想事成就有两种。一种是生活在自己的世界里面，自己哄自己玩。这个人外面看上去跟个疯子一样，他活在自己精神世界里面，欢乐无比。这种可以叫得所欲。

另外一种得所欲是正常的得所欲。这两种的本质不同是什么？前一种他生活在一个虚妄里面，或者说他在虚妄里面获得的得所欲其实也是虚妄。这种属于以妄破妄。后面这种得所欲是存天理，去人欲，是把自己的欲望合乎于天理，是这么一个状态。所以孔子说"七十从心所欲而不逾矩"，为什么能够做到，天道是怎么回事，事情会如何发展，你看得太明白了。所以可以从心所欲不逾矩。

那么对于那种活在自己世界里面的得所欲怎么治？我们一般说这种人痰迷心窍，心窍堵了。这时候都是用一个很大的力量，可能是外界的刺激，或者是饮片，反正通过种种方法给他一个外界刺激，把他从自己的世界里拉出来，这个是治疗的起始。那时候我们用的都是一些豁痰开窍的药对吗？力量很猛的。目的就是把他从自己视角里面解放出来，让他的心能够接触到外面的世界。

显然合欢不是干这事的，那么合欢干的是一个什么事？一个正常人，他的心由于生活实践有限，精力有限，所以不能事事做到圆融。那么怎么促进他事事圆融，或者说怎么帮助他更好地体察天道，用药物的话，其实就是让他的心络更进一步的打开。这就是合欢在得所欲方面应用的原理。所以我们现在用合欢，不是用它来治病，而是用它来辅助修行的。这个我们知道就行了。

夜 明 砂

味辛，寒。治面痈肿，皮肤洗洗时痛，腹中血气，破寒热，积聚，除惊悸。

概说：清三焦热，通畅三焦；开脏腑外周积聚；活血行气，通络。

1.面痈肿，皮肤洗洗时痛

夜明砂是蝙蝠的粪便。我们之前说过头肿痛，面痈肿其实跟它挺像的。痈肿不是痈脓，提示这个时候的脸上存在热和瘀血，我们治的时候，应该一个是清热，再一个是活血通络。如果是一个局部性质的痈肿，那没有问题，活血清热或局部处理都可以。如果上升到脸上大面积的痈肿，那说明很有可能在身体的层面上有一个非常强的原因，导致气血是在往上涌的，进一步导致脸上的痈肿。

夜明砂治面痈肿，第一，夜明砂是寒药，能够清热；第二，夜明砂是一个辛味的药，有通络的性质。这一点非常重要，夜明砂是可以通络的。

对于面痈肿整体身体上的气机上而言，夜明砂做的是一个让气机不往脸上走的事。那它往哪儿走了呢？我个人用的时候体会，它其实是让气机更多沿着上焦的路径去分布。

后面说，夜明砂能治"皮肤洗洗时痛"，洗洗，渐渐恶寒貌。这其实也是因为不通，用夜明砂能够通络。

2.腹中血气

腹中血气其实有一个病名，叫做气血交杂。说的是气跟血绑在一块儿了。气病和血病，两个同病可以把它理解为气血交杂。治腹中血气是怎么治的，说明夜明砂有两方面的性质，在气病和血病二者同病，或者说分不清因果的时候，我们处理的先后顺序是怎么样的？可以通治。所以你看我们中医的治法里有行气活血，也有活血行气。所以有一些药是气血通治的，比如川芎，比如红花。气血同病的时候，很容易产生另外一种病，这种病是津液病。比如红花，它其实处理的就是血中有水。

3.破寒热

这个事其实就三方面，一方面是三焦，一方面是虚人，一方面是风。《病源·寒热候》之前提到过，阳虚外寒，阴虚内热，阳盛外热，阴盛内寒，三焦是这个病机中非常重要的环节。所以寒热病一方面从三焦治。另一方面是"小骨弱肉，乃生寒热"对吧，小孩和虚人容易发生寒热。另外"因与露风，乃生寒热"，是一个风邪的因素。

所以我们看看夜明砂，它是能治风吗？我们看看夜明砂是不是平时拿去解表，你会发现平时没用夜明砂解过表，对不对。所以它对于外风，辛散的性质其实是很有限的。它能补虚吗？好像也不常用。夜明砂其实是在三焦上，清三焦热、畅通三焦的药。这是破寒热。

4.积聚

积聚，与脏腑之气相抟。所以在三焦的层面，夜明砂是可以顾及到这个层次的。另外，我们其实之前也说过了，体表有络脉，那脏腑上有没有络脉呢？也是有的。比如脏腑跟太阳经上的各脏各腑之俞相连，这个其实就是络脉的功能。再比如脏腑会发出一些比较大的络脉，有大的络脉，说明肯定也会有小的络脉，这是一定的。所以这里面体现夜明砂能破积聚，特别是在脏腑外周，在三焦层面畅通三焦。

5.除惊悸

心藏神而主血脉。虚劳损伤血脉，致令心气不足，因为邪气所乘，则使惊而悸动不定。[1]20

（《病源·虚劳惊悸候》）

风惊悸者，由体虚，心气不足，心之腑为风邪所乘；或恐惧忧迫，令心气虚，亦受于风邪。风邪搏于心，则惊不自安。惊不已，则悸动不定。其状，目睛不转，而不能呼。诊其脉，动而弱者，惊悸也。动则为惊，弱则为悸。[1]6

（《病源·风惊悸候》）

之前我们也说了，三个因素，病位在心上，在膈上，或者扩展点，是在纵膈上，会导致心悸的问题。病因一个是心气不足，再一方面是受于风邪。

所以我们用夜明砂治心悸，其实是开心包的，也是它开积聚作用在脏腑外周的一个具体的应用。透心包或者养心经常会用到，应该是比较常用。效果有点像柏子仁，柏子仁是往里收的，夜明砂是往外散，这是两者的区别。也有点像橘络，但是橘络的化痰性质比夜明砂要好一些，夜明砂透散的性质比橘路要好一些。

《普济方》上有一个夜明砂散，治小儿雀目，日晚无所见。

夜明砂散　治小儿雀目，日晚无所见。

夜明砂半两微炒　细辛一分　羌活一分　姜石半两捣碎细研水飞过

上①为散，研令匀，每服一钱。用白羊子肝半枚、粟米二百粒，水一中盏，煮米熟去肝，放冷，渐渐服之。儿稍大，并肝食之。[13]第九册176

（《普济方·婴孩头眼耳鼻门》）

什么叫雀目呢？

人有昼而睛明，至暝则不见物，世谓之雀目。言其如鸟雀，暝便无所见也。[1]149

（《病源·雀目候》）

说的是此人的眼睛就跟鸟雀一样，白天能看见，到晚上日光的强度降低了，就看不见东西了，主要强调夜间不可见物。夜明砂治的小儿雀目是"日晚无所见"，白天晚上都看不见。这是很典型的视力出了问题。那它是怎么治的呢？

我们先看姜石是什么东西。出自《本草纲目》。

---

① 原本作"右"，经改为"上"。

姜石（唐本草）

【释名】蜣蛎石。

时珍曰：姜石以形名。或作礓砾，邵伯温云，天有至庚，地有至幽，石类得之则为礓砾是也。俗作蜣蛎。

【集解】恭曰：姜石所在有之，生土石间，状如姜。有五种，以色白而烂不碜者良，齐州历城东者好。采无时。

宗奭曰：所在皆有，须不见日色旋取，微白者佳。

【气味】咸，寒，无毒。

【主治】热豌豆疮，丁毒等肿（唐本）。

【附方】（旧二，新二）。

丁疮肿痛 白姜石末，和鸡子清傅之，干即易，丁自出，神效。（《崔氏方》）

乳痈肿大如碗肿痛。方同上。（《外台秘要》）

产后胀冲 气噎。蜣蛎石、代赭石等分，为末，醋糊丸梧子大。每服三、五十丸，醋汤下。（洁古《保命集》）

通身水肿 姜石烧赤，纳黑牛尿中，热服，日饮一升。（《千金方》）[20]617

（《本草纲目·石部第十卷》）

姜石主治热豌豆、丁毒等肿。什么叫豌豆疮呢？这个疮是比较局限的，里面有个根节，是一个热疮。强调了肿的过程。姜石它是一个无毒的药，是为了清热，甚至是为了通络，是这么一个意思在里面。

李时珍记载的用法，治疗疔疮肿痛：白姜石末，和鸡子清敷之，干即易，自出，神效。这是一个很典型的外治法，对于痈肿还没有化热，里面是硬的，这种状态就可以用这种方法。拿鸡子清和个粉末，那个粉可以随便调，不唯姜石，总之也是清凉活血这种药性的就好。连翘、金银花等寒性药，随便抓一把，活血药抓一把，打成粉，之后拿鸡子清一糊，往上一贴，甚至你都不用，拿豆腐贴也行，或者拿米糠贴敷，都行。凉性具有透散活血效果的都可以。干的时候它自己能脱落。脱落之后再敷，再脱再敷。

治疗产后胀冲气噎，就是产后胀冲气，这很明显是因虚致胀，因虚导致冲气。这在《伤寒论》上很多见。张仲景管它叫冲气，怎么治的呢，"姜石、代赭石等分，为末，醋糊丸梧子大。每服三、五十丸，醋汤下"，重点，人家用的是醋汤。醋是干什么用的？醋是用谷物发酵成的一个酸收的药。所以醋很养人，有补气也有收敛的作用在里面。代赭石很常见，是一个降气的药，但降的同时又开痰结的作用，还有养血的意义在里面。对于冲气而言，一方面收敛补虚，另一方面用代赭石去降。那么姜石在里面发挥了什么作用呢？这里面就不再用它清热的作用，目的是为了通络，是为了开结通络。

治通身水肿：姜石烧赤，纳黑牛尿中，热服，日饮一升。这是李时珍从《千金要方》上抄的。黑牛尿是一个利尿剂，同时有一点点补肾阳的作用在里面。这种水肿有水聚集，它现在可能不显现发热的症状，是因为有水。水去了之后，很有可能会发热。一方面是用姜石去预防发热，另外一方面，血不利则为水，产生水内在也会有结，但是这个结未必是在血分的层次，还有可能在其他层次，这种情况也是用姜石去开结。

所以我们回到《普济方》治疗小儿雀目日晚无所见的夜明砂散，细辛羌活，前面说过许多次了，细辛从少阴往上引，羌活是一个走膀胱、开太阳的药。还剩两味药，一个是姜石，一个是夜明砂。晚上看不见，对光的敏感度降低，是因为肝肾阴虚，还有一方面是津液上承眼的通路，有不通的情况。

细辛从少阴往上走，羌活从太阳往上走，再加上两个药，夜明砂和姜石。小儿肝肾是不足的，所以会多见生长痛、潮热之类的病证。那这两个你看看哪个是填精的。我们会发现都不是。这就说明在《普济方》的夜明砂散这个角度上，考虑小儿雀目虚的层次不在精上。那在于哪里呢？在肝阴层次。煎服法告诉你了。"用白羊子肝半枚、粟米二百粒，水一中盏煮米熟。去肝，放冷，渐渐服之。儿稍大并肝食之。"这里面还有一味药，羊肝。为什么小儿要把肝去了，孩子稍大可以适当服用呢？为什么？因为小儿五脏不稳定，藏精藏得少。肝不补血，这里面用它是起到升肝阳、提肝气的作用，相当于细辛姜石夜明砂加了一个药叫黄芪。孩子稍大，身体稍微壮实了，这时候再用肝可以承受得住，就能体现出羊肝养阴养血的效果了。

所以小儿用肝，目的也是往上提，提到脑袋上，然后用姜石夜明砂去开目系的结。体现的也是局部通络的力量。另外，黄芪或肝，和细辛羌活提上去之后，还有个后果是局部化热。姜石和夜明砂还有一个作用，即处理局部的热。

乌 头

一名奚毒，一名即子，一名乌喙。味辛温，生山谷。治中风，恶风，洗洗出汗，除寒湿痹，咳逆上气，破积聚寒热。其汁煎之，名射罔，杀禽兽。

概说：驱寒逐湿；通开上焦气结；温阳，温胃，促进足太阳气化。

1.中风恶风

中风者，风气中于人也。风是四时之气，分布八方，主长养万物。从其乡来者，人中少死病；不从其乡来者，人中多死病。其为病者，藏于皮肤之间，内不得通，外不得泄。其入经脉，行于五脏者，各随脏腑而生病焉。[1]1

（《病源·中风候》）

凡风病，有四百四种。总而言之，不出五种，即是五风所摄：一曰黄风，二曰青风，三曰赤风，四曰白风，五曰黑风。凡人身中有八万尸虫，共成人身。若无八万尸虫，人身不成不立。复有诸恶横病，诸风生害于人身，所谓五种风生五种虫，能害于人。黑风生黑虫，黄风生黄虫，青风生青虫，赤风生赤虫，白风生白虫。此五种风，皆是恶风，能坏人身，名曰疾风。入五脏，即与脏食。人虫生，其虫无量，在人身中，乃入骨髓，来去无碍。若食人肝，眉睫堕落；食人肺，鼻柱崩倒；食人脾，语声变散；食人肾，耳鸣啾啾，或如雷声；食人心，心不受触而死。[1]14

（《病源·恶风候》）

中风我们说过很多次了，这个中风不是我们通常理解的太阳中风、阳明中风，那种中风是划归于伤寒的范畴里的。此处这个中风是"风气中于人也"。有从其乡来，有不从其乡来，这就是八正之风与虚邪贼风的区别。"其为病者，藏于皮肤之间，内不得通，外不得泄。"也就是说，真正的中风是不汗出的，是腠理内外不通畅的，其实是影响到了腠理、三焦层次。"其入经脉，行于五脏者，各随脏腑而生病焉。"这点影响的是由经脉入五脏的路径。由此我们大概可以勾勒出中风病对于身体的影响范围了。

恶风我们刚刚也说过了，那么再把中风病和恶风病连起来看，中风恶风，就是风邪其影响范围在腠理、经脉、五脏。可能涉及到具体病症或具体症候略有不同，但是能把病位，即中风恶风对身体影响范围的大致路径总结出来。

2.洗洗出汗

前一段刚讲过，中风病是不出汗的，因为内外不通畅，"藏于皮肤之间，内不得通，外不得泄。"为什么这里又有汗出了呢？大家还记得张仲景先生是怎么说的吗？仲景有云："阳浮者，热自发，阴弱者，汗自出。"[3]26 怎么来理解这句话呢？我个人理解，风邪侵袭人体之后，正邪就会抗争。而在这个抗争之中，就会伤及津液，即伤阴。但是伤阴在于每个人身上表现都不同。我们要知道，在体表所表现出来的卫气、营气，本质上都是津液。那么伤阴后就出现两种转归，一者从阳热化，再者从阴寒化。所以有的人体表正邪抗争，津液损耗，但会表现出热量的聚集，就会出现发热的症状。但有的人就会寒化，反而表现出卫气亏虚，导致出汗。所以我们就可以明了，此处的汗出是风邪中于人之后，人体的应答机制，具体表现为卫阳虚。所以这就解释了，"阳浮者热自发，阴弱者汗自出。"这两者看似矛盾，而根本机制并不矛盾。

乌头，治疗"中风，恶风，洗洗出汗"其实是由于风邪侵袭肌表，出现身体阳虚。那大家可以想见，此对证的方药即附子泻心汤，主症恶寒、汗出，但是却能用附子，道理就是如此。

3.寒湿痹

"风寒湿三气杂至，合而为痹"。换个说法，即风寒湿三者一起才构成痹，缺一不可。寒湿痹是寒湿为主的痹，其中亦有风的因素，只是不以风为主。痹的层次，有皮痹、肌痹、筋痹、骨痹等等，所以我们就知道痹是可以涉及身体的各个部位的。同时也存在五脏痹。乌头可治疗寒湿痹，说明乌头善于驱寒逐湿。

4.咳逆上气

肺虚感微寒而成咳。咳而气还聚于肺，肺则胀，是为咳逆也。邪气与正气相搏，正气不得宣通，但逆上喉咽之间。邪伏则气静，邪动则气奔上，烦闷欲绝，故谓之咳逆上气也。[1]82

（《病源·咳逆上气候》）

所以这个咳逆上气，是有上焦证在里面的，影响了喉，所以造成肺胀。乌头是怎么治疗咳逆上气的呢？肺虚感微寒而咳，乌头温上焦，以此来解决肺胀，也能说得通。

但是要注意，用乌头去温，这个效率可不一定是最好的。而这里还要用乌头去治疗咳逆上气，不光是为了用乌头的温性，还为了用乌头的通，为了通开上焦气结的。

5.破积聚寒热

上文所述的通的性质也能指导我们认识破积聚寒热：我们之前讲过，积聚的病机在于"腑脏虚弱，受于风邪"[1]106，然后在脏腑周围形成了邪气的聚集。寒热的病机于《病源》中也有论述，《病源·寒热候》："因于露风，乃生寒热。"[1]73综上所看，寒热和积聚的病机是一致的，都是以风邪的因素为主，但是二者造成的结果不同。寒热的结果更侧重于三焦气机不通畅，而积聚更侧重于在脏腑外周形成邪气的聚集。我们用乌头治疗积聚寒热，用的其实都是其通的作用。也就是说，乌头通的力量与效果是非常好的。

咱们通过两个《金匮要略》里的方子来看乌头：

腹痛，脉弦而紧，弦则卫气不行，即恶寒，紧则不欲食，邪正相搏，即为寒疝。绕脐痛，若发则自汗出，手足厥冷，其脉沉弦者，大乌头煎主之。

乌头煎方

乌头大者五枚，熬，去皮，不吹咀

上以水三升，煮取一升，去滓，内蜜二升，煎令水气尽，取二升，强人服七合，弱人服五合。不差，明日更服，不可一日再服。[4]36

（《金匮要略·腹满寒疝宿食病脉证治第十》）

首先通过上文我们了解到，大乌头煎治疗的是以腹痛作为主要症状的病的。"脉弦而紧，弦则卫气不行，即恶寒，紧则不欲食。"这句话信息量极大，脉是弦紧的，又提到脉紧代表患者不想吃东西。而为什么弦则卫气不行？为什么即恶寒？为什么脉紧则不欲食？请大家逐一思考，我们稍后详解。

寒疝这两个字告诉我们，寒，寒性的，疝，腹痛。所以病性是一种寒性的腹痛。结合下文的绕脐痛，这个腹痛的病位就确定下来，是绕脐痛。出现病症就会"白汗出，手足厥冷。"而后又讲，"脉沉弦者，用大乌头煎。"

为什么弦则卫气不行？为什么即恶寒？为什么脉紧则不欲食？

某生答：脉双弦者，寒也。

董师：这个答案还是没有真正回答这三个问题，大家要好好想一想其中的原因。

又一学生答：卫气顶，为寒所束？

董师：这位同学在经典方面还差着功夫，继续努力吧。

又一学生答：里面有寒？

又一学生答：假令下利，以胃中虚冷，故令脉紧也。

又一学生答：腹痛，气血就往身体中正邪交争的地方去，在表的气就少了，所以脉上表现为弦。

最后一位同学的回答不错，进步非常大，很好。倒数第二位同学的引用也很漂亮。回答这个问题，不需要许多许多临床，而需要一个经典的全貌观。不需要你在临床做出多么杰出的贡献，多抄几遍经典就有了。大家可能时间也不富裕，没有大把的时间集中起来去抄书，去在经典上下功夫。但是这点也说不过去，毕竟大家伙干这行的，希望能多花时间干这个。

先说这个问题，腹痛是绕脐痛，说明正邪交争的靶点在肚脐周围。卫气在这里打仗，所以卫气不行。卫气都在肚脐，体表卫气不足，所以恶寒。我们先把不欲食隔过去，为什么发病的时候出自汗？因为体表卫气不足，固护肌表的能力减弱，所以自汗出。体表的卫气在肚脐那里。

手足厥冷，是阳气不足的底子。脉沉弦者，用大乌头煎。

我们接下来看大乌头煎的方子，"乌头大者五枚，熬，去皮，不㕮咀。"大乌头煎是不㕮咀的。但是下面的乌头汤"川乌五枚，㕮咀"，又㕮咀了。这是因为什么呢？我们首先来说，㕮咀是什么意思？咀嚼。但是乌头有毒，如何能咀嚼呢？㕮咀本意为咀嚼，而在中药书中，是用刀把中药切成小块或小片，是将药材分开破碎的一种方法。

那为什么大乌头煎里面乌头不用㕮咀呢？因为这个方子中的乌头熬了。而熬的目的是去皮，为了把皮扔了。首先说明个事情，这两个方子里的乌头，都是生乌头，是新鲜的乌头。都说伤寒论的剂量大，其实根本不是，因为伤寒论中用的很多药都是鲜品。包括桂枝去皮，乌头去皮等。如果用的干品的乌头，一熬的话就着了。熬，放火上烤，是为了去皮。鲜乌头，里面有水气的，放火上烤，经过加热皮就能剥下来了。外而一烤，里面熟了也就软了，不用㕮咀了。但是乌头汤不一样，没有熬这一步，所以它里面的乌头要切开。所以也因此能看出这个区别，即大乌头煎用的是炮制过的熟乌头，而乌头汤是生乌头。

说回来，大乌头煎用乌头的目的是为了解决寒疝，为了解决肚子里的冷气，有寒结在肚子里。同时包括有卫气不足，阳虚的底子。用乌头，是为了培补阳气，也是为了温的。此时大家要注意，当想要温阳而用乌头时，要注意，一定要是大乌头，其次一定要是熟乌头。同时用的时候还要去皮，这一点至关重要！

下面讲，"上以水三升，煮取一升，去滓，内蜜二升，煎令水气尽，取二升，强人服七合，弱人服五合。不差，明日更服，不可一日再服。"煮出来的是二升，二升也就是二十合，身体壮的人大概服三分之一，弱人服四分之一。而且没有好的话一定要等一天，等第二天再喝，不能一天喝两次。大家想一想为什么，之前的桂枝汤、麻黄汤怎么说的，"若不汗，更服依前法。又不汗，后服小促其间，半日许，令三服尽。"[3]26但是这里不一样，强人七合，弱人五合，明日才可再喝，这究竟是为什么？

有同学很聪明，回答说是怕伤阴，这是对的。因为寒邪在肚脐聚集，而"发则白汗出"说明又是有津液不足的成分在的。所以用大乌头煎一方面要温，一方面又要补津液。温好温，就是提升温度的事情，用热药。但是津液是需要身体转化的，需要身体机能的恢复，慢慢才能化生出津液。无形之阳气好恢复，但津液恢复则会比阳气慢。所以明日再服用。如果一日再服，乌头用的是一个热药，很容易喝过头。

大乌头煎理解之后，我们再来看这个乌头汤。

味酸则伤筋，筋伤则缓，名曰泄。咸则伤骨，骨伤则痿，名曰枯。枯泄相搏，名曰断泄。荣气不通，卫不独行，荣卫俱微，三焦无所御，四属断绝，身体羸瘦，独足肿大，黄汗出，胫冷。假令发热，便为历节也。

病历节，不可屈伸，疼痛，乌头汤主之。

乌头汤方　治脚气疼痛，不可屈伸。

麻黄　芍药　黄芪各三两　甘草三两，炙　川乌五枚，㕮咀，以蜜二升，煎取一升，即出乌头

上五味，㕮咀四味，以水三升，煮取一升，去滓，内蜜煎中更煎之，服七合。不知，尽服之。[4]19

（《金匮要略·中风历节病脉证并治第五》）

在乌头汤的经文中提到了历节病，我们首先要知道什么是历节病。《金匮要略》里原文描述了历节，其以伤筋伤骨为基础，然后出现"荣气不通，卫不独行，荣卫俱微，三焦无所御。"三焦无所御是指三焦本身机能、防御机能不足。四属断绝，是指患者很可能出现四肢失用的症状。然后"身体羸瘦，独足肿大，黄汗出，胫冷"。也

就是说，身体各部分的联系变差了。这个时候足是肿大的。张仲景语意里，足就是现代意义的脚。"脚挛急，反与桂枝，欲攻其表"[3]30 的脚，指的是小腿。胫冷，胫的本意也是小腿。但是有的时候也要看语境，若同时讲胫与腨，胫指的是小腿前部，而腨是小腿肚。这一整句，就是身体虚弱瘦弱，脚肿大，出汗黄，小腿冷（或小腿前部冷）。而如果发热，就是历节，此处我倾向于假令发热的主语为关节。

乌头汤还说，可以治疗脚气疼痛不可屈伸。脚气病，可不是咱们当下说的那种真菌感染，脚气是指足肿，轻者局限在足，严重一点在小腿，再严重一点可能过膝到大腿。疼痛不可以屈伸，所以很可能是脚上或者小腿上。以上是乌头汤所治疗疾病的基本情况。

所以对于乌头汤，我们要解决好脚气的问题、以及历节病的问题。

关于历节，《金匮》中有涉及，《病源》中也有涉及。

历节风之状，短气，自汗出，历节疼痛不可忍，屈伸不得是也。由饮酒腠理开，汗出当风所致也。亦有血气虚，受风邪而得之者。风历关节，与血气相搏交攻，故疼痛。血气虚，则汗也。风冷搏于筋，则不可屈伸，为历节风也。[1]8

（《病源·历节风候》）

这段其他的都和张仲景的历节病差不多，只不过是轻重的问题，仲景所说历节伤筋伤骨，荣卫不行，三焦功能减退，身体各部联络变差。《病源》中历节风也有关节不得屈伸与血气虚。但是《金匮》中是黄汗出，《病源》中是自汗出（一本作白汗出），这是为什么？教育的本质是给学生一个梯子，让学生独立思考，但是我看一些学生缺乏独立思考的能力，这是不对的。大家来说一说。

有同学说，是津伤的程度不一样。这里面确实有津伤的因素在。

有同学说是因为有热与无热。那么再提问，这个热在哪里呢？

又有同学回答，热在阳明太阴。非常好，我们就着这个发言继续往下看。是不是热在阳明太阴呢？我们就要来说一说黄汗的问题了。

黄汗之为病，身体洪肿，发热，汗出不渴，状如风水，汗染衣，色①正黄，如柏汁，其脉自沉。此由脾胃有热，汗出而入水中浴，若水入汗孔中，得成黄汗也。[1]70

（《病源·黄汗候》）

① 原本无"色"字，据《金匮要略》补。

就黄汗而言，病机是脾胃有热，但是放在张仲景的历节病中，病机还是脾胃有热吗？我们要知道，这里面肯定是有热的，毕竟没有热就不会出黄汗了。但是细细想来，这其中是脾胃俱热吗？不是的。我们刚才讲胫，胫可指小腿前面，而小腿前为阳明循行所过。所以很大可能的程度上，乌头汤所治疗的历节病，阳明系统是凉的，而脾是热的，导致黄汗出。也因为阳明是凉的，会出现水肿病，导致脚肿。水肿病的由来我们之前也涉及过，先是胃伤，再脾伤，接下来是肾伤，大致分为这样三个阶段。

那么我们带着这个背景往下看，我们来看乌头汤的组成，用的是麻黄、芍药、黄芪、甘草、川乌这几个药。我们接着这个思路去想，胃是冷的，脾是热的，营卫是不通的，经脉是断的，腿是肿的。这个背景下，大家想想该如何去治疗？

按我们一般的思路推导的病机，应该凉脾温胃，畅通三焦、助三焦气化，通经脉去水肿。但是大家看看张仲景是怎么治的，张仲景可没这么笨。张仲景几味药就解决了！其中原理何在？思想何在？立乌头汤核心思想何在？

有同学说可否从三焦通气，这个方法有合理的成分，比如方中的黄芪，很明显就是有帮助三焦气化的作用在，但这不是根本的原因。张仲景立大乌头之方，我们之前提到过，病理产物，或者说一部分的代谢产物，有没有机会重新回到身体，变成身体的津液气血运行，这是可以的。而乌头汤就正用的是这个思路。

如果按照刚才的推演，凉脾温胃，补三焦气，畅通经络，泻水肿。很明显一点在于，乌头汤中似乎就没有泻水肿的药物。那患者脚上的水肿是如何处理的？不但没有泻，而且还用了不少养阴药，如芍药、甘草、蜂蜜。其间的原理只有一个，就是把水肿重新变成身体的津液了。

那么我们再看，如何把在下的水肿变为身体津液的呢？刚才还有同学说是从汗法而解，此间用汗法、用麻黄和黄芪，目的在于畅通三焦，有平衡三焦压力的意思在里面。所以此处对于下焦的津液聚集，首先用川乌、黄芪、麻黄，把津液放到三焦里面了。然后从三焦再去输送到各经，入经脉演变成营卫气血，最后让这些气血转起来。那这张方子中芍药和甘草是干什么的呢？有同学说芍药缓和，甘草滋阴通络。大家要注意，在这个病机中有一个很核心的点，就是脾热！胃寒好解决，用黄芪补气、川乌温就可以解决，但是脾热没有顾及到嘛。用川乌的同时怕不怕脾热？脾热是会有死症的，因此脾热也是一定要管的。具体怎么处理的？两方面，一方面是通过黄芪、麻黄，把热量放到三焦，用这个热量帮助三焦水液气化。另一方面，脾移热于肝，传为惊疟。这里通过治未病，处理的其实是肝热。甘草芍药，就是来养肝阴的。因此，是通过这种办法把津液与脾热处理掉了。

换言之，如果这个人下焦没有水液停聚，或者没有脚气，但是满足脾热，满足三焦不通、经脉断绝的病机，那么乌头汤也是可以用的。但是要考虑到，如果病人下焦没有水饮在，这个乌头就要适当减量，同时也要适当地加强生津液、养阴的药物。这样的话，乌头汤这张方子我们就可以将其推广开来了。

可能有同学会问，要说病人有脾热要拿出证据来，有没有可能巢元方就是写书写顺口了，脾胃连着一起写了呢？不排除这种可能，我们还要从病源中找其他的证据出来。此处这个五脏热候只涉及五脏，没涉及六腑。我们看其中如何描述脾热。

伤寒病，其人先苦身热，嗌干而渴，饮水即心下满，洒淅身热，不得汗，恶风，时咳逆者，此肺热也。若其人先苦身热嗌干，而小腹绕脐痛，腹下满，狂言默默，恶风欲呕者，此肝热也。若其人先苦手掌心热，烦心欲呕，身热心下满，口干不能多饮，目黄，汗不出，欲得寒水，时妄笑者，此心热也。若其人先苦身热，四肢[1]不举，足胫寒，腹满欲呕而泄，恶闻食臭者，此脾热也。若其人先苦嗌干，内热连足胫，腹满大便难，小便赤黄，腰脊痛者，此肾热也。[1]47

（《病源·伤寒五脏热候》）

"苦身热，四肢不举，足胫寒，腹满欲呕而泄，恶闻食臭者，此脾热也。"这是脾热的证候，我们对比一下《金匮》中的描述："荣卫俱微，三焦无所御，四属断绝，身体羸瘦，独足肿大，黄汗出，胫冷。假令发热，便为历节也。"都有四肢不利、胫冷和发热的症状。因此历节病是满足脾热的特征的。所以我们就知道了，乌头汤中一个很重要的隐藏的病机，就是脾热。

辛　夷

一名辛矧，一名侯桃，一名房木。味辛温，生川谷。治五脏身体寒热，风头脑痛，面皯。久服下气，轻身，明目，增年耐老。

概说：浅至皮毛深至五脏；入经脉；开结；主走阳明。

---

① 原本作"支"，径改为"肢"。

辛夷是"毛笔头"，也就是辛夷的花骨朵，做毛猴的那个东西。这个药物，可能是大家在认知上偏差比较大的药物。大家都觉得辛夷是通鼻药、解表药、发散药，那它究竟是什么药我们来看看。

1.五脏身体寒热

第一个就可以治疗五脏身体的寒热，病位涉及五脏与身体，就说明辛夷可以很深走到脏，也可以走到浅表、肌腠这些地方。寒热病，老生常谈的问题，不再详细展开了。

2.风头脑痛

这里面涉及本经五期的讲目系的内容了，目系，亦名眼系，是从足太阳膀胱经入脑的。

> 足太阳有通项入于脑者，正属目本，名曰眼系，头目苦痛，取之在项中两筋间。入脑乃别。[2]241
>
> （《灵枢·寒热病第二十一》）

足太阳有邪影响到眼系时，就会"头目苦痛"，也就是类似于脑痛的症状。脑痛取"项中两筋间"，也就是风府的位置。而"入脑乃别"这五个字语序应该是有问题的，应放在"正属目本，名曰眼系"后面顺畅一些。"入脑乃别"的意思是，从后项上来之后分成两支，毕竟人有左右眼嘛！

> 风头眩者，由血气虚，风邪入脑，而引目系故也。五脏六腑之精气，皆上注于目，血气与脉并于上系，上属于脑，后出于项中。逢身之虚，则为风邪所伤，入脑则脑转而目系急，目系急故成眩也。[1]2
>
> （《病源·风头眩候》）

这段讲风头眩是侧重于眩的，眩也是目系受邪后很常见的一个症状，但是只有同时出现脑痛才可称之为风头脑痛。那么辛夷能治风头脑痛说明了这味药的什么功效呢？我猜到大家按照常规思路会说辛夷能入膀胱经、能解膀胱邪气，其实未必。因为有一半还未给大家讲呢。

　　入脑的经脉有三条，膀胱经是一个，还有督脉。但我觉得督脉与眼系还是有一定的重叠关系，只不过位置不太一样。眼系入脑是偏于膀胱经，但它是走脊柱正中间偏表的位置的。而督脉是从脊椎管子进脑子里面的，也是从正中间。还有一条路径是胃经，胃有条别络，由胃到肺、到头面再上行，从目内眦入脑。

　　所以能说辛夷就是入膀胱经吗？不能。那能说是入阳明吗？也不行，因为阳明入脑，"此为胃别入阳明者也"，中间经历了很多过程，其中包含了肺、上焦等等部分。而这个由胃到肺、到头面上焦这个过程，其实和宗脉的路径是差不多的。所以讲问题不要引申开。比如生地治疗折跌绝筋，是柔筋的，就不要引申开说它是养肝药。能干啥事就是能干啥事。风头脑痛，最直接的就是治疗风头和脑痛。再引申一步，能够处理眼系。还有另外一个通路，是从胃走宗脉上去的，这个路径就与眼系无关了。

　　总之，辛夷是能够入经脉的，有升散升提的效果。再回头看辛夷治疗五脏身体寒热，其实这第一条说的是，辛夷有开透的性质，可以到五脏，也可以在身体表面，主要解决寒热的问题。

3.面默

　　默，面上黑气也。大家想想，上一条提到的辛夷治疗风头脑痛如果走的路径是太阳，那它还能治疗面默吗？就不行了。太阳走后面上头上，就不到面部了。所以这条就表明了辛夷更主要的是从前面走的宗脉、胃之大络。

4.久服下气

　　这一条可要好好看看，之前董老师引大家入了一片迷津，就是说辛夷升提升散的药。可是这里说的是久服下气，很明显是个下气的药嘛，那究竟是为什么？

　　所以说，经过时间冲刷的书，在文字上就要好好品味！如果辛夷是升散的药物，为什么不说能治伤寒寒热，中风邪气，诸如此类的呢？反而上来先说治疗五脏身体寒热，接着是风头脑痛，最后来一个久服下气。可以下气不假，只是下气的效果不明显。辛夷这个药，是以开结、开通路为主的这么个药。

　　前面说风头脑痛，说辛夷走宗脉，说得天花乱坠。又说辛夷走胃之大络入脑，那它是怎么上去的呢？其实，这不是辛夷的作用，而是生理本身的作用，五脏六腑的精气就是往上走的不是药性所为。换言之，用药时要借生理的势、借病的势，让它往上走。

　　久服下气这件事用"毛笔头"或者花骨朵都不太明显，而辛夷子就毕竟明显了。

辛夷的子，比较粗，像个香蕉似的，外面疙疙瘩瘩，皮剥开，子就能看到。嚼了有很清香的花椒味，下气明显。所以如果想下气就用辛夷子，如果不想下气用毛笔头。辛夷花作为食疗材料，也有一定辛香、辛辣的味道，但是很弱。而且个人觉得，辛夷花微微有甜味，可以补中。

独　活

味苦平。治风寒所击，金疮止痛，贲豚，痫痉，女子疝瘕。久服，轻身耐老。一名羌活，一名羌青，　一名护羌使者。生川谷。

概说：通经、通筋；主入心、脾、肾经；散风寒；止痛。

这味药本经里是独活，但我个人认为《本经》里的独活是今日用的羌活，现在用的独活是伞形科植物重齿毛当归、毛当归等等的根和根茎。现在的独活与羌活的味道也不太一样，现在的独活有一股当归味，也就是辛加点腥的味道，而羌活有一股穿透的力量，是很独特的一种气味。

1.风寒所击

用词很准确，是风寒所击，没说是风寒表证。所以我个人认为，不应该把《本经》的独活——如今的羌活认作解表药的。它是治疗风寒的。风寒所击，中于人体之后会有一系列的表现。比如风寒之后都会影响三焦，影响经脉，最后入脏，在各个阶段会有各种表现的。

2.金疮止痛

羌活止痛的效果是很好的。此处的金创，我觉得是杖击、棒击留下来的瘀血痛证。这个我在临床也有实践，羌活泡酒或者用醋煎外用，效果非常好。

3.贲豚

肾之积名曰贲豚，发于少腹，上至心下，若豚状，或上或下无时。久不已，令人喘逆，骨痿，少气。以夏丙丁日得之。何以言之？脾病传肾，肾当传心，心以夏适王，王者不受邪，肾复欲还脾，脾不肯受，故留结为积，故知贲豚以夏丙丁日得之。[7]90

（《难经·第五十六难》）

贲豚其实为肾之积，我想听听大家的想法，大家认为肾积是什么样子的呢？不说机理，只谈症状。对待一种病，如果我们连症状都不知道，这才是很危险的一件事。大家不要怕犯错，要踊跃地去说，只有说出来之后才能判断你的认识到底对不对嘛！大家把自己关于肾积的描述多交流交流，汇总一下。

有位同学说，症状是"气从少腹上冲心"，这个说法对，但是太笼统，看不出来思想上有没有误区，这位同学你把它翻译成白话文看看。另一位同学说是腹主动脉的搏动，这个就暴露出问题了，看看《难经》原文："发于少腹，上至心下，若豚状，或上或下无时。"你觉得这句话可以支持你认为是腹主动脉搏动的理论吗？况且腹主动脉的搏动是生理现象，不是病理。不能说腹主动脉不搏动就没有肾积，反之就有肾积。有同学说得更细致，说肾积是"患者自感从小腹少腹开始，上冲到心胸咽喉，发作欲死，过后如常。"这就不太对，因为能出现这种症状的情况就有很多。比如有些人练腹肌、健身，同时冷饮不断，吃的也比较多。练出来的肌肉像死疙瘩似的，越这样练腹主动脉搏动感越明显，这种我在临床上也是见过的。还有同学说是一种从下焦所发的上逆之气。

到这里其实已经能看出一些问题了，有同学认为，肾积的症状会"动"，这里做个调查，同学们觉得是动还是不动？动说动的理由，不动说不动的理由。好像统计下来认为动的人多，我们来一起看。其气上冲，是腹主动脉的搏动，因为周围的组织硬了，搏动变得明显，能感受出来，是上冲没有问题。但是奔豚可不是上冲的状态，奔豚应该是不上冲的。这个在讲《灵枢·经筋篇》的时候会有更深入的认识，这里我带着大家稍微梳理一下。

我们重点看《难经》中的这句描述："脾病传肾，肾当传心，心以夏适王，王者不受邪，肾复欲还脾，脾不肯受，故留结为积。"这里我首先要问大家，此处的这些心脾肾指的是什么？是脏，因为没有明确指示是经，所以先看成是脏。那么，脏和脏之间的传变，是通过什么通路传过去的？而且还具有如此确切的方向性——"脾病传肾，肾当传心"？

答案是通过经络。

后面一句"王者不受邪，肾复欲还脾，脾不肯受，故留结为积。"说明肾积的状态，原本是由脾病传肾所导致的肾病，然后又继续传心，心不受邪气。也就是说此时在勾连肾心的通路上是有邪气的，那么以此类推，脾肾通路上也会有邪气。所以这个过程中，心的脏是没有病的，但是脾脏、肾脏、脾肾通路、肾心通路，是有邪气的。奔豚的本质是积，积聚就是与脏气相抟，结在脏的外周，比如与脏相连比较近的经络就会受到影响。奔豚其实是脾肾二脏为核心，同时涉及到脾肾通路和肾心通路。构成奔豚肾积的成分，是这几个通路所依附的有形物质。这些有形物质，包含了一部分心筋，肾筋，脾筋，是这么一个概念。到时候我们说经筋篇的时候就清楚了。

所以肾积在身体上表现可以浅、可以深，位置可涉及从小腹至心下，但是不上膈肌。位置或上或下无实所表示的意思是，病位可以在体表，可以在腹部很深。

有了对奔豚的了解，治疗方式就好说了。就肾积而言，它是由五脏病导致的经络病，治疗要么解决肾脾二脏的问题，要么解决经筋或依附筋之经络的问题。那本经上的独活，如今的羌活至少是可以作用在经络上的，可以解散经络上的邪气。那它能不能到脾肾二脏去解散脏上的积呢？可以，但是作用部位在脏的外周，不入脏内，也就是说主要作用位置还是在经络层次。

再一个，脾经和肾经的邪气，如何解的？解经络上的要有方向，邪气得有个出路能出来，这点就要看配伍了。羌活确有通经的性质，但是邪气通开后如何排出，看具体方子具体配伍。比如在肾经上，可以从表走，也可以从小便走。但是羌活并不能做到把肾经的邪气直接调到表上去，它没这么大力量。羌活是通经的，但是它并不是解表或者利尿的。

若在脾经上要解邪气，一定要到阳明腑里，从阳明降下去。所以用药上一要识别症状，症状对应的病机。再一个是识别病具体所在的局部，如在脾经上，用药就要有倾向性。而到阳明通降的事情，羌活可不管，人家羌活管的是在经上的事儿。

4.痫痉

这条讲羌活可以治疗痫痉，可以看作是将脾经、肾经上的问题拓展到筋上了。换言之羌活单用，不加的药，其主要在脾经和肾经上发挥作用。但若加了的药，也就是经过配伍后，它是可以走全身经络的。

5.女子疝瘕

疝瘕之病，由饮食不节，寒温不调，气血劳伤，脏腑虚弱，受于风冷，冷入[①]

[①] 原本为"令人"，当为"冷入"，属形近之讹，径改。

腹内，与血气相结所生。疝者，痛也；瘕者，假也。其结聚浮假而痛，推移而动。妇人病之有异于丈夫者，或因产后脏虚受寒，或因经水往来，取冷过度，非独关饮食失节，多挟有血气所成也。诊妇人疝瘕，其脉弦急者生，虚弱小者死。又尺脉涩而浮牢，为血实气虚也。其发腹痛逆满，气上行，此为妇人胞中绝伤，有恶血，久成结瘕。[1]206

（《病源·妇人杂病诸候·疝瘕候》）

又说到疝瘕这个问题了，病因就是"饮食不节，寒温不调，气血劳伤，脏腑虚弱，受于风冷，令人腹内，与血气相结。"但是妇人有胞脉这个特殊的生理结构，所以女子疝瘕侧重的是胞脉上的损伤。这点其实就是羌活通经脉的具体体现了。这样看来，它还可以作用于胞脉上，不唯脾经肾经所居，心经上的邪气也可以顾及到。至于心经上邪气的排出途径，女子可以走月经，男子走小便或小肠。

临床上，《本经》独活，如今之羌活，它解表的性质并不强，但是通的性质非常好。

术

味苦温。治风寒湿痹死肌，痉疸，止汗，除热，消食，作煎饵。久服，轻身延年，不饥

概说：肌、骨膜层次；入经脉；补气养阴。

1.风寒湿痹死肌

风寒湿痹死肌，重点掌握肌的层次。皮肤，皮好比脚后跟能撕下来的那层东西，皮下嫩嫩的有层薄膜，摁一下红白转换比较快，又有纹理的就是肤。从肤到中医筋、西医肌肉的层次，中间包含的都是中医肌的概念层次。那么我们常说的肌肤与肌肉都是肌，因此，死肌的范畴就在从肤到筋之间。而肌肉表面的筋膜，也可以算作肌的层次。而有的肌肉起止是要依附于骨膜的，所以有些于肌肉联系比较紧密的骨膜也能被包含在其中。

所以用白术治疗风寒湿痹就要把握好这个层次，由肤到肌肉，还可以稍微带一点骨膜的层次。但是不会太深，它的力量到不了骨头里面。

白术可以治疗风寒湿痹，一方面是因为白术可以补气。很多许多风寒湿痹之所以经久不愈，就是因为气虚。清浅的是局部的气虚，再重一些是系统性的气虚，再重就是全身性的气虚。

举个我以前的例子，小学骑自行车上学，我家到学校比较远，早自习七点四十上课，我七点就要从家出来。冬天那个时间还能看见月亮。有一次路上看月亮特别圆特别好看，我就看出神了。结果车轱辘就蹭到马路牙子了，胫骨前缘与胫骨前肌中间，纵向沿着胫骨挫伤，那部分皮就掉了。我也没怎么在意，后来长上了。再后来学了医，发现局部就受伤的那一段有很多疙瘩，这其实就是风寒湿痹死肌。因为我特别喜欢吃水果，小时候水果每次都是用盆装着吃，一顿是一脸盆的葡萄一脸盆的桃子。所以我的阳明系统处于血多气少的状态，会导致气虚，邪气托不出来，停留局部，就形成风寒湿痹了。后来就补充阳明气血，多吃山药，吃一两周，疙瘩见小。但我个人真的太不爱吃山药了，后来停了之后没多久，就又恢复了。这个例子就属于阳明系统整体气虚。

此时补气是首要任务，再一个，邪实在局部待久了，会耗局部津液，局部组织就没汁水了，和牛排烤干了一样。那么在补气之外，还要养阴。所以对于迁延很久的陈年老积，治疗总纲是益气养阴。就阳明气血来说，生山药，益气养阴没问题。而白术，尤其是生白术，也是益气养阴佳品，它在两方面都很好。可现在的白术益气养阴不假，但同时又有点燥性，这点对于津液充足的年轻人来讲，可能还不会特别明显。但对于老年人，燥性就凸显出来了，在白术可能发挥养阴的力量之前，就会发挥出一些燥性，这点在应用过程中要注意到。所以对于老年人来讲，不建议在补阴方面单用白术，可以配伍生地、麦冬，鸡尾酒用药法嘛，目的就是为了使药力作用于人体更加平缓柔和一些。

白术的这一点点燥其实是白术的特性，好的白术，切片后是要有朱砂点的。朱砂点也是鲜白术、未经炮制的白术的特点，里面就是白术的挥发油成分。但是这个朱砂点是要在炮制中去掉的。古人的做法是，白术采摘之后切片，放于长流水里，或者淘米水里冲，目的就是将朱砂点去掉，去掉后再晾干保存。这样燥性就减轻很多了，表现出其在阳明系统里益气养阴的效果。但是现在的白术饮片还带有朱砂点，可能是切片后直接烘干了，这就是炮制方法上可能稍有欠缺，所以临床应用一定要注意。

2.痉

痉病，是由于风邪，抑或是津液亏虚等种种原因，导致的筋不柔和。换言之，痉其实是筋病，但大多时候都是用经络进行表述的。比如刚痉柔痉就会讲邪气客于太阳经，这是方便说法，但本质仍为筋病。这个也与白术作用的靶点是一致的。

而对于筋的不柔和，就这么两个方面，一者因为津液亏，筋没有汁了。二者因为寒邪客之，得寒则挛。治疗上，寒邪大多讲究去温，但是此时不然，对于痉病不建议温。因为很容易温过火而导致拘挛、津液亏，可能产生变证。那么，从补气角度去处理会更平稳一些。

3.疸

疸是因为脏腑虚弱又感受风邪，与酒食抟积于脾胃而成的病。所以疸在中医视角里不是肝病，而是脾胃病。去观察临床黄疸的病人，有的会有痛症。比如现在正在治疗的一位肝癌患者，黄疸疼痛主要在聚集在胁下与心下痛。胁下肝区疼痛，是因为局部病变肿瘤占位。而心下痛就要用中医理论来解释，是由于邪气客于脾胃了。缓解后者的疼痛，可以在气血够用的情况下通腑。实践后确实如此，通下后疼痛确实有所缓解。

那么，对于疸病这种本来脾胃有积滞的病症，不能单纯使用白术，或者用时要注意用量。毕竟本来已经堵在脾胃，用上白术就更堵了。此时用白术的目的是在脾胃虚时保持脾胃不虚，同时另外一方面要注意通腑开结。此时具体使用生白术、炒白术、焦白术哪一个，没办法给大家一个确切的定论，因为三种术都可能用到，具体情况具体讨论。

讲一下这几个术鉴别点，生白术偏向于益气养阴，炒白术养阴的力量差一点，焦白术是将白术炒得更老一些，那么它养阴的力量更弱，或者说几乎不具养阴性质，但是益气的力量上来了。所以大家要在其中找到一个平衡点，这就要靠临床自行摸索体会了。

4.止汗

汗出多的直接原因是因为气虚。在表的阳气不足以固摄汗孔的时候，再加上有个内在动力，比如有热或者有邪气一推，那么就会导致出汗。白术止汗道理何在？就在于白术可以补气，它是一味很好的补气药。上焦出气，以温肌肉，充皮肤，司开合。司开合的是上焦出气，而上焦出气还是是从中焦脾胃气来的。脾胃气补足了，上焦气才能足，因此才能止汗。此时补气就不太建议用生白术了，可以考虑用炒白术或者焦白术，因其二者补气之力更强。

5.除热

生白术能除热，一方面是因为它具有养阴的性质。对于阳盛表现出的热，此时可以补阴。另外一方面正如李东垣所说，很多人的热，是因为中阳之气不足，故甘温除大热。

甘温除热是法，白术是苦温的不是甘温的，但二者目的一样，都是通过补中以益气，去处理虚热。用词也不是说是清虚热。

6.消食，作煎饵

《伤寒论》中有，腹满不用白术。因为生白术是不能消食的，它养阴性质很强，吃多了会胀肚，很容易就堵在胃口了。因此，要想用白术消食的，必须作煎饵。

煎饵是两个意思，煎是煎，饵是饵。

《说文》有："煎，熬也。段注：熬……煎……火干也。凡有汁而干谓之煎。"[5]482也就是说煎就是将汁水烤干。《说文》又有："饵，粉饼也。"[5]112

《正字通》："饵，粉饼也。徐锴曰：释名：蒸燥屑饼之曰餈，非也。粉米蒸屑皆饵也，非餈也。许慎曰：餈，稻饼也，谓炊米烂乃捣之，不为粉也。粉餈以豆为粉糁餈上也。饵则先屑米为粉，然后溲之。餈之言滋也。饵之言坚洁若玉珥也。"[54]235 册728

许慎认为餈为稻饼，是将米煮熟后再用锤子捣，就好像市场上卖的糍粑。粉餈是再于餈上裹一层豆粉，饵是先把米打成粉，用米粉来做的食物。也就是说餈是做熟了再捣而饵反之，二者是有区别的。饵是米粉做好蒸熟再晒干，所以它是非常硬的，因此才会形容为坚洁如玉饵。那么作煎饵是将白术打成粉，团成饼或团再烤干。

《礼·内则》中有："糁，取牛羊豕之肉，三如一小切之，与稻米，稻米二肉一，合以为饵煎之。"[19]598 这段是说，取猪牛羊的肉切成小碎块，与稻米一起，以稻米二肉一的比例混合，再进一步粉碎烤干做成饵。以上，我们就大致明了了煎饵的制作流程了。那么，白术条文下的煎饵就类似于烤白术粉或烤白术团。所以要用白术的消食作用，就基本上是炒白术粉了。所以现在用生白术、炒白术，用不出消食的效果，焦白术稍稍能见点儿效果。现在的炒白术饮片外面看着是黄色的，如果片切的厚一些，掰开之后会发现里面芯子还是白的，其实养阴的性质还在。

若想发挥白术的消食作用，可以买焦白术用打粉机打成粉，加热方式不要用微波炉，容易爆炸。拿个铁锅放炉子开小火上炒炒，把水气散一散，这样消食的效果比较好。选焦白术炒的时间短一点，生白术或炒白术炒的时间要更长，比较麻烦。

扩大到其他消食的药物，比如焦山楂、焦神曲、焦麦芽。这些用的都是焦的东西，但是要注意，这些焦物若想发挥消食作用，必须现炒现用，放的时间久了就没用了。别说消食了，有些肿瘤用这些消也是很漂亮的。

吴茱萸

味辛，温。温中，下气，止痛，咳逆，寒热，除湿血痹，逐风邪，开腠理。

概说：温三焦；开腠理。

除湿血痹是分开的，断句应为除湿、血痹。讲吴茱萸，得和蜀椒放在一起看。

蜀椒，味辛，温。生川谷。治邪气咳逆，温中，逐骨节皮肤死肌，寒湿痹痛，下气，久服之，头不白，轻身增年。

对比一下就可以看出，吴茱萸与蜀椒非常相似，皆可下气、治疗咳逆与逐风邪。而不同点在于，吴茱萸治疗的是血痹，逐风邪，开腠理；而蜀椒是治疗骨节皮肤死肌、寒湿痹痛的。凭借这两点就能将这两味药的功效与作用靶点区分开来了。

1.温中，下气

这一点，吴茱萸和蜀椒相似，都是温开之后就会有下气的作用。

2.止痛

此处吴茱萸所止之痛是由于寒气盛所导致的痛证。如果为瘀血作痛，那么吴茱萸就不好使了。

3.咳逆，寒热

肺胃合邪而成咳逆，咳逆久咳则上三焦。此时咳逆而兼寒热，其实寒热主要也是提示三焦的病位。故咳逆寒热提示吴茱萸可以温三焦，从而治疗三焦寒，而三焦中吴茱萸的药力偏向中焦与下焦。

4.除湿

蜀椒与吴茱萸二者都可以除湿。蜀椒虽未在原文中说明，但实际运用也是可以的。

5.血痹

血痹又名风血痹，病因是风邪，治法则为祛风。

> 夫风血痹者，由体虚之人，阴邪入于血经故也。若阴邪入于血经而为痹，故为风血痹也。其状，形体如被微风所吹，皆由忧乐之人，骨弱肌肤充盛，因疲劳汗出，肤腠易开，为风邪所侵故也。诊其脉自微而涩，在寸口关上小紧者，为风血痹也。[14]542
>
> （《太平圣惠方》卷十九）

此段需要明白两点，风血痹一者因体虚，二者因风邪入于血经或阴经，后者也可能导致血痹的范畴。邪入阴经要注意病人脏的情况，一定要保证脏气实。若脏气虚则要入脏，脏气实则入腑。而风血痹的治法就可见一斑，首先病位在腠理，故用透散祛风，同时还要把病位深层的能量补足一点，故此时可以稍微过用一点点热药，但不能太多，若阴分兜不住也不行。

而吴茱萸恰恰是一味"逐风邪，开腠理"的药物，故其治疗血痹是通过开通路以实现的，但其同时也是加了热量的。吴茱萸的热量在腠理层次，虽说再深一点亦可，但是就需要配伍了。

> 黄帝问曰：风之伤人也，或为寒热，或为热中，或为寒中，或为疠风，或为偏枯，或为风也，其病各异，其名不同，或内至五脏六腑，不知其解，愿闻其说。
>
> 岐伯对曰：风气藏于皮肤之间，内不得通，外不得泄，风者善行而数变，腠理开则洒然寒，闭则热而闷，其寒也则衰食饮，其热也则消肌肉，故使人怢慄而不能食，名曰寒热。
>
> 风气与阳明入胃，循脉而上至目内眦，其人肥则风气不得外泄，则为热中而目黄；人瘦则外泄而寒，则为寒中而泣出。风气与太阳俱入，行诸脉俞，散于分肉之间，与卫气相干，其道不利，故使肌肉愤䐜而有疡，卫气有所凝而不行，故其肉有不仁也。疠者，有荣气热胕，其气不清，故使其鼻柱坏而色败，皮肤疡溃，风寒客于脉而不去，

名曰疠风，或名曰寒热。[2]88

（《素问·风论第四十二》）

《风论》中记载的"腠理开则洒然寒，闭则热而闷""散于分肉之间"，这些都是腠理的范畴，共同解释吴茱萸的开腠理之意。

手足厥寒，脉细欲绝者，当归四逆汤主之。

当归三两　桂枝三两，去皮　芍药三两　细辛三两　甘草二两，炙　通草二两　大枣二十五枚，擘。一法，十二枚

上七味，以水八升，煮取三升，去滓，温服一升，日三服。[3]95

（《伤寒论》）

先来看当归四逆汤的方子组成，补阳的有了，补阴的有了，利尿的也有了。所以治疗方法补阴补阳加利尿，与现在对心衰的治疗方法很类似，姑且以心衰来论。心衰病人，心系能量不足，补阴补阳，利尿是为了通阳，要防止邪气留于脏。故此处桂枝芍药各三两，用二者的能量托着。另一方面细辛三两，从肾上调能量再向上提，进而补充心上的能量。

若其人内有久寒者，宜当归四逆加吴茱萸生姜汤。

当归三两　芍药三两　甘草二两，炙　通草二两　桂枝三两，去皮　细辛三两　生姜半斤，切　吴茱萸二升　大枣二十五枚，擘

上九味，以水六升，清酒六升和，煮取五升，去滓，温分五服。[3]96

（《伤寒论》）

其人内有久寒，为什么不加附子，而加吴茱萸生姜？既然有陈寒就要散掉。补阴补阳，然后再从肾上更深层次将能量调，这样基础生理功能是够用了。而有久寒堵塞于腠理层次，寒无法外发。用附子能量是有了，但是往上焦走到腠理发不出去，就会闭住，进而会有化热的后果。所以此时一者是要加热量，再一个就要开腠理，开腠理仲景就选用了吴茱萸，再加生姜。

再者有的人说吴茱萸可以治疗肝寒，此点我不认同，同时有很多经历证实我的观点。这事儿发生在我第一次去成都，吹着空调吃了七八碗冰粉。吃完之后回宾馆就开

始拉肚子，身边带的理中丸、附子理中丸、参苓白术散都吃了，能想的招也都想了，不管用。回来之后吃四神丸好的，一看方子里面有吴茱萸。有些人认为此时的症状表现就是肝寒，但我个人认为肝寒只是具象的表现，其实是三焦寒，寒邪客于三焦。

另外一个病历是天津的一位五十多岁快六十岁的片警，他当时也是夏天来找我看病的，主诉是拉稀不止，喝酒吃羊肉就能好转，但吹空调就会拉稀，久治不愈。之前大夫开的方子，桂枝剂、附子剂，乃至紫石英都用上了，效果不好。这个病案与我腹泻的道理是一样的，问题就出在三焦上。用羊肉加强心阳，进而加强三焦阳气，用酒也是同理，因此会有缓解。但是这种状态无法持续，因为邪气未散，没有给邪气出路。我是前三天先用三付桂枝汤，补足津液，然后再用吴茱萸治疗的。因此可以看出，吴茱萸是温三焦、开腠理的，换言之，它是在三焦开了一个由里到表的通路。

黄　芪

味甘，微温。治痈疽，久败创，排脓止痛，大风癞疾，五痔，鼠瘘，补虚，小儿百病。

概说：补三焦气、少阳气；托里；补气。

1.治痈疽，久败创，排脓止痛

第一条就说了黄芪能治痈疽，疽在松脂那里说过了，简要说说痈。痈分为三个阶段，即痈肿、痈脓与痈疽。痈肿这个阶段是不适合用黄芪的，就老老实实地清热活血，守着这两个思路就够用了。

在痈脓时要用到黄芪，目的是为了托里排脓，这两点是相辅相成的，从里面向外托，这本来就是一个排脓的方法。比如脸上的粉刺总是发出不来，憋在里面，这是因为气虚，而将气顶足发出来本身就是排出代谢产物、排出邪气的一种方式。向外是一种排脓的方式，还有另一种则是内消。关于成脓之后的阶段，多数都是上下分消。在体表从表解，不在体表，面积比较大或是偏向于身体内部的脓，排出就从小便大便走。如薏苡仁排脓，就是把脓变成水，然后从小便走。

痈疽这个阶段第首先防止邪气入脏，要达到这个目的就是加强自身的抵抗力、加强正气，不让邪气内陷，此时可以用黄芪。再者，经脉败漏，要改善经脉的情况就要加强三焦的功能，而黄芪正好是加强三焦功能的。

关于止痛，这点要看情况。若是痈肿、痈脓这种由于肌肉消蚀所导致的痛，那么用黄芪是可以的。这是把邪气从深层次提出来，比如邪气在筋肉或血分上，用黄芪将其顶到气分，疼痛就会减轻。但是这样不究竟，还是应该边顶边消这种还是在肿瘤病人身上更常见一些。

如何防止恶性肿瘤转移？这个道理是一样的，重用补气药，气足了自然可以控制转移。但是气足营养好了肿瘤局部会变大，所以要边补边消，可以选用全蝎、蜈蚣、土鳖虫等。肿瘤的治法是基础辨证再加上专病专药，但仍要对病机与所在的基础层次有一定的了解，总不至于看到肿瘤就鹿茸附子几百克上去。药用早了用急了，对于远期疗效都不是好事。我希望大家治病的时候，不要只盯着疗效，更应该追求的是近期疗效、远期疗效，患者与家属承受能力之间的平衡，这就考验医者的火候了。

说回痛症。还是拿肿瘤举例子，肿瘤变大压迫神经所致的疼痛，没办法。这种情况局部麻醉可以解决，还有蟾酥针对这种情况不错。但是蟾酥对胃黏膜刺激很大，之前我用一般都是 1g 蟾酥配合 99g 山药粉或者 99g 面粉。这种对于刚开始治疗肿瘤病人问题不大，就怕是多次放化疗导致身体极度虚弱或者经过前医种种操作导致胃中没什么东西、中焦气不足，用的时候还是会有吐的风险。刺激量还是比较大的，大家用的时候自行把握这个量。

蟾酥还有一个硬指标，中毒量为 0.02g，也就是说蟾酥每天吃个 0.015g 问题不大。而且再加上现在市面上蟾酥的纯度远不如前，以前的蟾酥，掰开飘上来的沫，一闻是可以打几个喷嚏的，现在只是鼻子有点痒痒。我也不太清楚这里面究竟差在哪儿了，有人说可能是炮制的时候没有及时烘干，也有人说纯度不够，没有调查，希望能有专业的朋友给予解答。

2.大风癫疾

风癫者，由血气虚，邪入于阴经故也。人有血气少，则心虚而精神离散，魂魄妄行。因为风邪所伤，故邪入于阴，则为癫疾。[1]11

（《病源·风癫候》）

大风癫疾，是由大风而引发的癫疾。"十岁以上为癫，十岁以下为痫。"所以癫是大人病，大人的背景是脏腑已定、气脉已成，所以癫就已经不再是经脉的问题了，而是血气的问题。

癫疾是因为邪入于阴。邪在阴经，与前面痈疽所要考虑的一样，要担心入不入脏。是否入脏的标准是脏实不实，脏气实则流于腑，脏气虚则留于脏。防止入脏的办法，可以在三焦气血上加能量。用黄芪就是这个道理，用上后第一时间，补气的效果就在三焦有所体现。

之前说黄芪升肝阳，就是因为它在三焦补气的效果太明显了，肝阳的是通过少阳表现出来的。黄芪升肝阳的原因就是入三焦、补三焦气。

3.五痔

诸痔者，谓牡痔、牝痔、脉痔、肠痔、血痔也。其形证各条如后章[①]。又有酒痔，肛边生疮，亦有血出。又有气痔，大便难而血出，肛亦出外，良久不肯入。诸痔皆由伤风，房室不慎，醉饱合阴阳，致劳扰血气，而经脉流溢，渗漏肠间，冲发下部。有一方而治之者，名为诸痔，非为诸病共成一痔。[1]183

（《病源·诸痔候》）

诸痔病名不同、病形不同，但是可一方而治之。痔病是一种病，可以用一张方子、一个方法来治疗，因此合称诸痔放于一个候之下。既然一个方法能治，就说明病机有一个共同的节点。而这个共同节点也说了，"伤风，房室不慎，醉饱合阴阳，致劳扰血气，而经脉流溢"所致。因此诸痔是由伤风引起的不假，但是现代人更重要的一个痔疮发病因素是房室不慎。而这一点其实是很多慢性病、常见病与老年病的共同原因。

房室最需要注意的是节律的问题，要避免过劳伤精或是过劳引起虚损。而具体的节律春夏秋冬不同，在此就不具体展开了。而房室不慎形成一个虚的基础，导致劳扰血气，经脉流溢，渗漏肠间。所以痔病之所以会冲发下部形成出血是因为精亏伤风，经脉败露导致的。因此治疗痔病短期想要取效，就要解决经脉流溢的问题，应用前面所讲修复经脉的那些药。另一点，也可以解决冲发下部的问题，话句话说，经脉漏了不让它不往下冲就好了嘛。用黄芪可以往上提，同时它可以补充三焦之气，加强三焦功能，让经脉别漏。而痔病长期的治疗，应注意改善生活作息，减少房事，避免伤风。

生活中我们经常见到，有些人不容易伤风，有些人就特别容易伤风。或者为什么有些人就不会邪入于阴，而有些病人就很容易邪入于阴？此点与穿衣有关，很多病都

---

① 原本作"竟"，据宋本当为"章"，径改。

和起居有关。现代有些人穿衣比较特别短，这样就特别容易伤风。再或者我夏日乘公交为了凉快，特意打开车窗，拉住车顶的扶手，让风从短袖袖口吹到衣服里，衣服吹得都蓬起来，凉快是真凉快，但是这样就很容易邪入于阴，因为腋下、臂臑都属于阴。再或者心脏不好的、经常熬夜的、上焦气不足的，更要特别注意。像有位同学说，她在阴分有小疙瘩，这就可以理解为风邪中于阴的一个表现。

4.鼠瘘

鼠瘘者，由饮食不择，虫蛆毒变化，入于腑脏①，出于脉，稽留脉内而不去，使人寒热。其根在肺，出于颈掖之间，其浮于脉中，而未内著于肌肉，而外为脓血者，易去也。[1]180

（《病源·鼠瘘候》）

此段说明鼠瘘符合痈肿、痈脓的病机，而且它向内还未着于肌肉，向外未着于脓血是容易治疗的，换句话说，鼠瘘在还是痈肿的时候好治疗。而对于痈病，黄芪如何治疗前面都已经说过了。

而对于鼠瘘这个专病而言，还有一条新线索就是它出于颈腋之间，也就是说在腋下与颈部会有疙瘩、瘰疬在，其根在肺，重点就是要补肺之不足，而黄芪的作用很不错。但是用黄芪只能解决很少的一部分问题，更多鼠瘘的病人会有虚在，这种虚是气血的虚、津液的虚、精亏，换言之是身体的基础物质虚。而这个问题朱丹溪就注意到了，他治疗鼠瘘是于夏日吃桑葚。我个人就非常喜欢吃桑葚，一顿是三斤起步，吃到大便闭塞，再吃到大便溏泻，阴分就算是补足了，这个办法特别适合经常熬夜的人。大家吃桑葚一定买质量好的，或者一定从树上摘，不要捡花园草窠里掉地上的吃。那样容易闹肚子，更严重会邪热入络、内陷营血，会出现变证。要吃新鲜的，量要大要足，这样补血益气填精都有了。所以朱丹溪用桑葚治疗瘰疬，道理就在于此。

而《本经》上治疗鼠瘘还是在肺上，重点从加强肺气、补肺虚这个方面入手，属于两个阶段、两种思路，二者并不矛盾。若要换成方子就是补中益气加六味地黄，再稍佐通络活血药。这个套路太常见了，也很好用，尤其特别适合现在社会的慢病治疗。

---

① 原本作"府藏"，径改为"腑脏"

参考文献

[1] 隋·巢元方. 诸病源候论[M]. 北京：人民卫生出版社，1955

[2] 唐·王冰. 黄帝内经[M]. 北京：中医古籍出版社，2021

[3] 汉·张仲景. 伤寒论[M]. 北京：人民卫生出版社，2005

[4] 汉·张仲景. 金匮要略[M]. 北京：人民卫生出版社，2005

[5] 清·段玉裁. 说文解字注[M]. 上海：上海古籍出版社，1988

[6] 明·张景岳. 景岳全书[M]. 太原：山西科学技术出版社，2006

[7] 凌耀星主编. 难经校注[M]. 北京：人民卫生出版社，2013

[8] 清·叶天士. 临证指南医案[M]. 北京：人民卫生出版社，2006

[9] 明·杨继洲. 针灸大成[M]. 北京：人民卫生出版社，2006

[10] 晋·皇甫谧. 针灸甲乙经[M]. 北京：人民卫生出版社，2006

[11] 唐·孙思邈. 备急千金要方[M]. 北京：中国医药科技出版社，2011

[12] 唐·孙思邈. 千金翼方[M]. 北京：中国医药科技出版社，2011

[13] 明·朱橚. 普济方[M]. 北京：人民卫生出版社，1959

[14] 宋·王怀隐. 太平圣惠方[M]. 北京：人民卫生出版社，1958

[15] 梁·陶弘景. 本草经集注（辑校本）[M]. 北京：人民卫生出版社，1994

[16] 金·张元素，元·李东垣. 药性赋[M]. 北京：学苑出版社，2013

[17] 方勇，李波译注. 荀子[M]. 北京：中华书局，2011

[18] 杨合鸣编著. 诗经：汇校汇注汇评[M]. 武汉：崇文书局，2016

[19] 汉·郑玄注；唐·陆德明音义. 礼记[M]. 上海：上海古籍出版社，2022

[20] 明·李时珍. 本草纲目（校点本上、下册）[M]. 北京：人民卫生出版社，2004

[21] 明·陈嘉谟. 本草蒙筌[M]. 北京：中国医药科技出版社，2021

[22] 杨天才译注. 周易[M]. 北京：中华书局，2016

[23] 张双棣，张万彬，殷国光，陈涛译注. 吕氏春秋[M]. 北京：中华书局，2016

[24] 南北朝·雷敩. 雷公炮炙论（辑佚本）[M]. 上海：上海中医学院出版社，1986

[25] 唐·苏敬. 新修本草[M]. 太原：山西科学技术出版社，2012

[26] 汉·刘安著；陈广忠译注.淮南子译注[M]. 上海：上海古籍出版社，2016

[27] 黎翔凤撰；梁运华整理.管子校注[M]. 北京：中华书局，2004

[28] 汉·许慎撰；宋·徐铉等校定.说文解字[M]. 北京：中华书局，2013

[29] 清·叶天士. 本草经解[M]. 上海：上海卫生出版社，1957

[30] 东汉·赵岐注；北宋·孙奭疏；北京大学《儒藏》编纂与研究中心编. 孟子注疏[M]. 北京：北京大学出版社，2023

[31] 清·叶桂，清·薛雪. 温热论 湿热论[M]. 北京：人民卫生出版社，2007

[32] 宋·唐慎微著；郭君双等校注. 证类本草[M]. 北京：中国医药科技出版社，2011

[33] 元·滑寿，明·李时珍. 诊家枢要 濒湖脉学[M]. 北京：人民卫生出版社，2007

[34] 清·戈颂平. 戈氏医学丛书 神农本草经指归-影印本[M]. 北京：中医古籍出版社，2008

[35] 梁·陶弘景撰，尚志钧辑校. 名医别录（辑校本）[M]. 北京：中国中医药出版社，2013

[36] 元·王好古著；范颖，梁茂新点评. 汤液本草[M]. 北京：中国医药科技出版社，2020

[37] 明·李中梓编辑；金芷君校注. 雷公炮制药性解[M]. 北京：中国中医药出版社，1998

[38] 李瑞，郝重耀主编. 经络腧穴学[M]. 北京：科学出版社，2022

[39] 明·张介宾. 类经[M]. 北京：中国古籍出版社，2016

[40] 明·徐春甫编集；崔仲平，王耀廷主校. 类经[M]. 北京：人民卫生出版社，1991

[41] 张燕婴译注. 论语[M]. 北京：中华书局，2006

[42] 王国轩译注. 大学·中庸[M]. 北京：中华书局，2006

[43] 彭清华主编. 中医眼科学[M]. 北京：中国中医药出版社，2016

[44] 吴勉华，石岩主编. 中医内科学[M]. 北京：中国中医药出版社，2021

[45] 金·李东垣撰；文魁等整理. 脾胃论[M]. 北京：人民卫生出版社，2005

[46] 魏·王弼，晋·韩康伯注；唐·孔颖达疏；于天宝点校. 宋本周易注疏[M]. 北京：中华书局，2018

[47] 刘勋编著. 《左传》全文通俗读本[M]. 北京：中华书局，2023

[48] 辞书集成[M]. 北京：团结出版社出版；新华书店北京发行所发行，1993

[49] 晋·太医令王叔和撰；贾君等整理. 脉经[M]. 北京：人民卫生出版社，2007

[50] 明·李时珍著；高晶晶点评. 濒湖脉学；奇经八脉考[M]. 北京：中国医药科技出版社，2020

[51] 汉·司马迁撰. 史记[M]. 北京：中华书局，1959

[52] 汉·班固撰；唐·颜师古. 汉书[M]. 北京：中华书局，1962

[53] 清·陈梦雷等编. 古今图书集成医部全录[M]. 北京：人民卫生出版社，1963

[54]《续修四库全书》编委会编. 续修四库全书[M]. 上海：上海古籍出版社，2002

[55] 汉·司马迁撰. 史记[M]. 北京：中华书局，1959

[56] 梁·顾野王著. 大广益会玉篇[M]. 北京：中华书局，1987

[57] 清·阮元校刻. 十三经注疏[M]. 北京：中华书局，1980

[58] 董禹，（加）朱桂莹编著.《灵枢·经筋》新论[M]. 北京：中医古籍出版社，2024

[59] 清·永瑢、清·纪昀等主编. 四库全书[M]. 上海：上海古籍出版社，1987